内 容 简 介

本书系"消化内镜学"丛书的一个分册，系统介绍了消化疾病超级微创手术（SMIS）。超级微创以保全器官整体结构与功能，达到根治疾病为示，目前已发展为一套完善的治疗理念，引领着未来手术治疗学的创新发展方向。本书分上下两篇共14章，内容包括超级微创手术的概念与发展、消化疾病的超级微创手术、经典案例等。重点介绍了消化内镜超级微创手术的适应证、禁忌证、术前准备、术后处理、手术操作与技巧、共识中的问题与研究进展等。

本书内容实用，可供消化内镜医生、进修生及相关人员参考。

图书在版编目（CIP）数据

消化内镜学：超级微创手术 / 令狐恩强主编. — 北京：科学出版社，
.6. -- ISBN 978-7-03-081991-8

Ⅰ. R656.6

中国国家版本馆CIP数据核字第2025TR4068号

责任编辑：丁慧颖　沈红芬　王先省 / 责任校对：张小霞
责任印制：肖　兴 / 封面设计：有道文化

科学出版社 出版
北京东黄城根北街16号
邮政编码：100717
http://www.sciencep.com

北京中科印刷有限公司印刷
科学出版社发行　各地新华书店经销

*

2025年6月第　一　版　开本：787×1092　1/16
2025年6月第一次印刷　印张：24 1/2
字数：570 000

定价：268.00元
（如有印装质量问题，我社负责调换）

令狐恩强 总主编

消化内

超级微[

■ 令狐恩

主编简介

令狐恩强 教授、中国人民解放军总医院消化内科医学部主任、专业技术少将，中华医学会消化内镜学分会主任委员、国家卫健委能力建设与继续教育消化病学专家委员会主任委员、中国医师协会内镜医师分会副会长、北京医学会消化内镜学分会前任主任委员。创办核心期刊《中华胃肠内镜电子杂志》并担任总编辑，同时担任《中华消化内镜杂志》副总编辑。系统性创新了人体消化内镜隧道治疗的重大基础理 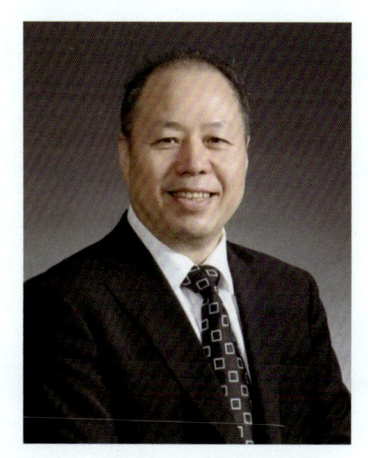 论与技术方法，模糊了传统内外科的治疗界限；提出了消化道肿瘤诊治新模式；针对"器官切除、解剖重建"的手术模式，系统性创建了"保全器官、根治疾病"的超级微创理论体系，使手术治疗目标由单纯"治愈疾病"提升到"治愈疾病，恢复如初"。简化了胰腺囊性肿瘤诊治流程，研发内镜治疗新技术/术式20项，提出疾病诊疗分型分级8项，完善分型4项。主持国家"十三五""十四五"重点研发计划、国家自然科学基金、军队及省部级等项目。获美国胃肠病学学会（ACG）年度科学大会国际奖2项、主席团奖1项，国家科学技术进步奖二等奖2项（2023-1，2018-5），军队及北京科学技术进步奖一等奖2项（2016-1，2022-2），北京医学科技奖（2015-1）等奖项，获吴阶平医药创新奖。

编者名单

主　　编　令狐恩强

副主编　陈倩倩　金震东　柴宁莉　Philip WY Chiu
　　　　 Dong Wan Seo　Ahmad Madkour

编　　者　（按姓氏汉语拼音排序）

蔡朝蓓	陈卫刚	陈幼祥	程冰倩	戴　丽
党　彤	杜　晨	范志宁	冯　佳	冯建聪
冯志杰	高　飞	郭学刚	郝　婧	胡　兵
黄留业	黄晓俊	姜海行	姜慧卿	李　俊
李　汛	李晨阳	李海洋	李红灵	李惠凯
李金平	李隆松	李明阳	李婉婷	李修岭
李延青	李云奇	刘　俊	刘　梅	刘德良
刘圣圳	刘震宇	吕昆明	马颖才	梅　俏
孟宪梅	缪应雷	聂占国	宁　波	庞　勇
彭贵勇	覃山羽	任　旭	邵　群	孙丽华
孙明军	孙思予	孙雨桐	孙自勤	唐秀芬
田德安	汪芳裕	王　雯	王邦茂	王佳凤
王楠钧	王中华	韦　红	吴庆珍	徐　红
许国强	许俊锋	薛　刚	杨　丽	杨少奇
杨伟丽	杨幼林	杨玉秀	姚　怡	原丽莉
原姚谦	翟浩琪	翟亚奇	张　帅	张建国
张文刚	张晓彬	赵丹琪	智发朝	朱宝杰
邹晓平				

部病变、异常、创伤的灭活、切除、修复或重建等外科手术操作,以达到治疗目的。腔镜手术的发展历程可以追溯至1901年:俄罗斯妇科医生Ott首次在患者腹前壁做小切口,将窥阴器自此切口插入腹腔内,借助头灯反射光线进入腹腔进行检查;同时,德国外科医生Kelling在一只犬的腹腔内使用膀胱镜进行检查,并将此种操作称为腹腔镜内视检查,其为动物实验;同年,瑞典斯德哥尔摩的Jacobaeus首次采用腹腔镜检查术这一术语,并通过套管针制造气腹,定名为"Laparothorakoskopie",这是有记载的首例人体腔镜试验。1933年,Fervers报道了在腹腔镜下使用活检装置和采用烧灼法松解腹内粘连,标志着腔镜开始用于治疗疾病。1987年,法国妇科医生Mouret首次成功进行了公认的电视腹腔镜胆囊切除术,开启了腔镜手术治疗新时代。1989年4月,美国消化内镜医师协会年会上,Dubois教授展示了腹腔镜胆囊切除术视频,引起轰动,掀起了腹腔镜胆囊切除术的热潮。然而,腔镜手术本质上并未改变传统外科手术模式,仍然涉及切除病变的同时可能移除部分器官,改变了解剖结构完整性,可能影响术后生活质量。

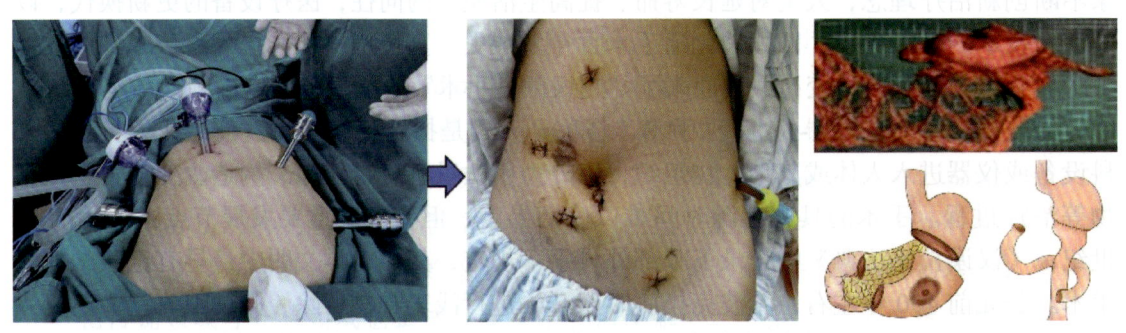

图1-2 腔镜手术模式"病变和器官切除+解剖重建"
腔镜手术为皮肤、鼻腔、膀胱、阴道入路,更微创、恢复更快,但未改变切除病变和器官的模式

微创手术(minimally invasive surgery,MIS)是一种利用微小切口或通道,在人体内部进行外科手术操作的医学科学分支(图1-3)。这种手术方式通过特殊器械、物理能量或化学药物完成对身体内部病变、畸形、创伤等的处理,包括灭活、切除、修复或重建,旨在达到治疗目的。微创手术这一名词的出现可追溯至1985年,当时英国泌尿外科医生Payne和Wickham首次在治疗泌尿道结石中使用了"minimally invasive procedure"一词。随后,法国妇科医生Mouret于1987年提出了"minimally invasive surgery(MIS)"的概念,开启了微创治疗新篇章。1990年后,随着腔镜技术的不断完善,微创手术在普通外科、胸外科、妇产科、泌尿外科、小儿外科等领域得以广泛应用。

传统外科手术认为,切口越大,显露越清楚,手术范围越大,则治疗越彻底,而微创外科则颠覆了这一概念。虽然微创手术依然以"切除病变和器官"为基本模式,但相对于传统的开胸或开腹手术而言,微创手术具有较小的创伤。在临床实践中,一般将相对传统手术创伤较小的操作统称为微创手术,包括腔镜手术、机器人辅助手术和软式内镜手术等。然而,由于对微创手术的确切定义仍存在一定混乱,需要进一步探讨和明确定义。

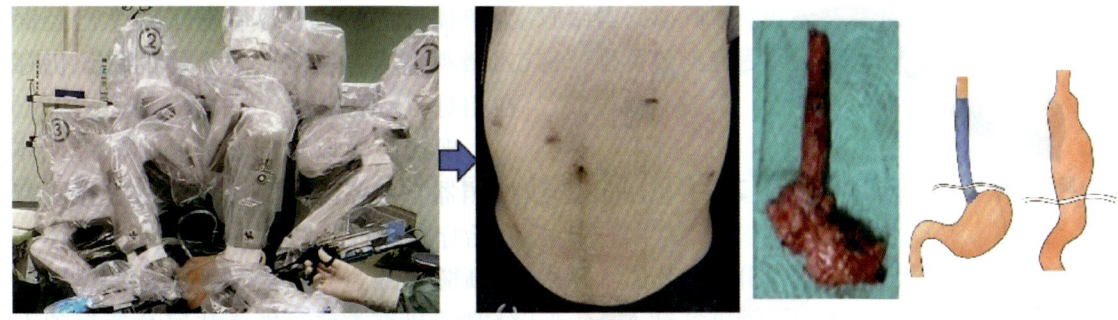

图 1-3　微创手术模式"病变和器官切除 + 解剖重建"

微创手术概念笼统，包括腔镜手术、机器人辅助手术及软式内镜手术，但仍以切除病变和器官为基本模式

尽管消化道手术经历了多个发展阶段，但其治疗模式本质上仍是"切除病变 + 部分或全部器官 + 解剖重建"。随着现代医学不断发展和人类对生活质量的追求不断提高，传统的开放式手术、腹腔镜手术及微创手术虽然能够满足治愈需求，但无法使人体完全恢复至疾病发生前的状态。因此，有必要寻求一种新的手术模式来指导未来手术治疗学的发展。这种手术模式应在保持人体原始解剖结构不变的前提下去除疾病，以使患者在手术后恢复到生病前的正常状态。2016年，中国人民解放军总医院的令狐恩强教授基于传统外科"部分或全部器官切除 + 解剖重建"手术模式的弊端，首次提出了符合人体进化的"在保全器官、不改变人体整体解剖结构与维护正常生理功能的基础上治愈疾病"的超级微创手术模式（图1-4）。自此，这一理想手术模式在消化疾病领域得以广泛应用，并逐渐渗入其他相关手术治疗领域。

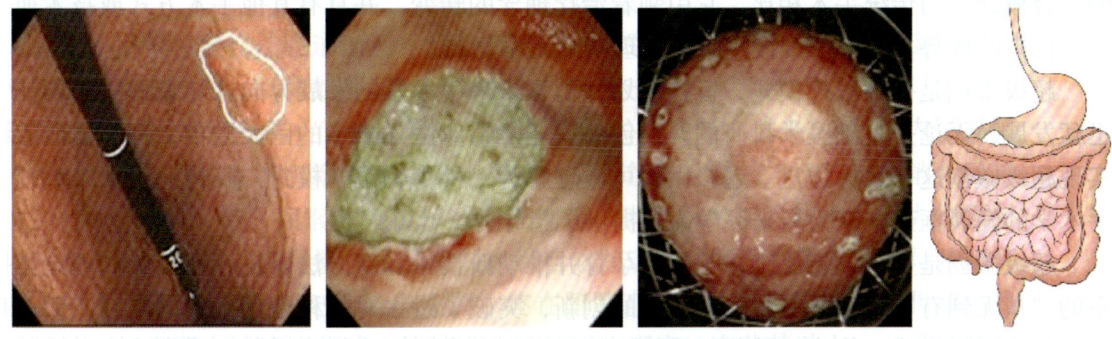

图 1-4　超级微创手术模式"保全器官 + 病灶切除"

超级微创手术在保全器官结构不变的基础上去除病变，不切除器官，不影响解剖结构，不影响术后生活质量

二、超级微创理念对未来手术治疗学发展有深远的指导意义

尽管微创手术技术不断进步，但其核心治疗策略依然是通过移除病变部分或整个器官实现治疗目标。在器官被切除的同时，可能需要重建人体的正常解剖结构，这种重建可能涉及不同程度的复杂性。人类演化至今，虽然部分器官更容易受到疾病影响，但每一个器官都有其独特的功能和价值。目前，人类对单一器官及不同器官之间功能的研究仍处于较

第二章 超级微创理论体系

一、超级微创手术的定义与实施原则

2021年，全国科学技术名词审定委员会公布的《消化内镜学名词》中定义了"超级微创手术"这一专业名词术语。超级微创手术（super minimally invasive surgery，SMIS）是指对需要外科干预的疾病或长期药物治疗效果不理想的疾病，在保持人体解剖结构完整性的基础上，切除病变或去除病灶，达到治愈疾病目的的手术。疾病范畴包括消化道肿瘤（如胃癌、肠癌、食管癌、间质瘤等）、功能性疾病（如贲门失弛缓症、胃轻瘫等）、退行性病变（如胃食管反流病等）。超级微创手术在切除病变或去除病灶的同时不切除器官，不影响正常解剖结构，术后生存时间和生活质量均不受影响，从而实现"治愈疾病，恢复如初"的目标。

不是所有在消化内镜下进行的手术都能被归类为超级微创手术。同样地，腹腔镜手术、胸腔镜手术等腔镜手术也不完全排除在超级微创手术的范畴之外。只有符合以下条件的手术才能被视为超级微创手术：在治疗疾病的同时，保持器官的解剖结构不受影响，并确保人体的重要功能得以保持不变。超级微创手术与手术所借助的器械设备无直接对应关系。例如，腹腔镜辅助内镜下全层切除消化道癌、间质瘤、息肉等手术可以保留胃和肠道的功能，并且满足以上条件，因此可以被归类为超级微创手术。

消化内镜超级微创手术的开展有明确的实施原则，包括以下10条，旨在开展安全、有效的手术治疗。

1. 保留器官、解剖结构与器官功能不变的原则 应尽可能只切除病变本身，不破坏周围器官与组织。因病变深度与范围等因素的限制，无法仅切除病变；应尽可能在完整切除病变的同时最大限度保留正常的器官与组织，且必须保留解剖结构与保持功能不变。

2. 腔隙完整原则 尽可能将操作的入口、途径、目标位置放在同一个腔隙内，尽量避免选择多腔隙通道切口，以减少术后创伤和缩短恢复期。消化内镜超级微创手术治疗中，腔隙完整原则是四条通道应首先考虑的原则。

3. 外科无菌原则 在有菌与无菌条件下，以无菌条件为首选，特别是在经多腔隙通道的手术中涉及外科领域或经皮穿刺途径时，应严格遵循该原则。

4. 在有化学刺激与无化学刺激条件下，以无化学刺激为首选原则 在经穿刺通道与经多腔隙通道的消化内镜超级微创手术治疗中应避开穿刺入路的管道系统，如血管、淋巴管、胆管、胆囊及胰管等，以免化学物流入腹腔造成腹腔感染。

5. 自然腔道优选原则　在有自然腔道与无自然腔道条件下，以有自然腔道为首选；自然腔道的选择应该首先符合第 1～4 条原则。

6. 自然腔道有禁忌时的优选原则　当自然腔道入路存在禁忌，或先天或后天因素造成了自然腔道入路狭窄、闭塞等情况，导致内镜无法进入时，应该首先选择经穿刺通道，并首先符合第 1～4 条原则。

7. 手术入路就近原则　在入口与手术部位的距离方面，消化内镜超级微创手术治疗中四条通道的应用均应在遵循上述原则外，遵循就近原则，以避免长入路造成周边器官或组织损伤。手术入路越短，手术时间越短，手术难度越小。

8. 预防出血和及时止血原则　操作前充分预估病变出血概率，确定对此病变具有良好预防出血与及时止血的技术，并有候补措施能够保证几乎 100% 的止血率，这是在消化内镜超级微创手术治疗四条通道的应用中均必须考虑的原则。

9. 预防穿孔与腔隙封闭原则　操作前充分预估病变穿孔概率，确定对此病变具有熟练预防穿孔与封闭腔隙间相互贯通的技术，保证能够恢复人体原有腔隙的完整与闭合状态，这是在消化内镜超级微创手术治疗四条通道的应用中均必须考虑的原则。

10. 肿瘤治疗原则　对于良、恶性肿瘤的消化内镜超级微创手术治疗，应遵循肿瘤不切割、整块切除、无瘤技术与防止转移原则。

二、超级微创手术的四条通道

超级微创手术主要通过经自然腔道通道、经隧道通道、经穿刺通道、经多腔隙通道这四条通道及数十种方法实现。

（一）经自然腔道通道

经自然腔道通道手术是指经人体自然开放的通道进入，在自然腔道内实施的符合超级微创要求的手术，如经鼻腔、经耳道、经气道、经口、经肛、经阴道、经尿道等人体自然腔道。下文以消化管道单通道超级微创手术为例（图 2-1）进行介绍。

1. 经典消化管道通道　是指从口到肛门的连续管道，管壁从腔内到腔外一般分为黏膜层、黏膜下层、固有肌层及浆膜层。目前大多数消化内镜手术在此管道内完成。

食管环周病变内镜下切除后几乎 100% 出现食管狭窄、无法进食等症状。笔者团队在世界上率先开展内镜下自体皮瓣移植术预防食管环周病变内镜切除术后狭窄的研究（图 2-1），比较自体皮瓣移植和单纯食管支架置入预防食管狭窄的各 19 例病例，结果显示与单纯食管支架置入组相比，自体皮瓣移植组支架取出后食管狭窄的发生率显著降低（36.8% vs 78.9%）。目前该项研究还将优化术式和移植方法，以期提高移植皮瓣存活率，降低食管狭窄发生率。

内镜下自体皮瓣移植术以消除术后瘢痕为切入点，为解决各类手术广泛出现的术后良性狭窄指明了方向，也为消化管道的损伤修复提供了一定理论基础。内镜下自体皮瓣移植术巧妙避开了外科手术切除器官创伤大、恢复慢、并发症多等"痛点"，更深入外科手术无法触及的疾病"盲区"。

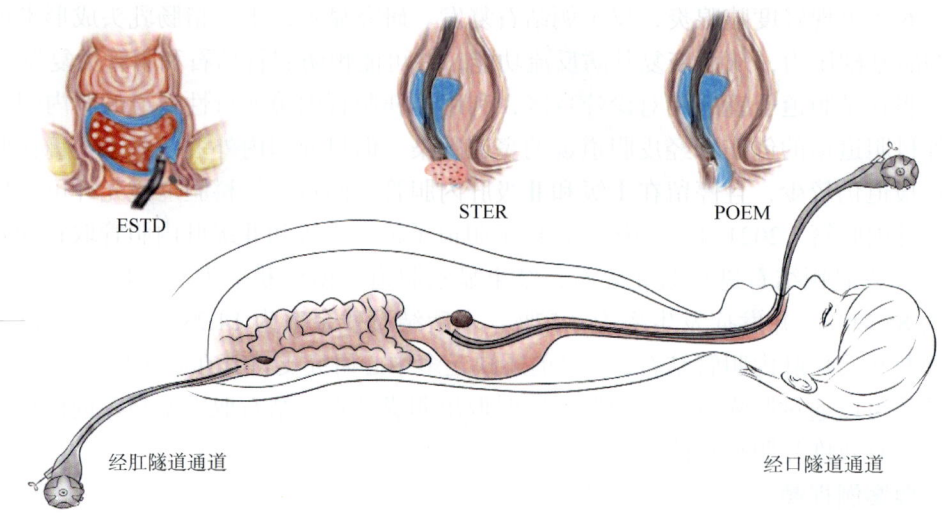

图 2-2　经隧道腔道通道的超级微创手术

内镜下幽门肌切开术（G-POEM）是经胃窦建立 1 条隧道切开幽门肌层的手术。胃轻瘫是胃动力不足和胃肠蠕动减弱导致的胃排空延迟。胃轻瘫除发生于贲门癌等近端胃手术后，同时也是糖尿病的并发症之一，高血糖导致神经系统麻痹，从而使幽门痉挛。G-POEM 通过切断痉挛收缩的幽门肌层，使幽门丧失关闭功能，食物可自然流入肠道，目前已成为改善难治性胃轻瘫患者症状的新兴治疗方法。一项荟萃分析比较了 G-POEM 和幽门成形术治疗胃轻瘫的临床效果，结果显示 G-POEM 在治疗难治性胃轻瘫方面与幽门成形术效果相当，但创伤明显更小。

2. 隧道法内镜黏膜下肿物切除术（STER）　是治疗消化道固有肌层肿瘤的一种新兴内镜治疗技术，是衍生于 POEM 的一种内镜下手术方式。STER 主要用于消化道固有肌层肿瘤的切除，在食管、食管胃结合部、胃窦等部位，先在黏膜表面开一个小口，随后将内镜深入其中，在黏膜下层建立一条隧道，然后在直视下将肿瘤完整切除，同时保留了消化道表面黏膜的完整性，在肿瘤完整切除后，将黏膜隧道的开口用金属夹进行夹闭，避免了消化道穿孔，减少了术后消化道瘘等并发症。该方法具有手术时间短、创伤小、痛苦小、费用低、患者恢复快的优点，可以一次性完整剥离肿瘤，同时保持消化道的完整性，且具有与外科手术相同的治疗效果，术后完全无体表瘢痕。

3. 隧道法内镜黏膜下剥离术（ESTD）　针对结直肠大面积病变，目前有研究采用 ESTD 在结直肠建立黏膜下隧道切除病变，内镜下按照先肛侧后口侧的顺序切开黏膜，然后建立 1 条由口侧至肛侧的黏膜下隧道，最后沿边界同步切开两侧黏膜，直至完整切除。结直肠的腔隙不是直筒状的，因此构建完整的黏膜下隧道相对困难。2018 年一项研究显示经隧道通道治疗结直肠病变，与传统 ESD 相比可以缩短手术时间，降低出血和穿孔风险。但由于样本量较少，还不足以充分评估隧道技术治疗结直肠病变的应用价值。

4. 经典案例视频

（1）自体皮片移植预防内镜黏膜下隧道完全剥离术后食管狭窄（视频 2-7）。

（2）挑战性应用消化内镜隧道技术治疗气管源性神经鞘瘤（视频 2-8）。

（3）弹性牵拉装置辅助内镜黏膜下隧道剥离术治疗环周浅表性食管肿瘤（视频2-9）。

（4）磁力多向锚定引导内镜黏膜下隧道剥离术治疗大面积胃部病变（视频2-10）。

（5）同步施行经口单隧道内镜下肌切开术、黏膜下隧道内镜切除术和憩室切开术（视频2-11）。

（6）同步施行黏膜下层与肌层分离的经口内镜肌切开术治疗伴严重层间粘连的贲门失弛缓症（视频2-12）。

（7）刀尖移动至胸主动脉附近：食管疑难黏膜下肿物的高风险黏膜下隧道内镜切除术（视频2-13）。

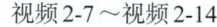

视频2-7～视频2-14

（8）幽门前黏膜下隧道内镜切除术治疗炎性肿物（视频2-14）。

（三）经穿刺通道

经穿刺通道手术是指经穿刺途径进入腔隙或管腔内实施的符合超级微创要求的手术，如腹腔镜、胸腔镜、关节镜辅助下手术，体表超声引导下穿刺胆管、胆囊后进行的相关手术，超声内镜引导下穿刺腔室后进行的相关手术等。下文以消化系统穿刺通道的超级微创手术为例进行介绍（图2-3）。

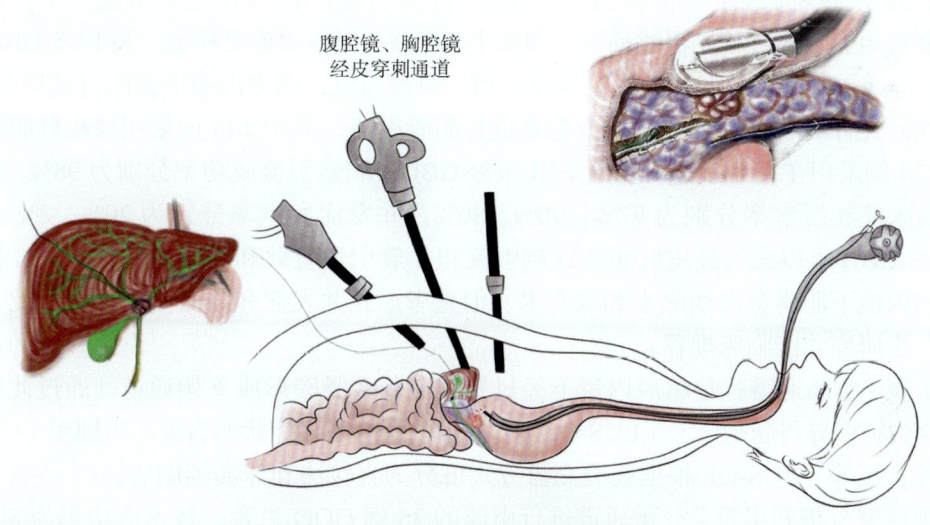

图2-3　经穿刺通道的超级微创手术

1. 经消化器官穿刺支架通道　是指通过支架建立消化系统各器官便捷通道。消化系统通过消化道主通道及胆管、胰管、阑尾管等分支通道进行沟通，以保障水、食物、消化液等正常运转，发生肿瘤、炎症、结石等情况时会导致一定程度梗阻，此时需要通过支架建立消化系统各器官便捷通道引流，甚至进行介入治疗。通过支架建立便捷通道的先决条件是消化器官解剖结构较近。

作为重要连通工具的支架，双侧管腔贴合金属支架（LAMS）的发展最引人注目，其引流泄漏率低且容易移除。LAMS通过超声内镜进行穿刺释放，使管腔紧合贴壁，以实现引流，解除梗阻，甚至进行介入治疗。2014年Teoh等首次报道使用新型、前端带电烧灼功能 LAMS（cautery-enhanced lumen-apposing metal stent，CE-LAMS）行超声内镜引导胆囊引流术（EUS-GBD），这种新型支架无须交换导丝即可一次完成穿刺、扩张和释放，减少交换次数和缩短操作时间，且无须 X 线辅助，优势明显。

（1）胃 - 胰腺通道：是超声内镜在胃腔内穿刺胰腺病变形成的通道，主要用来治疗胰腺假性囊肿、胰腺包裹性坏死等（图 2-3）。利用 LAMS 建立胃 - 胰腺通道持续引流已被国际专家共识推荐为内镜下包裹性坏死引流清创治疗的标准方法。一项研究评价了 20mm LAMS 引流胰周积液的安全性和有效性，技术成功率为 100%，临床成功率为 93.9%，严重不良事件发生率为 8.16%，说明 20mm LAMS 治疗胰周积液的临床成功率高，有较好的应用前景。

（2）胃 - 胆囊通道、十二指肠 - 胆囊通道、空肠 - 胆囊通道：这 3 条通道是超声内镜在胃腔、十二指肠腔、空肠腔内穿刺胆囊形成的通道，主要用来治疗急性胆囊炎、胆囊结石、胆囊息肉等疾病。2007 年，Kwan 等首次报道超声内镜引导胆囊穿刺，抽取胆汁并留置双猪尾塑料支架，后续报道中主要使用塑料支架或自膨式金属支架，但这 2 种支架发生移位和胆漏的风险较高。

目前关于以上 3 种通道优缺点的数据很少。Jain 等对 189 例接受 EUS-GBD 的患者进行评价，其中 59.8% 经十二指肠引流，39.7% 经胃引流，0.5% 经空肠引流。十二指肠在腹膜后靠近胆囊，而且相比胃蠕动少，因此十二指肠 - 胆囊通道更稳定，是 EUS-GBD 的常规选择。但如果后续要行介入治疗，则选择胃 - 胆囊通道，因为内镜下关闭胃破口更容易。

一项研究针对 372 例急性胆囊炎患者进行胆囊引流，其中 146 例采用经皮肝胆囊穿刺引流，124 例采用 T 管引流，102 例采用 EUS-GBD，胆囊引流成功率分别为 98%、88%、94%，临床症状缓解率分别为 97%、90%、80%，并发症发生率分别为 20%、2%、5%。因此 EUS-GBD 可以成为经皮肝胆囊穿刺引流和 T 管引流有效和安全的替代方案。另一项研究评估内镜下胆囊息肉切除术和取石术，但是考虑到并发症和结石复发情况，此方法还需要进一步研究才能临床推荐。

（3）胃 - 空肠通道：是超声内镜下经过胃腔穿刺空肠腔形成支架通道，通过此通道可进行超声内镜引导胃肠吻合术（EUS-GE），用来治疗有明显症状的胃流出道梗阻（GOO）、输入袢综合征等。EUS-GE 根据肠腔充盈方式可分为直接法和球囊辅助法。

一项研究分析利用胃 - 空肠通道进行引流的 35 例 GOO 患者，技术成功率为 80.0%，不良事件发生率为 14.3%，临床缓解率为 74.3%，技术的成功取决于 LAMS 连接的两个管腔之间的距离，并且受内镜医师经验的影响。另有研究显示 EUS-GE 能够治疗 83.3% 的 GOO，且 LAMS 需要在原位停留 8.5 个月，LAMS 移除后 GOO 复发率低。

（4）十二指肠 - 胆总管通道：是超声内镜下经过十二指肠腔穿刺胆总管，置入支架形成的通道，利用此通道可使胆汁引流入十二指肠，可以用来解决 ERCP 失败患者的胆汁引流，称为 EUS 引导下胆总管十二指肠造口术。一项荟萃分析纳入 7 项研究共计 284 例患者，利用十二指肠 - 胆总管通道行造口术，合并技术成功率为 95.7%，临床成功率为 95.9%，不良事件发生率为 5.2%，黄疸复发率为 8.7%；另有 5 项带电灼器 LAMS 类似研究，合并技术成功率为 93.8%，临床成功率为 95.9%，不良事件发生率为 5.6%，黄疸复发率为 11.3%，显示 LAMS 可用来进行 ERCP 失败后胆道减压，但其作为解决胆道梗阻的主要方法仍需要进一步研究。

2. 经皮穿刺胆道镜通道　经皮穿刺进入胆道系统完成诊疗的通道。经皮经肝胆管镜检查（percutaneous transhepatic cholangioscopy，PTCS）：通过利用经皮肝穿刺胆道引流术（percutaneous transhepatic cholangiography and drainage，PTCD）建立起来的通道，并进行通道扩张，最后进入胆道内进行检查。对于不能耐受手术或 ERCP 的胆管结石患者、胆道梗阻患者，可以选择 PTCS。

PTCS 技术包括分期窦道扩张和一期窦道扩张 2 种方法。分期窦道扩张是 PTCD 经多次扩张利用引流管建立通道，需要数周时间，安全且易于推广。一期窦道扩张是 PTCD 术后直接扩张窦道至目标直径，节省时间，但容易导致胆漏和出血。目前，PTCS 可结合激光碎石技术治疗肝内胆管结石，如弥漫性肝内胆管结石、Ⅲ级和Ⅳ级肝内胆管结石等。2016 年一项研究评价经皮经肝胆道镜碎石术（PTCSL）与传统 PTCS，入组 118 例肝内胆管结石患者，其中 67 例行 PTCSL，51 例行常规 PTCS，结果显示 PTCSL 组的结石清除率显著提高、复发率低、术后住院时间显著缩短。

3. 经典案例视频

（1）会师辅助内镜逆行胰胆管造影术治疗环状胰腺合并胰腺分裂症（视频 2-15）。

（2）胰腺囊性肿瘤新疗法：超声内镜引导射频消融联合聚桂醇消融术（视频 2-16）。

（3）超声内镜引导下经 19G 穿刺针向囊腔内引入光纤的 SpyGlass 胆道子镜诊断黏液性囊性肿瘤（视频 2-17）。

视频 2-15～视频 2-17

（四）经多腔隙通道

经多腔隙通道手术是指经过 2 条以上通道、2 种以上内镜，在腔隙内开展并完成的符合超级微创要求的手术，如十二指肠镜与腹腔镜联合手术、胃镜与胸腔镜联合手术等。下文以消化系统多腔隙双通道的超级微创手术为例进行介绍（图 2-4）。

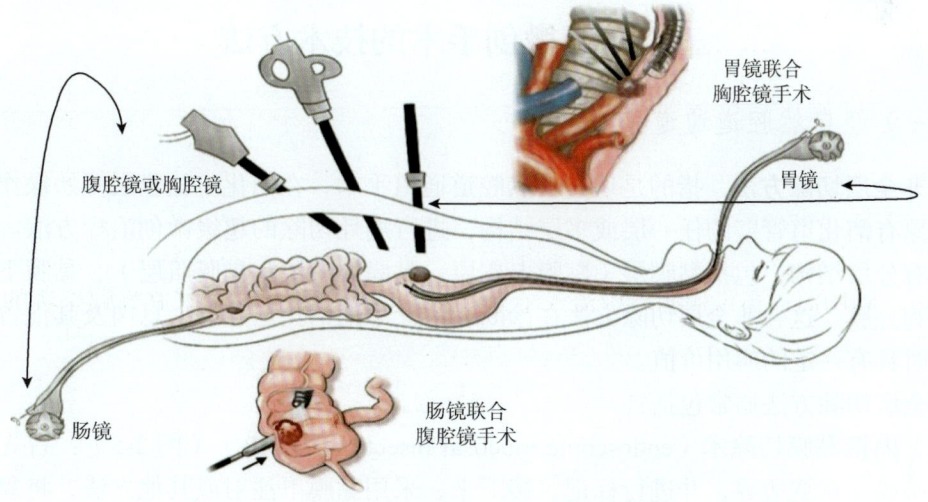

图 2-4　经多腔隙通道的超级微创手术

1. 消化内镜联合胸腔镜通道　消化内镜联合胸腔镜通道手术指通过消化道管腔和胸腔，利用内镜和胸腔镜完成手术。一般的食管良性肿瘤于内镜下可以直接切除，但对于巨大的食管良性肿瘤，肿瘤已经开始压迫食管，食管管腔狭窄，操作空间较小，而且很多肿瘤位于纵隔部位，血管和神经丰富，内镜在食管内从里向外切除肿瘤时极易伤及食管外的大血管。消化内镜联合胸腔镜通道结合内镜和胸腔镜的特点，发挥各自优势，可相互配合完成手术。首先利用胃镜从食管内部建立黏膜下隧道，将肿瘤与食管黏膜进行剥离，然后利用胸腔镜从食管外侧将肿瘤切除后取出体外。该双镜联合通道手术显著降低了手术风险，缩短了手术时间，最重要的是切除病变的同时最大限度保留了器官的完整性。有个案报道利用上述消化内镜联合胸腔镜通道安全切除了食管下段6cm良性肿瘤，利用内镜建立的黏膜下隧道使肿瘤活动度增加，最大限度减少了肌层缺失和食管黏膜损伤，降低了食管狭窄和局部感染率。

2. 消化内镜联合腹腔镜通道　消化内镜联合腹腔镜通道手术指通过消化道管腔和腹腔，利用内镜和腹腔镜完成手术。消化内镜是软镜，在胃肠腔内操作，腹腔镜是硬镜，在胃肠腔外操作，两者配合，可以清楚地找到病变位置，确定病变大小、形状、生长方式及其与重要解剖结构（如贲门、幽门等）的距离。在此基础上，术者可以针对病变制订个性化、精准化的切除计划。这种双镜联合模式一般用来精准切除胃和肠道巨大良性肿瘤，同时保留器官完整性。传统食管胃吻合术不仅创伤大，而且术者需要根据手的触摸判断切缘进行"盲切"，使原本可以保留的贲门可能因不能准确定位而被切除，这样不仅扩大了手术范围，而且术后可能会发生胃食管反流，严重降低了患者的生活质量。一项研究入组20例患者，其接受胃镜联合腹腔镜通道手术切除胃黏膜下肿物，手术均成功，且无并发症，证实胃镜联合腹腔镜通道手术对于胃黏膜下肿物切除是安全、简单且有益的，但应注意避免胃液的污染。

视频 2-18

3. 经典案例视频　腹腔镜联合胆囊切除术中经胆囊管行胆总管探查术（柔性胆道镜辅助）治疗胆石症（视频 2-18）。

三、超级微创手术的技术方法

（一）经自然腔道通道手术方法

1. 非全层切除方法　指的是通过自然腔道通道手术，在消化道黏膜层开始操作时，选择保留原有消化道管壁的任一层或多层结构，进行病灶切除的超级微创治疗方法。消化道管壁具有分层结构，包括黏膜层（黏膜上皮层、黏膜固有层和黏膜肌层）、黏膜下层、固有肌层和外膜。这一非全层切除方法在诊断与治疗早期消化道肿瘤、息肉及其他胃肠道表浅肿瘤时具有一定的应用价值。

非全层切除方法通常包括：

（1）内镜黏膜切除术（endoscopic mucosal resection，EMR）（图2-5）：首先，在内镜下准确确定病变边界，并进行标记。接下来，采用黏膜下注射或其他方法，将黏膜下层与固有肌层进行分离。随后，应用圈套器切除整块或分块的黏膜病灶，并将病变组织回收。

最后，对创面进行必要的处理。

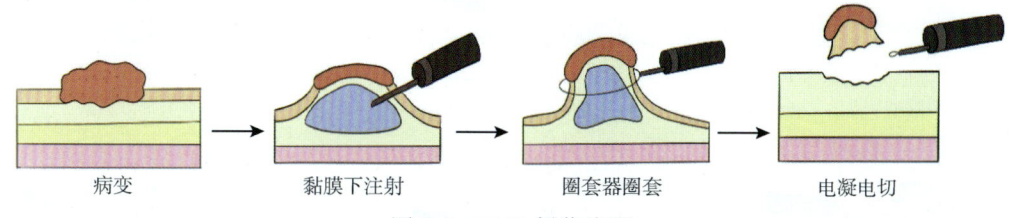

图 2-5　EMR 操作步骤

EMR 的发明是一个多阶段的过程，并没有单一的发明者。1984 年，日本的野中明宏（A. Nakajima）及其团队首次提出并尝试了内镜下对早期胃癌的黏膜进行切除。这是 EMR 概念的雏形，随着内镜设备和技术的不断改进，1995 年 EMR 在日本得到了广泛推广，尤其是对于早期胃癌的治疗，20 世纪 90 年代末至 21 世纪初，EMR 迅速扩展到全球。

（2）预切开内镜黏膜切除术（precutting endoscopic mucosal resection，precutting-EMR）（图 2-6）：首先，在内镜下确定病变边界，并进行标记。接下来，通过黏膜下注射，将生理盐水-亚甲蓝等黏膜下注射液注入病变区域，以充分抬举病变。之后，使用电刀或圈套器尖端，将病变周围的黏膜层环周切开，在这一步中，不需要分离黏膜下层。随后，直接使用圈套器套扎病变，完成切除并回收病变。最后，对切除后的创面进行相应的处理。日本消化内镜学会将 precutting-EMR 定义为一种技术。

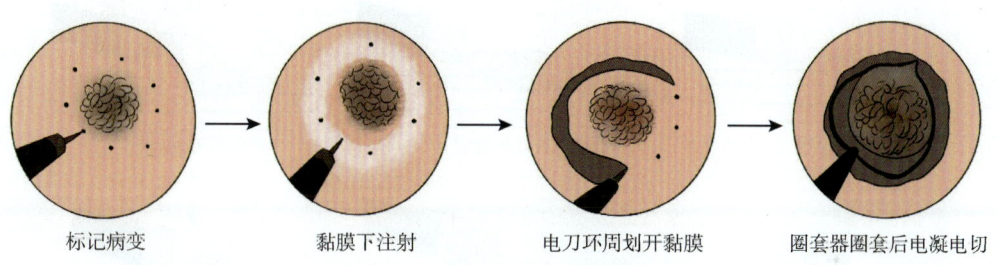

图 2-6　precutting-EMR 操作步骤

（3）分片内镜黏膜切除术（piecemeal endoscopic mucosal resection，piecemeal-EMR）（图 2-7）：首先，利用内镜对病变进行仔细观察，确定无法一次性完整切除的部分。然后，确定病变的边界，并在病变周围进行标记，以便后续操作时准确识别病变。之后，在标记好的病变周围进行黏膜下注射，将病变处的组织抬举起来，使其易于操作和切除。随后，从病变的一侧开始，依次进行分片圈套切除。通过切除环绕病变的组织块，逐渐将病变剥离。同时，确保将切除的组织进行回收，以便后续进行病理学检查和分析。最后，在完成病变切除后，对创面进行适当处理，这可以包括止血、清洗和封闭等步骤，以保证创面愈合和恢复。

分片 EMR 最早是由日本的内镜专家 Hisao Oyama 在 20 世纪 90 年代提出的。他及其团队基于对较大或复杂病变的切除实践，发展了将病变分片切除的技术。该技术最初是为了应对传统 EMR 无法完全切除大病变的局限性而提出的，并且逐渐被推广应用于更广泛的消化道早期肿瘤治疗中。

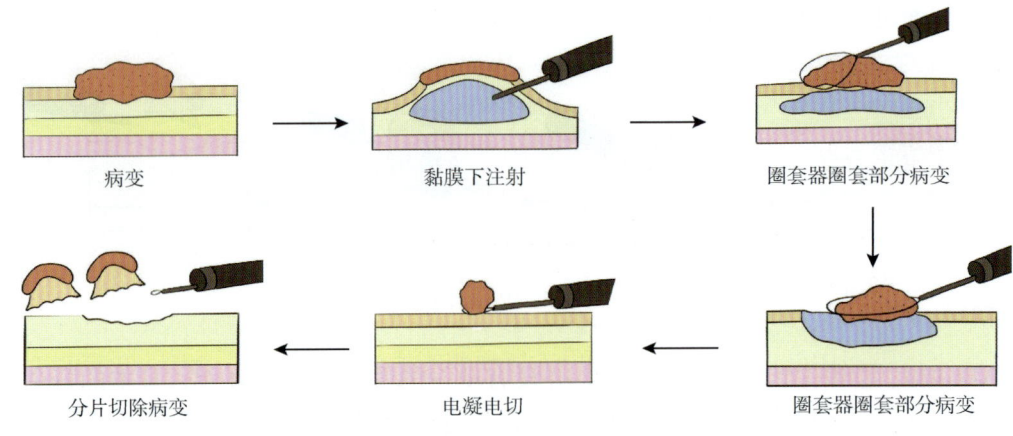

图 2-7 分片 EMR 操作步骤

（4）透明帽辅助内镜黏膜切除术（cap-assisted endoscopic mucosal resection，cap assisted-EMR，EMR-C）（图 2-8）：首先，利用内镜对病变进行仔细观察，确定并标记病变边界。之后，在病灶区域进行黏膜下注射使其充分抬举。随后，将圈套器预置于透明帽内，吸引病变至透明帽内。之后，用圈套器切除并回收病变。最后，对创面进行止血、封闭等处理。EMR-C 最早是由日本的内镜医生 Hiroshi Inoue 为治疗食管癌对 EMR 进行改进而提出的。

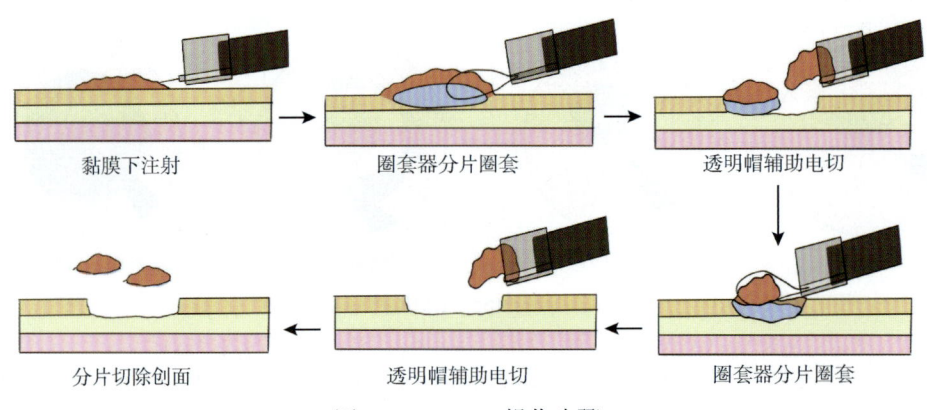

图 2-8 EMR-C 操作步骤

（5）套扎辅助内镜黏膜切除术（ligation assisted endoscopic mucosal resection，ligation assisted-EMR）（图 2-9）：首先，在内镜下确定病变形态、范围等，并应用电刀或氩气刀标记边界。之后，将生理盐水 - 亚甲蓝混合液注射于病灶区域的黏膜下层，以便充分抬举病变。随后，用含有套扎圈的套扎器直接吸引套扎病变，观察内镜视野呈红色说明病变被充分吸引至透明帽内。同时，用圈套器在套扎圈底部切除病变并回收组织标本。最后，观察创面有无出血及穿孔的情况，以便采用相应的技术处理创面。套扎辅助 EMR 最早是由 M. A. Soehendra 和 S. L. S. J. D'Haese 提出的。这项技术是在 1993 年首次被介绍的，用于改进内镜黏膜切除术的效果。

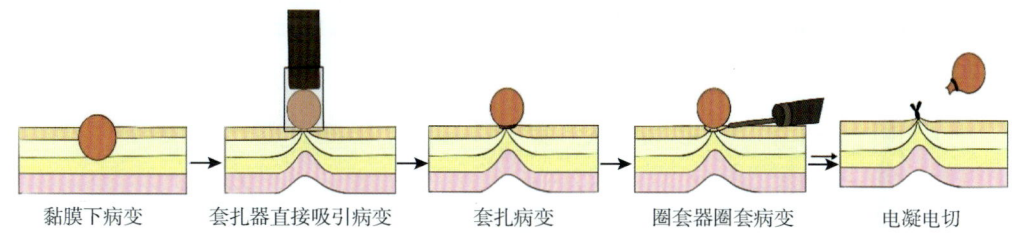

图 2-9　套扎辅助 EMR 操作步骤

（6）多环套扎内镜黏膜切除术（multi-band mucosectomy，MBM）：首先，内镜下确定病变边界并标记。之后，使用特制的多环套扎器进行黏膜套扎。随后，应用圈套器切除黏膜。注意，其中每吸引一处病变，圈套器切除一处，多次重复吸引—套扎—切除操作后，实现分块切除，并回收整个病变。最后，处理创面。

（7）内镜黏膜下剥离术（endoscopic submucosal dissection，ESD）（图 2-10）：首先，在内镜下确定病变形态、范围等后，环绕病变标记边界。之后，对其进行黏膜下注射以使病变抬举充分。随后，应用电刀逐渐分离病变黏膜肌层与固有肌层之间的组织，将病变黏膜及黏膜下层完整剥离。最后，在回收病变组织标本后处理创面。

1993 年，日本医生 Hiroshi Watanabe 和 Noboru Oda 首次提出了将 ESD 应用于胃癌治疗中。这一技术最初用于解决 EMR 在处理较大病变时的局限性。1999 年，Hiroshi Watanabe 和 Yoshinobu Watanabe 等进一步发展了这一技术，改进了操作流程和技术细节，使 ESD 成为一种可靠的内镜治疗方法，特别是在处理早期胃癌时。21 世纪初，ESD 逐渐在日本及其他国家得到推广和应用。研究表明，ESD 能有效提高早期胃癌的切除率，并降低复发的风险。

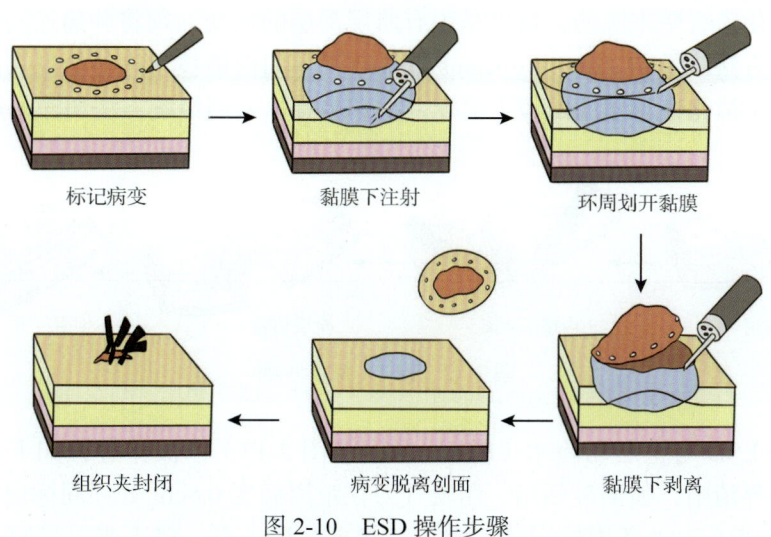

图 2-10　ESD 操作步骤

（8）牵引辅助内镜黏膜下剥离术（endoscopic submucosal dissection with traction，ESD with traction）（图 2-11）：标记与黏膜下注射同 ESD。之后，在部分剥离病变后，借助外力对病变进行牵引，使病灶的黏膜层与固有肌层充分分离以获得更好的手术视野。随后，继续应用电刀逐渐分离病变黏膜肌层与固有肌层之间的组织至完整剥离。最后回收病变并处理创面。

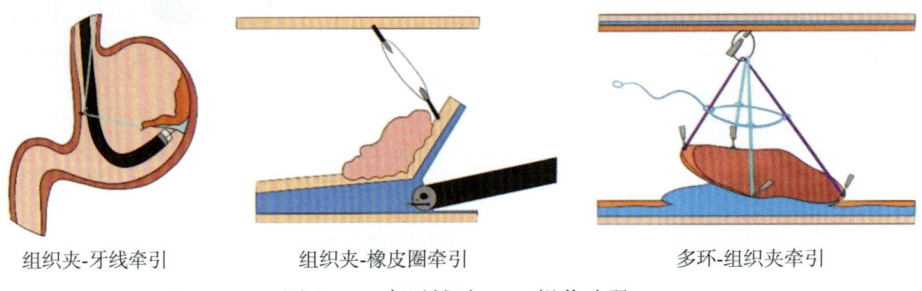

组织夹-牙线牵引　　　组织夹-橡皮圈牵引　　　多环-组织夹牵引

图 2-11　牵引辅助 ESD 操作步骤

（9）内镜黏膜下肿物挖除术（endoscopic submucosal excavation，ESE）：是在 ESD 的基础上研究和探索的一种消化道新型超级微创手术。中国学者周平红首先将这一技术命名为内镜黏膜下肿物挖除术。即在内镜下，使用电刀切开病变表面的黏膜，充分显露病变，并于病变与固有肌层相连处进行精细、完整剥离，最后用金属钛夹等封闭创面，其是目前国内外治疗胃肠道黏膜肿瘤的新方法。

2. 全层切除方法　内镜下确定病变边界，进行标记，黏膜下注射，充分抬举病变，应用电刀将局部全层 [包括黏膜层、黏膜肌层、黏膜下层、固有肌层和（或）浆膜层] 一并切除，可造成医源性主动穿孔和管壁缺损，之后回收病变，最后封闭穿孔创面。全层切除术的开展为超级微创手术扩大适应证创造了条件。

全层切除方法通常包括：

（1）内镜全层切除术（endoscopic full thickness resection，EFTR）（图 2-12）：是为了完整切除消化道管壁来源的，特别是固有肌层深层的病变，须将肿瘤连同消化道管壁全层一并切除的方法。最初 Rösch 和 Klaus 等描述了利用内镜技术进行全层切除的方法。这一技术主要用于消化道肿瘤的内镜下治疗，特别是难以采用传统方法切除的病变。

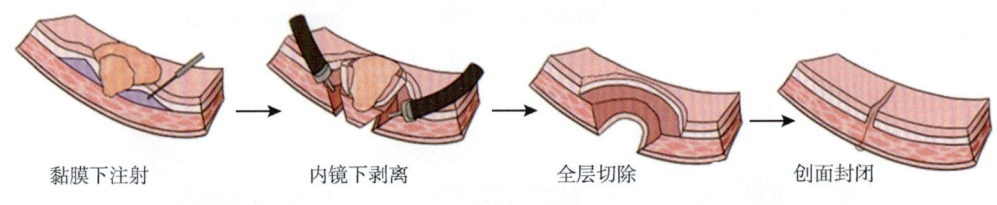

黏膜下注射　　　内镜下剥离　　　全层切除　　　创面封闭

图 2-12　EFTR 操作步骤

（2）混合 ESD 与全层切除术（FTR）方法（图 2-13）：操作过程如下。首先，内镜下观察病变边界清晰，喷洒靛胭脂，用氩气刀在距离病变 0.5cm 处环周标记第一圈；用氩气刀在距离病变 1cm 处环周标记第二圈，口侧再标记一点。接下来，黏膜下注射后病变边缘抬举，环周划开标记的外圈黏膜，并部分黏膜下剥离。之后，应用 2 套组织夹-牙线牵引病变，使黏膜层与固有肌层分界清晰，边黏膜下注射，边环周黏膜下剥离至内圈标记处。随后，将牵引线连同固有肌层一并拉起，应用 1 枚组织夹定位并夹闭标记的内圈固有肌层，然后进行全层切开；主动穿孔后，边应用组织夹封闭，边全层切开，直至内圈病灶完全脱离创面。最后，创面仔细止血，补充组织夹严密封闭创面，喷洒生物蛋白胶再次覆盖创面。

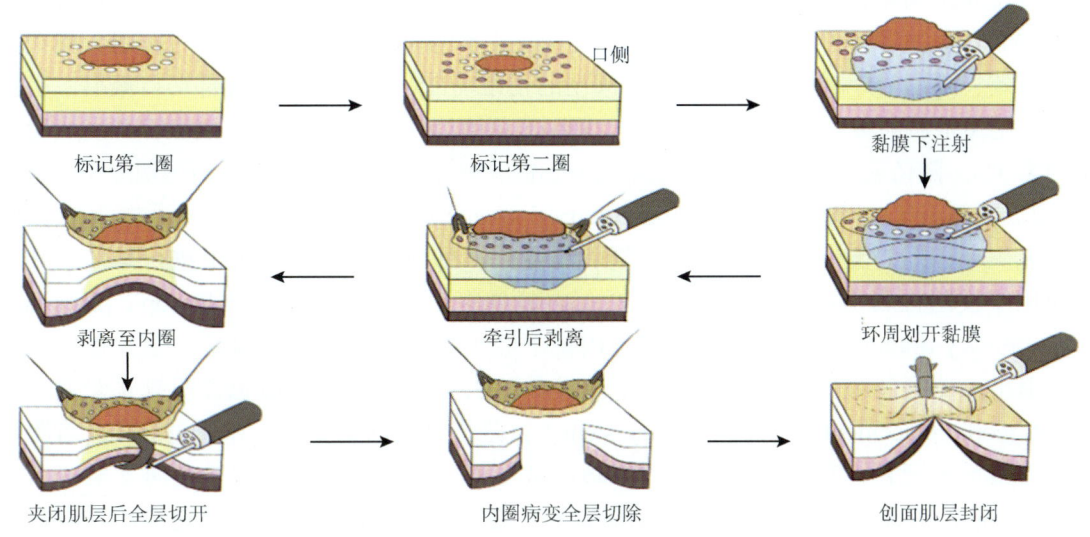

图 2-13　混合 ESD 与 FTR 操作步骤

（3）引流方法：对于需要手术干预的疾病或长期应用药物治疗效果不理想的疾病，在保留人体器官结构完整的基础上，经消化内镜引流病变，借助消化道这一自然腔道，将消化道中的食物残渣、消化液或脓液等引流至体外，从而达到治疗疾病或缓解症状的目的。

常用的引流方法如下。

1）单侧盲端消化管腔感染超级微创引流术（super minimally invasive drainage for digestive tract infection with one side blind）：在保留原有组织器官解剖结构完整的基础上对一侧盲端的消化管腔感染进行引流，达到治愈疾病目的的手术。具体包括：食管纵隔瘘胃管置入法，经口内镜下在导丝引导下将胃管临时置入食管纵隔瘘口处，以引流纵隔内脓液的方法；阑尾炎经肛门超级微创手术（per-anal super minimally invasive surgery for appendicitis），是指经肛门内镜下对阑尾进行插管、造影、冲洗、引流等，以解除阑尾腔梗阻、治疗阑尾炎的手术，目前治疗效果基本等同于外科手术（图 2-14）。

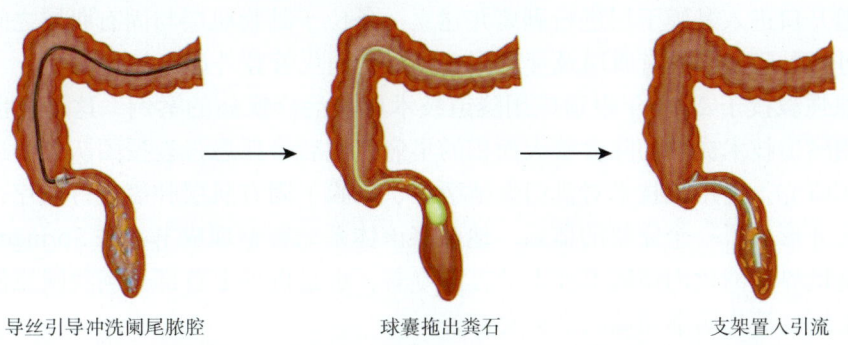

图 2-14　阑尾炎经肛门超级微创手术操作步骤

其中最具代表性的是内镜逆行阑尾炎治疗术（endoscopic retrograde appendicitis therapy，ERAT）。ERAT 最早于 1995 年由奥地利 Said 等首次报道，通过肠镜下阑尾插管、抽吸脓液及冲洗阑尾管腔等方式治疗急性阑尾炎（AA）。2012 年，刘冰熔教授等正式提出了 ERAT 概念并将其用于治疗非复杂性 AA。该技术同时兼具诊断及治疗的作用，可在快速、有效、微创治疗阑尾炎的同时保留阑尾的正常功能，另外，没有腹部切口瘢痕，也提高了阑尾炎术后的美容效果。研究显示，ERAT 总体治疗成功率在 95% 以上，并发症发生率约为 3%；随访最长 33 个月，复发率为 6.2%～9%，复发患者接受了阑尾切除手术。

2）内镜胆管引流术（endoscopic biliary drainage）：经口自然腔道通道送十二指肠镜至乳头处，插管至胆管进行超级微创引流治疗，目前多可在胆道镜下进行操作。其主要应用于梗阻性黄疸的治疗。具体包括：内镜鼻胆引流管置入术（endoscopic placement of nasobiliary drainage tube），是指经口内镜下经工作通道将鼻胆引流管一端放置于胆管内，退出十二指肠镜后，将引流管另一端经鼻腔引出的方法；内镜胆管塑料支架置入术（endoscopic placement of plastic biliary stent），是指经口内镜下经工作通道沿导丝将胆管塑料支架推入胆管，其尾端留于十二指肠内进行引流的方法。内镜胆管金属支架置入术（endoscopic placement of metal biliary stent），是指经口内镜下经工作通道在胆管内置入导丝，沿导丝推入金属支架，使金属支架跨过狭窄段进行引流的方法。

3）内镜胰管引流术（endoscopic pancreatic drainage）：是经口内镜下对胰管进行内外引流的操作技术。依据引流方式其分为支架内引流术和鼻胰管外引流术；依据置入支架类型其分为塑料支架置入术和金属支架置入术。具体方法如下：内镜鼻胰引流管置入术（endoscopic placement of nasopancreatic drainage duct），是指经口内镜下通过工作通道将鼻胰引流管一端经十二指肠乳头放置于胰管内，引流管另一端经鼻腔引出的方法；内镜胰管塑料支架置入术（endoscopic placement of plastic stent in pancreatic duct），是指经口内镜下利用内镜工作通道将塑料支架经十二指肠乳头放置于胰管进行胰液内引流的方法；内镜胰管金属支架置入术（endoscopic placement of metal stent in pancreatic duct），是指置入的支架为金属支架的方法。

（二）经隧道通道手术方法

消化内镜隧道技术：是内镜下于消化道黏膜下注射溶液后，切开黏膜层建立隧道开口，内镜经隧道开口进入黏膜下层进行剥离并建立一条位于黏膜肌层与固有肌层之间的隧道，通过隧道进行黏膜层、固有肌层及穿过固有肌层到消化管腔外诊疗的技术。

令狐恩强教授于 2009 年报道应用隧道技术成功治疗疾病的案例，这是全世界第一次在人体运用隧道技术成功切除食管大面积的早癌，此后令狐恩强教授团队继续进行该技术动物与临床研究，使用该技术对贲门失弛缓症、黏膜下固有肌层肿瘤进行治疗，使隧道技术不断完善并形成了一个完整的体系。他又将该体系完善整理成书，在 Springer 出版集团出版，这是世界上消化内镜隧道技术的首部专著，也是世界上首部充满我国原创元素、由我国学者主编的消化病学领域的全英文专著。

1. 切除方法

（1）隧道法内镜黏膜下剥离术（ESTD）（图 2-15）：首先，在内镜下精确判别病灶边界，分别在病变口侧和肛侧标记。接下来，常规黏膜下注射使黏膜层抬举后切开病变口侧和肛侧黏膜。之后，内镜经口侧的隧道入口进入黏膜下层进行剥离，边剥离边建立黏膜层与固有肌层之间的隧道。随后，剥离至肛侧开口后，于隧道内向两侧切除整个病变。最后，回收标本并处理创面。2009年，令狐恩强教授在中文期刊上发表了这项技术，并在2013年进行了改良，提出单隧道、双隧道与多隧道治疗食管大面积早癌。许多研究表明，ESTD在处理早期胃癌、食管癌及其他消化道疾病时具有较好的效果及较低的并发症发生率。

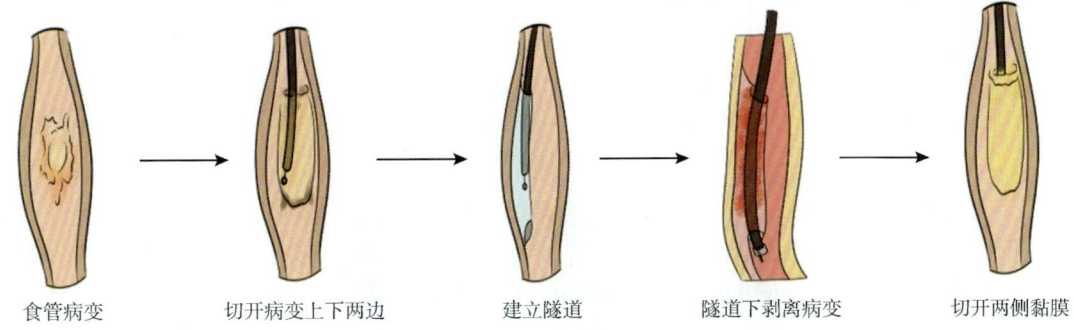

图 2-15　ESTD 操作步骤

1）单隧道法内镜黏膜下剥离术（single-tunnel endoscopic submucosal tunnel dissection）：操作步骤同ESTD，注意这一方法通过只建立1条隧道完成病变的完整切除。

2）双隧道法内镜黏膜下剥离术（double-tunnel endoscopic submucosal tunnel dissection）：操作步骤同ESTD，注意这一方法通过建立2条隧道完成病变的完整切除。

3）多隧道法内镜黏膜下剥离术（multi-tunnel endoscopic submucosal tunnel dissection）：操作步骤同ESTD，注意这一方法通过建立多条隧道完成病变的完整切除。

（2）隧道法内镜固有肌层肿物切除术（muscularis propria tunnel endoscopic resection，ESTD for muscularis propria）：首先，在普通内镜或超声内镜的辅助下找到病变。然后，在距离病变一侧5cm处继续黏膜下注射后，切开黏膜层建立隧道开口。之后，内镜进入黏膜下层进行剥离建立黏膜层与固有肌层之间的隧道，直至发现固有肌层肿瘤。随后，在肿瘤四周扩宽隧道，逐渐切除肿瘤并回收。最后，吸净隧道内液体，对隧道内血管进行止血后，封闭隧道开口。

（3）隧道法内镜黏膜下肿物切除术（submucosal tunnel endoscopic resection，STER）：操作步骤同隧道法内镜固有肌层肿物切除术，即建立隧道开口、建立黏膜下隧道、切除肿瘤、处理创面和封闭隧道开口（图2-16）。2011年，令狐恩强教授正式发表食管经隧道固有肌层肿瘤切除的可行性研究。2012年，徐美东教授发表人体黏膜下肿物内镜下切除术相关文章。之后Inoue教授将这一技术定名为经口内镜下肿瘤切除术（peroral endoscopic tumor resection，POET）。

2. 肌切开方法

（1）根据切开的肌层部位分类

1）经口内镜食管下括约肌切开术（peroral endoscopic myotomy，POEM）（图2-17）：是在距离贲门7～12cm处进行黏膜下注射后，切开黏膜层建立隧道开口，内镜经隧道开口进入黏膜下层进行剥离,并在黏膜肌层与固有肌层之间建立隧道,于隧道内用电刀切开食管下段与贲门的固有肌层,处理创面后封闭隧道开口的技术。这项技术结合了外科肌切开术和内镜技术,避免了传统手术的创伤。

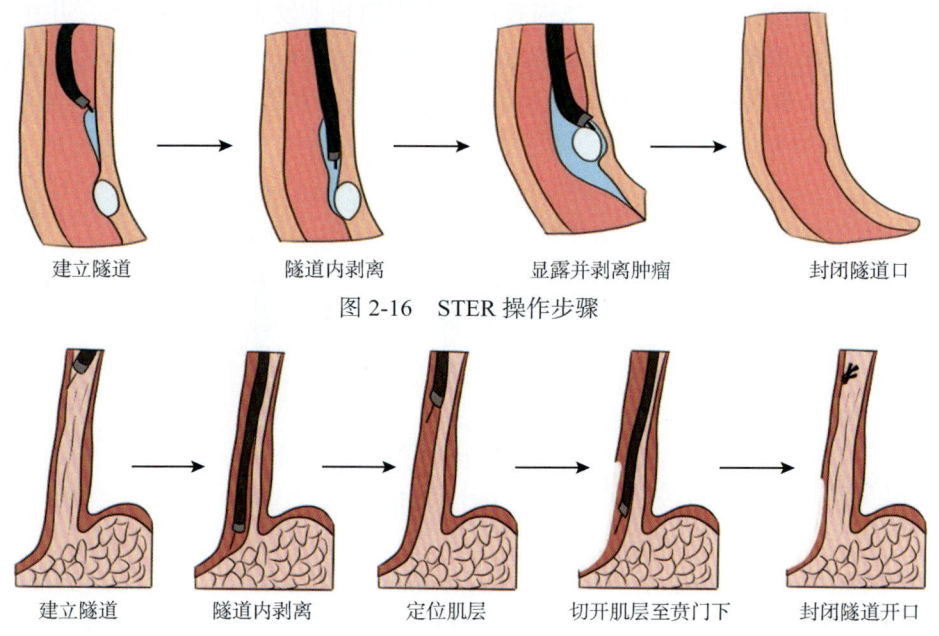

图 2-16　STER 操作步骤

图 2-17　POEM 操作步骤

2)经口内镜幽门括约肌切开术(gastric peroral endoscopic myotomy,G-POEM)(图 2-18):是在距幽门口约 5cm 处黏膜下注射后,切开黏膜层建立隧道开口,内镜经隧道开口进入黏膜下层进行剥离,并建立隧道至跨越幽门管 1cm,于隧道内用电刀全层切开幽门括约肌,最后处理创面后封闭的技术。2012 年令狐恩强教授出版的《消化内镜隧道技术治疗学》一书中首次介绍了应用该项技术在胃幽门前区建立隧道行黏膜下肿瘤切除。

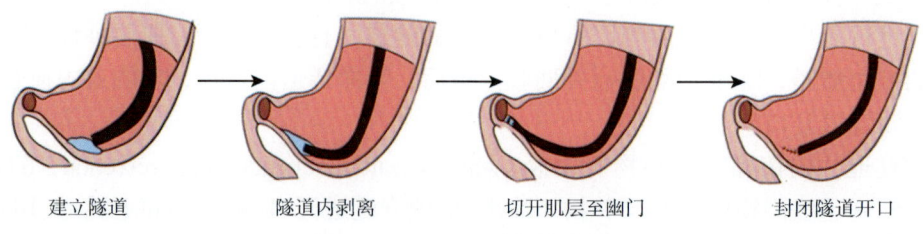

图 2-18　G-POEM 操作步骤

3)经口内镜经黏膜下隧道憩室间脊切开术(submucosal tunneling endoscopic septum division,STESD):采用隧道技术在距离憩室中隔 3cm 处建立隧道入口,然后在黏膜下层建立 1 条短隧道,在隧道内找到并完整显露憩室间脊,最终完成食管憩室间脊切开的技术。此项技术由周平红教授于 2013 年优先命名。其优势在于在保留黏膜层完整的基础上切断憩室间脊,降低术后穿孔、感染的发生率,降低并发症的风险;可以充分显露食管壁和憩室之间的各肌层,完整彻底切开憩室间脊的肌肉(图 2-19)。

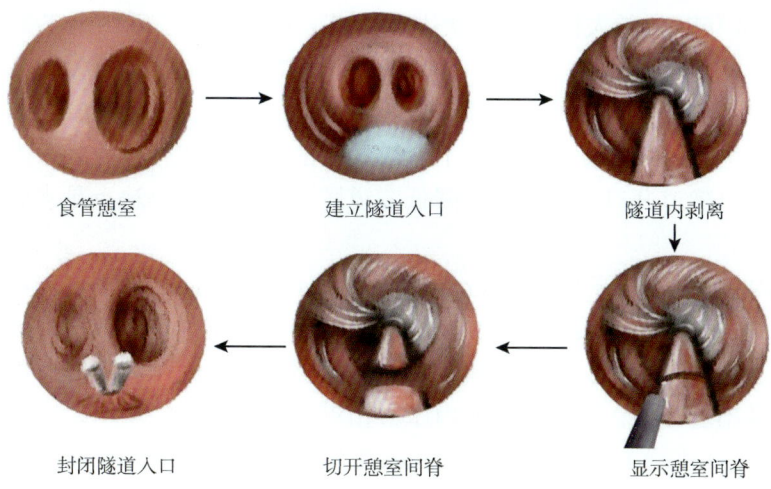

图 2-19　STESD 操作步骤

4）先天性食管囊肿经口内镜切开术（peroral endoscopic congenital esophageal cystotomy）：为经口内镜隧道法，找到囊肿，部分剥离后，直接切开囊壁达到引流囊液的目的，可局部注射聚桂醇或无水乙醇破坏囊壁。

（2）常用的肌切开方法

1）经口内镜环形肌切开术（peroral endoscopic circular muscle myotomy），指的是在隧道内用电刀选择性切开食管下段与贲门的环形肌层，保留纵行肌层和外膜的方法。

2）经口内镜全层肌切开术（peroral endoscopic full-thickness myotomy）：指的是在隧道内用电刀切开食管下段与贲门的全肌层（环形肌层 + 纵行肌层）的方法。

3）经口内镜渐进全层肌切开术（peroral endoscopic progressive full-thickness myotomy）：指的是在隧道内用电刀从食管下段开始由浅至深逐步切开固有肌层的环形肌层至纵行肌层，直至食管胃结合部的整个固有肌层达到全层切开的方法。

4）经口内镜眼镜式肌切开术（peroral endoscopic glasses-style myotomy）：指的是在隧道内保留食管胃结合部约 1cm 的固有肌层，应用电刀切开其口侧和肛侧固有肌层全层（环形肌层 + 纵行肌层）的方法。

5）经口内镜环形肌切开联合球囊塑形术（peroral endoscopic circular muscle myotomy plus balloon plasty）：指的是在隧道内用电刀选择性切开食管下段固有肌层的环形肌层，在食管腔内使用扩张球囊，进一步扩大肌层的离断距离与深度的方法。

6）经口内镜黏膜下层和固有肌层同时切开术（peroral endoscopic myotomy with simultaneous submucosal and muscle dissection，POEM-SSMD）：首先，经口内镜下黏膜下注射后，切开黏膜层建立隧道开口，由于黏膜下层与固有肌层完全粘连，随后，在隧道内同时切开食管下段与贲门处的黏膜下层和固有肌层，最后处理创面后封闭隧道开口的方法。其用于治疗局部粘连度分级 3 级的贲门失弛缓症。

（3）隧道开口方法：指的是在消化管道进行黏膜下注射后建立黏膜下隧道入口的切开方法，包括横开口法、纵开口法、倒 T 形开口法和弧形开口法。2012 年令狐恩强教授出版的《消化内镜隧道技术治疗学》一书中首次介绍了隧道横开口法、纵开口法和弧形开口法；并在2014年对隧道入口方式再次进行改良，首次介绍了采用倒T形开口法建立隧道入口。

1）消化内镜隧道横开口法（transverse incision in digestive endoscopic tunnel technique）：指的是横向切开黏膜约1.2cm建立黏膜下隧道开口的方法，该开口方式下内镜进出隧道方便，气体也易溢出隧道开口，这有利于降低隧道腔内气体压力。缺点是术后封闭切口相对困难。

2）消化内镜隧道纵开口法（longitudinal incision in digestive endoscopic tunnel technique）：指的是纵行切开黏膜1.8～2.0cm建立黏膜下隧道开口的方法，该开口方式术后封闭切口简单，但缺点也多，包括内镜进出隧道相对困难、封闭入口时所需组织夹量多，且不利于气体溢出隧道口，导致隧道腔内压力相对较高。

3）消化内镜隧道倒T形开口法（inverted T incision in digestive endoscopic tunnel technique）：是由令狐恩强教授最早提出并推广，现在广为使用的一种方式。其是先横行切开黏膜约0.5cm，然后沿横向切口中点纵行切开黏膜约1.0cm，最终形成倒置T形的黏膜下隧道开口的方法。这种隧道开口方式整合了横开口法、纵开口法的优势，避免了其劣势。因此，在该开口方式下内镜进入隧道容易，术后封闭切口简单，隧道腔内压力低，且有利于降低气体相关不良事件风险。

4）消化内镜隧道弧形开口法（arc-shaped incision in digestive endoscopic tunnel T technique）：由令狐恩强教授率先提出并发展。其是在开展消化内镜隧道技术时根据病变特点弧形切开黏膜，建立黏膜下隧道的方法，是切除黏膜下层或固有肌层肿物常用的开口方式。

（4）辅助牵引法：使用牵引装置构建一个清晰的空间，使黏膜层与固有肌层充分分开，便于内镜操作。其适用于早期食管癌、胃癌、肠癌、侧向发育型息肉和黏膜下肿物。要点是首先在病变周围进行完整的环周黏膜切开，随后将单环、多环或其他牵引装置附着于病变对侧的胃壁，并将牵引装置的另一端附着于病变近端边缘的皮瓣上，之后黏膜下层被拉伸，于视野清晰后继续黏膜下剥离至病变脱离创面。

（三）经穿刺通道手术方法

1. 引流方法 是指在保留原有组织器官解剖结构完整的基础上，解决胆胰管梗阻或包裹性积液、坏死物引流的问题，并达到治愈疾病目的的手术方法。经穿刺通道的引流在消化管腔内需要应用超声内镜作为指引，利用穿刺技术及引流装置开展引流与清创治疗。

常用的引流方法如下。

（1）超声内镜引导胰腺假性囊肿引流术（endoscopic ultrasound-guided pancreatic pseudocyst drainage，EUS-PPD）：是指在超声内镜引导下将穿刺针刺入假性囊肿内，通过置入导丝将引流支架或鼻胆管置入囊肿内，引流假性囊肿内囊液的方法。其分为内外引流，在囊肿与胃或十二指肠置入支架构成了瘘管通道，属于内引流，鼻胆管一端置入体外，属于外引流的范畴（图2-20）。德国Grimm等在1992年首次提出了采用超声内镜引导下引流治疗胰腺假性囊肿，克服了经皮穿刺引流的高胰腺炎复发率、术后高感染率与死亡率等问题。

（2）超声内镜引导胆管引流术（endoscopic ultrasound-guided biliary drainage，EUS-BD）：是指在超声内镜引导下穿刺扩张的肝内外胆管，借助支架建立胆管与消化道之间的通道，从而解决胆道梗阻的方法。若置入鼻胆管，则属于一种外引流的方式。2001 年，由 Giovannini 等首次报道了超声内镜引导下的胆总管穿刺及引流术，这一开创性的工作标志着 EUS-BD 诞生。

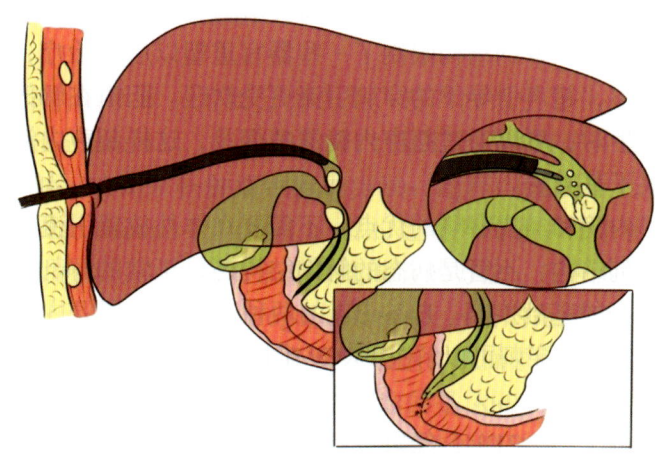

图 2-20　EUS-PPD 操作步骤

（3）超声内镜引导胰管引流术（endoscopic ultrasound-guided pancreatic drainage）：是指在超声内镜引导下穿刺入扩张的胰管，并置入胰管支架以引流胰液、解除梗阻的方法。最早由比利时 Erik François 等在 2002 年报道了这种技术，当时他们对 4 例慢性胰腺炎伴胰管高压性腹痛的患者进行了 EUS-PD，并且均成功放置支架，其中 3 例术后疼痛缓解，患者满意。

（4）超声内镜引导肝胃吻合术（endoscopic ultrasound-guided hepaticogastrostomy，EUS-HGS）：是指超声内镜引导下穿刺针通过胃进入肝内胆管，置入导丝，沿导丝于胃及肝内胆管置入支架建立通道进行引流的方法。2003 年，EUS-HGS 首次由日本内镜专家 Kazutaka Kitano 及其团队报道。这项技术的创新性在于通过超声内镜的引导，可以在避免外科手术的情况下成功完成胆管引流。该技术尤其适用于无法进行传统 ERCP 或经皮胆道引流的患者。

（5）超声内镜引导胆总管十二指肠吻合术（endoscopic ultrasound-guided choledocho-duodenostomy，EUS-CDS）：是指在超声内镜引导下于十二指肠穿刺进入胆总管，胆总管内置入导丝，沿导丝于十二指肠与胆总管置入支架，从而建立通道进行引流的方法。最早由 Marc Giovannini 教授于 2001 年首次提出并报道了这项技术。EUS-CDS 是在内镜超声的引导下，通过胆总管和十二指肠之间建立一条新的通道，并通过放置支架实现胆汁引流。这项技术主要适用于由于十二指肠乳头病变、乳头周围憩室、解剖异常或恶性胆道梗阻等而无法实施传统 ERCP 的患者。

（6）超声内镜引导胆囊引流术（endoscopic ultrasound-guided gallbladder drainage）：是指在超声内镜引导下通过胃或十二指肠壁近距离穿刺胆囊并置入引流器械，从而实现胆囊引流的方法。

（7）超声内镜引导盆腔积液引流术（endoscopic ultrasound-guided pelvic effusion drainage）：是指在超声内镜引导下通过穿刺盆腔积液区建立通道，放置引流管，从而达到有清扫。手术目标是完全切除病变且不损伤肿物的包膜,因为包膜破裂有可能会导致腹腔内转移,也与术后不良粘连相关。因此,腹腔镜辅助消化内镜全层切除术是治疗消化道黏膜下肿物的有效手段。

近年来,淋巴结示踪技术的发展为转移淋巴结的显影和局部淋巴结清扫创造了条件。消化内镜与腹腔镜双镜联合病灶切除+淋巴结清扫术有望为一部分消化道癌患者带来福音,在有效切除病变的同时减少对机体的损伤。

(1)腹腔镜辅助内镜全层切除术:首先,于内镜下在病变周围做一深层黏膜下切口,切口长度约为3/4或2/3环周。然后,通过腹腔镜辅助,对内镜下已全层切开的切口进行反牵引,内镜下完成剩余环周的完整切开。

(2)消化内镜与腹腔镜联合手术:首先,通过内镜检查和腹腔镜检查同时确定病变部位及范围等。然后,腹腔镜下,采用超声激光装置进行手术拟切除区域的血管准备。随后,于内镜下在病灶周围用氩气刀标记,标记点应尽可能接近肿瘤边缘。将生理盐水-亚甲蓝等黏膜下注射液注入黏膜下层后,将IT刀的尖端插入黏膜下层,沿标记周围切开,切割至标记区域的3/4。而后,将腹腔镜的超声激活装置的尖端插入已切割的区域,穿透浆肌层,切开肿瘤周长的3/4,形成人工穿孔。此时,肿瘤已悬吊在腹腔中,仅通过保留的完整周长的1/4的组织蒂附着。最后,助手用镊子抬起肿瘤和切口线边缘,术者使用腹腔镜吻合器同时闭合切口并完成肿瘤切除。

(3)倒置消化内镜与腹腔镜联合手术:首先,利用腹腔镜和消化内镜一同确认肿瘤位置。然后,使用超声激活装置进行手术拟切除区域的血管准备。进行标记,标记点距离肿瘤周边约1cm。随后,依次使用IT刀和超声激活器械分别从消化道管壁的管腔侧和腹腔侧切开管壁的环周3/4。为防止肿瘤与内脏组织接触,在切除标本边缘的同时,使用缝线牵引将肿瘤倒置,使其朝向消化道内腔。此种切除方法可以将切除的肿瘤组织经口/肛途径取出。

(4)消化内镜和腹腔镜联合使用非暴露技术治疗肿瘤:在消化内镜下使用吲哚菁绿标记病变位置后,用4根全层缝合线将黏膜层固定在浆肌层上。于黏膜下注射溶液后,使用腹腔镜电刀沿4根留置缝合线的外侧切开浆膜和固有肌层。然后,用4根留置缝合线提起全层样本,并将全层样本周围的黏膜也拉起。最后,使用腹腔镜吻合器在切除病变的同时吻合切口。此方法可有效去除病变,且没有将肿瘤组织暴露于腹膜腔的风险。

(5)非暴露式内镜下壁内翻手术:首先,腹腔镜下于病变标记周围行浆膜层和固有肌层切开。随后,通过放置肌肉缝合线将浆膜层和肌层从腹腔面缝合,以实现病变向消化道腔内翻转。最后,模拟ESD技术,实现病变的非暴露式切除。

(6)腹腔镜经胃手术:将腹腔镜和胃镜插入胃内,用腹腔镜抓紧器抓住胃壁。然后,借助胃镜引导,将腹腔镜吻合器插入胃中,并在腹腔镜抓紧器的帮助下从腔侧切除病变。

(7)腹腔镜全层切除:首先,用氩气刀在病变外侧1cm处标记。而后,在内镜反压引导下,在标记外1cm处对浆膜侧进行钩状透热标记。之后,在腹腔放置支具杆,将所有支具杆收紧后,包裹着病变的组织形成褶皱翻转至消化道管腔中。在腹腔镜下使用2层连续缝合线对支具杆进行缝合,以实现预期全层缺陷的"预闭合"。最后,借助消化内镜的抓钳将病变完整切除。

（8）外翻全层腹腔镜切除：消化内镜下用氩气刀标记后，管壁腹腔侧用钩状透热4点标记，而后通过内镜从消化道管腔侧放置支撑杆，收紧支撑杆使病变及周围组织朝向腹膜侧外翻。最后，借助腹腔镜切除包含病变的组织，实现全层切除。

参 考 文 献

陈倩倩，令狐恩强，2024. 超级微创手术减少早期胃癌的过度治疗. 中国医师进修杂志，47（4）：289-291.

陈倩倩，令狐恩强，2024. 消化内镜超级微创手术的发展、实施原则与应用. 中华医学杂志，104（35）：3279-3281.

程留芳，蔡逢春，令狐恩强，2004. 内镜下胰管支架置入内引流术17例临床观察. 中国实用内科杂志，24（10）：612-613.

杜晨，柴宁莉，令狐恩强，等，2020. 内镜超声引导下聚桂醇消融治疗胰腺囊性肿瘤长期疗效的前瞻性研究（含视频）. 中华消化内镜杂志，37（10）：696-701.

杜晨，令狐恩强，柴宁莉，等，2016. 超声内镜引导下胰腺囊性肿瘤消融术研究进展. 中华胃肠内镜电子杂志，3（2）：74-78.

封彦青，2008. 阑尾功能新认识对阑尾炎防治影响研究. 当代医学，14（18）：19-21.

高飞，柴宁莉，李惠凯，等，2022. 消化系统囊性病变聚桂醇消融术的研究进展. 中华消化内镜杂志，39（12）：1029-1031.

李金平，柴宁莉，令狐恩强，2022. 超声内镜技术在超级微创切除术中的应用价值与机遇. 中国现代医学杂志，32（19）：1-6.

令狐恩强，2011. 隧道技术的创建与前景. 中华腔镜外科杂志（电子版）（4）：326-327.

令狐恩强，2012. 经口内镜下肌切开术中食管下括约肌切开的新概念. 中华腔镜外科杂志（电子版），5（5）：1-2.

令狐恩强，2012. 消化内镜隧道技术治疗学. 北京：北京出版社.

令狐恩强，2016. 手术发展史的新阶段：超级微创技术. 中华胃肠内镜电子杂志，3（3）：97-98.

令狐恩强，2023. 超级微创手术命名：国家名词委《消化内镜学名词》解读. 中华胃肠内镜电子杂志，10（1）：F0003.

令狐恩强，2023. 超声内镜引导下聚桂醇消融术. 中华胃肠内镜电子杂志（10）：144.

令狐恩强，丁辉，2014. 经口内镜下肌切开术手术操作方法. 中华胃肠内镜电子杂志（2）：55-59.

令狐恩强，黄启阳，王志强，等，2007. 微创介入治疗急性化脓性胆管炎28例分析. 中国实用内科杂志，27（10）：775-776.

令狐恩强，李惠凯，王向东，等，2012. 经口内镜下肌切开术联合球囊扩张术治疗贲门失弛缓症两例. 中华腔镜外科杂志（电子版），5（5）：413-414.

令狐恩强，李惠凯，王向东，等，2012. 经口内镜下肌切开术中行全层肌切开可行性报道两例. 中华腔镜外科杂志（电子版），5（5）：63.

令狐恩强，李惠凯，王向东，等，2012. 眼镜式经口内镜下肌切开术的可行性报道两例. 中华腔镜外科杂志（电子版），5（5）：33.

令狐恩强，王楠钧，王红斌，2015. 倒"T"型开口在隧道式切除贲门固有肌层肿瘤中的二例应用. 中华消化内镜杂志，32（7）：483-484.

令狐恩强，张晓彬，杜红，等，2014. 倒T切口+短隧道+渐进全层肌切开式经口内镜下肌切开术1例. 中华胃肠内镜电子杂志（1）：32-33.

刘迎娣，王志强，王向东，等，2006. 经皮经肝胆管引流术与ERCP对接胆道支架植入术治疗梗阻性黄疸.

解放军医学杂志，31（11）：1101-1102.

刘迎娣，王志强，王向东，等，2007. 经皮经肝胆系引流与内镜逆行胰胆管造影对接治疗良性梗阻性黄疸. 中国医师进修杂志，30（7）：29-30，40.

马连君，柴宁莉，陈倩倩，等，2018. 黏膜下隧道法内镜切除术治疗上消化道黏膜下肿瘤的临床疗效分析. 中华消化内镜杂志，35（1）：18-22.

宁波，令狐恩强，2021. 消化内镜超级微创手术不同治疗通道的新进展. 中华消化内镜杂志，38（12）：969-973.

邵群，王向东，韩珂，等，2024. 胃早癌超级微创非全层切除术中组织夹-牙线可变角度牵引法的应用. 中国医师进修杂志，47（3）：221-225.

孙冠超，陈倩倩，王立辉，等，2024. 超级微创手术治疗结直肠早癌与癌前病变的疗效评估. 中国医师进修杂志，47（4）：292-296.

孙明，王宏光，王曼彤，等，2021. SpyGlass DS 胆道镜在肝内胆管结石中的应用分析. 中国内镜杂志，27（5）：78-83.

王佳凤，孙雨桐，李婉婷，等，2024. 早期胃癌非治愈性切除患者腹部增强 CT 检测淋巴结转移指导超级微创手术治疗合理性临床结果分析. 中国医师进修杂志，47（4）：306-309.

王佳凤，王鑫鑫，关达，等，2024. 早期胃癌内镜下非治愈性切除术后追加外科手术患者的临床结果分析. 中华消化内镜杂志，41（1）：30-34.

王立辉，吕昆明，李毅，等，2024. 十二指肠非壶腹部病变消化内镜超级微创手术治疗的可行性分析. 中国医师进修杂志，47（4）：296-300.

王小鹏，蔡逢春，令狐恩强，等，2012. 急性梗阻化脓性胆管炎的早期内镜介入与外科手术治疗的比较. 世界华人消化杂志，20（10）：866-869.

温静，梁浩，蔡逢春，等，2014. 超声内镜下经胃、十二指肠乳头引流治疗胰腺假性囊肿的有效性和安全性. 中国医学科学院学报，36（2）：194-197.

消化内镜学名词审定委员会，2021. 消化内镜学名词. 北京：科学出版社.

熊英，胡海清，王爱民，等，2015. 以双弯曲双孔道内镜行隧道法黏膜下剥离术切除胃黏膜下肿瘤. 南方医科大学学报，35（3）：455-458.

翟亚奇，柴宁莉，李惠凯，等，2020. 新型哑铃样金属支架：沟通内外科的"新桥梁". 中华消化内镜杂志，37（4）：233-238.

翟亚奇，柴宁莉，令狐恩强，等，2019. 外科术后胰瘘：消化内镜介入治疗的"新战场". 中华胃肠内镜电子杂志，6（2）：77-81.

翟亚奇，令狐恩强，李惠凯，等，2013. 横开口法与纵开口法经口内镜下肌切开术治疗贲门失弛缓症的比较研究. 南方医科大学学报，33（9）：1399-1402.

张波，令狐恩强，陈亚东，等，2018. 早期胃癌的内镜下诊断及治疗. 中国临床保健杂志，21（2）：279-283.

张航，刘丹青，肖乐，等，2018. ERCP 联合 SpyGlass 系统治疗高危胆囊结石合并继发胆总管结石可行性研究. 中国实用外科杂志，38（11）：1310-1313.

赵丹琪，柴宁莉，令狐恩强，等，2021. 超声内镜引导下金属支架引流与经皮肾镜清创治疗胰腺包裹性坏死的疗效比较. 中华腔镜外科杂志（电子版），14（5）：298-303.

周巍，于红刚，2018. 内镜隧道剥离术在结直肠病变中的临床应用. 中国内镜杂志，24（9）：28-33.

Teoh A Y B，Seo D W，Brugge W，等，2019. 国际专家组关于超声内镜引导下胰腺囊性肿瘤消融的立场声明 [J/CD]. 中华胃肠内镜电子杂志，6（4）：145-158.

Afghani E，Lo S K，Covington P S，et al.，2017. Sphincter of oddi function and risk factors for dysfunction. Front Nutr，4：1.

Anderloni A, Fabbri C, Nieto J, et al., 2021. The safety and efficacy of a new 20-mm lumen apposing metal stent (lams) for the endoscopic treatment of pancreatic and peripancreatic fluid collections: a large international, multicenter study. Surg Endosc, 35 (4): 1741-1748.

Basile P, Gonzalez J M, Le Mouel J P, et al., 2020. Per-oral endoscopic myotomy with septotomy for the treatment of distal esophageal diverticula (D-POEM). Surg Endosc, 34 (5): 2321-2325.

Chai N L, Li H K, Linghu E Q, et al., 2019. Consensus on the digestive endoscopic tunnel technique. World J Gastroenterol, 25 (7): 744-776.

Chai N L, Linghu E Q, Zhang X B, et al., 2016. Simultaneous performance of one-tunnel per-oral endoscopic myotomy, submucosal tunneling endoscopic resection, and diverticulotomy. Gastrointest Endosc, 84 (5): 846-847.

Chai N L, Wang S S, Xiang J Y, et al., 2020. Challenging use of digestive endoscopic tunnel technique to treat schwannoma originating in the Trachea. Am J Gastroenterol, 115 (5): 650.

Chai N L, Zhang W G, Linghu E Q, 2018. Prepyloric submucosal tunneling endoscopic resection for a case of inflammatory mass (with video). Dig Endosc, 30 (4): 546-547.

Chai N L, Li H K, Linghu E Q, et al., 2019. Consensus on the digestive endoscopic tunnel technique. World J Gastroenterol, 25: 744-776.

Costamagna G, Rimbaş M, Larghi A, 2017. Endoscopic ultrasound-guided gastroenterostomy: are we ready for prime time. Endosc Ultrasound, 6 (4): 235-240.

Dhar J, Samanta J, 2022. Role of therapeutic endoscopic ultrasound in gastrointestinal malignancy- current evidence and future directions. Clin J Gastroenterol, 15 (1): 11-29.

Ding W J, Du Z Q, Zhou X R, 2022. Endoscopic retrograde appendicitis therapy for management of acute appendicitis. Surg Endosc, 36 (4): 2480-2487.

Fan K Y, He M J, Wang L, et al., 2024. Management of recurrence after peroral endoscopic myotomy and submucosal tunneling endoscopic septum division. Endoscopy, 56 (S 01): E548-E549.

Feng X X, Linghu E Q, Chai N L, et al., 2018. New treatment of the pancreatic cystic neoplasm: endoscopic ultrasonography-guided radiofrequency ablation combined with lauromacrogol ablation. Turk J Gastroenterol, 29 (1): 99-102.

François E, Kahaleh M, Giovannini M, et al., 2002. EUS-guided pancreaticogastrostomy. Gastrointest Endosc, 56 (1): 128-133.

Giovannini M, Moutardier V, Pesenti C, et al., 2001. Endoscopic ultrasound-guided bilioduodenal anastomosis: a new technique for biliary drainage. Endoscopy, 33 (10): 898-900.

Grimm H, Binmoeller K F, Soehendra N, 1992. Endosonography-guided drainage of a pancreatic pseudocyst. Gastrointest Endosc, 38 (2): 170-171.

Guo J, Saftoiu A, Vilmann P, et al., 2017. A multi-institutional consensus on how to perform endoscopic ultrasound-guided peri-pancreatic fluid collection drainage and endoscopic necrosectomy. Endosc Ultrasound, 6 (5): 285-291.

Hiki N, Yamamoto Y, Fukunaga T, et al., 2008. Laparoscopic and endoscopic cooperative surgery for gastrointestinal stromal tumor dissection. Surg Endosc, 22 (7): 1729-1735.

Inoue H, Endo M, Takeshita K, et al., 1992. A new simplified technique of endoscopic esophageal mucosal resection using a cap-fitted panendoscope (EMRC). Surg Endosc, 6 (5): 264-265.

Jain D, Bhandari B S, Agrawal N, et al., 2018. Endoscopic ultrasound-guided gallbladder drainage using a lumen-apposing metal stent for acute cholecystitis: a systematic review. Clin Endosc, 51 (5): 450-462.

Jiang L, Ling-Hu E Q, Chai N L, et al., 2020. Novel endoscopic papillectomy for reducing postoperative adverse events（with videos）. World J Gastroenterol, 26（40）: 6250-6259.

Kim H H, Uedo N, 2016. Hybrid NOTES combined laparo-endoscopic full-thickness resection techniques. Gastrointest Endosc Clin N Am, 26（2）: 335-373.

Kim H S, Lee D K, Baik S K, et al., 2000. Endoscopic mucosal resection with a ligation device for early gastric cancer and precancerous lesions: comparison of its therapeutic efficacy with surgical resection. Yonsei Med J, 41（5）: 577.

Kong J, Wu S D, Xian G Z, et al., 2010. Complications analysis with postoperative choledochoscopy for residual bile duct stones. World J Surg, 34（3）: 574-580.

Krishnamoorthi R, Dasari C S, Thoguluva Chandrasekar V, et al., 2020. Effectiveness and safety of EUS-guided choledochoduodenostomy using lumen-apposing metal stents（LAMS）: a systematic review and meta-analysis. Surg Endosc, 34（7）: 2866-2877.

Li L S, Linghu E Q, Chai N L, 2020. Successful endoscopic transgastric retrieval of a plastic stent that migrated into the abdominal cavity during pancreatic fistula drainage. Endoscopy, 52（8）: E289-E290.

Li L S, Linghu E Q, Wang Z T, et al., 2020. Endoscopic retrieval of a lumen-apposing metal stent that migrated into the abdominal cavity during transluminal drainage. Am J Gastroenterol, 115（4）: 504.

Li X, Zhang W G, Gao F, et al., 2023. A modified endoscopic full-thickness resection for gastrointestinal stromal tumors: a new closure technique based on the instruction of super minimally invasive surgery. Endoscopy, 55（S 01）: E561-E562.

Li Y Y, LingHu E Q, Ding H, et al., 2016. Peroral endoscopic myotomy with simultaneous submucosal and muscle dissection for achalasia with severe interlayer adhesions. Gastrointest Endosc, 83（3）: 651-652.

Linghu E Q, Zhang W G, 2019. SpyGlass findings of mucinous cystic neoplasm by introducing the fiber-optic into the cyst through a 19-gauge needle during endoscopic ultrasound. Endosc Ultrasound, 8（1）: 60.

Linghu E, 2013. Endoscopic submucosal tunnel dissection for large esophageal neoplastic lesions. Endoscopy: Journal for Clinical Use Biopsy and Technique, 45: 60-62.

Linghu E, 2013. Therapeutics of digestive endoscopic tunnel technique. Germany: Springer.

Linghu E, Feng X, Wang X, et al., 2012. Endoscopic submucosal tunnel dissection for large esophageal neoplastic lesions. Endoscopy, 45（1）: 60-62.

Liu B R, Ma X, Feng J, et al., 2015. Endoscopic retrograde appendicitis therapy（ERAT）: a multicenter retrospective study in China. Surg Endosc, 29（4）: 905-909.

Liu S Z, Chai N L, Lin Y J, et al., 2024. Autologous skin-grafting surgery with novel continuous liquid infusion stent for prevention of esophageal stenosis after complete circular endoscopic submucosal tunnel dissection. Endoscopy, 56（S 01）: E290-E291.

Liu S Z, Chai Y C, Linghu E Q, et al., 2021. Magnetic multidirectional anchor-guided endoscopic submucosal tunnel dissection for large gastric lesions. Endoscopy, 53（10）: E382-E383.

Mohan B P, Chandan S, Jha L K, et al., 2020. Clinical efficacy of gastric per-oral endoscopic myotomy（G-POEM）in the treatment of refractory gastroparesis and predictors of outcomes: a systematic review and meta-analysis using surgical pyloroplasty as a comparator group. Surg Endosc, 34（8）: 3352-3367.

Oyama T, Tomori A, Hotta K, et al., 2005. Endoscopic submucosal dissection of early esophageal cancer. Clin Gastroenterol Hepatol, 3（7）: S67-S70.

Rösch T, Sarbia M, Schumacher B, et al., 2004. Attempted endoscopic en bloc resection of mucosal and submucosal tumors using insulated-tip knives: a pilot series. Endoscopy, 36（9）: 788-801.

Ru N, Linghu E Q, Chai N L, 2023. Endoscopic submucosal tunnel dissection with an elastic traction device for a circumferential superficial esophageal neoplasm. Endoscopy, 55（S 01）: E388-E389.

Sharma P, McCarty T R, Chhoda A, et al., 2020. Alternative uses of lumen apposing metal stents. World J Gastroenterol, 26（21）: 2715-2728.

Shen Y H, Cao J, Zhou X L, et al., 2020. Endoscopic ultrasound-guided cholecystostomy for resection of gallbladder polyps with lumen-apposing metal stent. Medicine, 99（43）: e22903.

Siddiqui A, Kunda R, Tyberg A, et al., 2019. Three-way comparative study of endoscopic ultrasound-guided transmural gallbladder drainage using lumen-apposing metal stents versus endoscopic transpapillary drainage versus percutaneous cholecystostomy for gallbladder drainage in high-risk surgical patients with acute cholecystitis: clinical outcomes and success in an international, multicenter study. Surg Endosc, 33（4）: 1260-1270.

Sobani Z A, Ling C, Rustagi T, 2021. Endoscopic ultrasound-guided gallbladder drainage. Dig Dis Sci, 66（7）: 2154-2161.

Tanaka S, Kashida H, Saito Y, et al., 2015. JGES guidelines for colorectal endoscopic submucosal dissection/endoscopic mucosal resection. Dig Endosc, 27（4）: 417-434.

Tsujimoto H, Yaguchi Y, Kumano I, et al., 2012. Successful gastric submucosal tumor resection using laparoscopic and endoscopic cooperative surgery. World J Surg, 36（2）: 327-330.

Xu M D, Cai M Y, Zhou P H, et al., 2012. Submucosal tunneling endoscopic resection: a new technique for treating upper GI submucosal tumors originating from the muscularis propria layer（with videos）. Gastrointest Endosc, 75（1）: 195-199.

Zhai Y Q, 2016. Endoscopic submucosal tunnel dissection for large superficial esophageal squamous cell neoplasms. World J Gastroenterol, 22（1）: 435-445.

Zhai Y Q, Li M Y, Li H K, et al., 2023. Rendezvous-assisted endoscopic retrograde pancreatography in a patient with annular pancreas and coexisting pancreas divisum. Endoscopy, 55（S 01）: E559-E560.

Zhang W G, Chai N L, Linghu E Q, 2018. Moving knife tip on the thoracic aorta: high-risk submucosal tunneling endoscopic resection procedure for a puzzling submucosal mass in the esophagus. Dig Endosc, 30（3）: 397-398.

Zhang W G, Chai N L, Zhai Y Q, et al., 2023. The accidental discovery of pancreatic ductal adenocarcinoma on percutaneous cholangioscopy through a T-tube tract. Endoscopy, 55（S 01）: E404-E405.

Zhang W G, Chai N L, Zhai Y Q, et al., 2023. Three pancreatic duct lesions in one patient found at an early stage by cholangioscopy. Endoscopy, 55（S 01）: E332-E333.

Zhang W G, Ding H, Li Z J, et al., 2023. Laparoscopic common bile duct exploration through the cystic duct using flexible cholangioscopy combined with cholecystectomy for managing cholecysto-choledocholithiasis. Endoscopy, 55（S 01）: E659-E661.

Zhang W G, Zhai Y Q, Chai N L, et al., 2018. Single- and double-tunnel endoscopic submucosal tunnel dissection for large superficial esophageal squamous cell neoplasms. Endoscopy, 50（5）: 505-510.

Zhou P H, 2013. New progress in endoscopic treatment of esophageal diseases. World J Gastroenterol, 19（41）: 6962.

Zou J L, Chai N L, Linghu E Q, et al., 2021. Autologous skin-grafting surgery to prevent esophageal stenosis after complete circular endoscopic submucosal tunnel dissection: a case-matched controlled study. Surg Endosc, 35（11）: 5962-5970.

第三章　超级微创手术的命名与手术记录规则

鉴于超级微创手术（super minimally invasive surgery，SMIS）理念涵盖范围广泛，且在开发与应用前景上具有巨大潜力。超级微创手术的正确命名与详细的手术记录将为临床医生学习与临床工作开展提供重要参考，有助于及时发现并处理并发症，确保手术的安全性和有效性。由于目前 SMIS 的技术方法多样，且新的技术方法不断涌现，迫切需要对目前已成功应用于临床的技术，以及未来新开发的相关技术进行统一命名，并统一分模块详尽书写手术记录。

第一节　超级微创手术命名规则

为了简洁而全面地概括疾病及其治疗方法，使其便于临床记忆与应用，现阶段确定的 SMIS 命名规则如下：从整体来看，命名必须包括病变部位、病变性质、手术通道及治疗方法。推荐采用"病变部位 + 病变性质 + 通道 + 超级微创切除/切开/取出/引流/消融术"的方式进行命名。此命名规则是手术完成后结合病理结果的最后诊断。既往应用于临床的内镜技术如内镜黏膜切除术、内镜黏膜剥离术等为 SMIS 的方法，不在手术命名中出现，但需要在手术记录中详细描述治疗过程与具体应用的技术方法。

一、消化内镜超级微创切除术的命名规则

参照图书《消化内镜学名词》，对需要手术干预的疾病或长期应用药物治疗效果不理想的疾病，在保留人体器官结构完整性的基础上，经消化内镜切除病变，达到治愈疾病目的的手术称为超级微创切除术（super minimally invasive resection，SMIR）。同时，根据切除的病变在消化道的深度将 SMIR 又细分为超级微创全层切除术（SMIS by full thickness rection，SMIS-FTR）和超级微创非全层切除术（SMIS by non-full thickness rection，SMIS-non FTR）。

现阶段推荐使用"病变部位 + 病变性质 + 通道 + 超级微创切除术"的方法命名。

1. 部位　需要精准定位到消化道的手术部位，如食管上/中/下段（esophageal superior/middle/inferior segment）、胃底大弯侧/小弯侧（greater/lesser curvature of gastric fundus）、胃窦前壁/后壁（anterior/posterior wall of gastric antrum）、十二指肠球部/降段（duodenal bulb/duodenal descending part）、空肠、回肠、阑尾、盲肠、结肠、直肠及肛管等。

2. 病变性质　腺癌、鳞癌、高级别上皮内瘤变、低级别上皮内瘤变、间质瘤、平滑肌

瘤、巨大腺瘤、脂肪瘤、侧向发育型肿瘤等。

3. 通道 经口、经肛门、经隧道、经多腔隙通道等。

具体命名参考示例如表3-1～表3-4所示。

表 3-1 食管 SMIS 手术命名示例

序号	中文名称	英文名称	英文缩写
1	食管上段乳头状瘤经口超级微创非全层切除术	per-oral super minimally invasive surgery by non-full thickness rection for superior esophageal papilloma	per-oral SMIS-non FTR for SEP
2	食管中段高级别上皮内瘤变经口超级微创非全层切除术	per-oral super minimally invasive surgery by non-full thickness rection for middle esophageal high-grade intraepithelial neoplasia	per-oral SMIS-non FTR for MEHIN
3	食管下段鳞癌经口超级微创非全层切除术	per-oral super minimally invasive surgery by non-full thickness rection for inferior esophageal squamous cell carcinoma	per-oral SMIS-non FTR for IESCC
4	食管中段颗粒细胞瘤经口超级微创非全层切除术	per-oral super minimally invasive surgery by non-full thickness rection for middle esophageal granular cell tumor	per-oral SMIS-non FTR for MEGCT
5	食管胃结合部早期腺癌经口超级微创全层切除术	per-oral super minimally invasive surgery by full thickness rection for early adenocarcinoma on gastroesophageal junction	per-oral SMIS-FTR for EAC on GEJ
6	食管下段平滑肌瘤经口超级微创全层切除术	per-oral super minimally invasive surgery by full thickness rection for inferior esophageal leiomyoma	per-oral SMIS-FTR for IEL
7	食管中段癌经隧道超级微创非全层切除术	per-tunnel super minimally invasive surgery by non-full thickness rection for middle esophageal carcinoma	per-tunnel SMIS-non FTR for MEC
8	食管下段平滑肌瘤经隧道超级微创切除术	per-tunnel super minimally invasive resection for inferior esophageal leiomyoma	per-tunnel SMIR for IEL
9	食管胃结合部间质瘤经隧道超级微创切除术	per-tunnel super minimally invasive resection for gastric stromal tumor on gastroesophageal junction	per-tunnel SMIR for GST on GEJ
10	食管中段平滑肌瘤经多腔隙通道超级微创切除术	per-mutiple cavity super minimally invasive resection for middle esophageal leiomyoma	per-mutiple cavity SMIR for MEL

表 3-2 胃 SMIS 手术命名示例

序号	中文名称	英文名称	英文缩写
1	胃体大弯侧高级别上皮内瘤变经口超级微创非全层切除术	per-oral super minimally invasive surgery by non-full thickness rection for gastric high grade intraepithelial neoplasia on the greater curvature of gastric body	per-oral SMIS-non FTR for GHIN on the greater curvature of gastric body
2	胃窦前壁癌经口超级微创非全层切除术	per-oral super minimally invasive surgery by non-full thickness rection for gastric carcinoma on the anterior wall of gastric antrum	per-oral SMIS-non FTR for GC on the anterior wall of gastric antrum
3	胃体小弯平滑肌瘤经口超级微创非全层切除术	per-oral super minimally invasive surgery by non-full thickness rection for gastric leiomyoma on the lesser curvature of gastric body	per-oral SMIS-non FTR for GL on the lesser curvature of gastric body
4	胃窦后壁神经内分泌肿瘤经口超级微创非全层切除术	per-oral super minimally invasive surgery by non-full thickness rection for gastric neuroendocrine tumor on the posterior wall of gastric antrum	per-oral SMIS-non FTR for GNET on the posterior wall of gastric antrum

膜下剥离术（endoscopic submucosal dissection）、牵引辅助内镜黏膜下剥离术（endoscopic submucosal dissection with traction）、隧道法内镜黏膜下剥离术（endoscopic submucosal tunnel dissection）、内镜十二指肠乳头切除术（endoscopic papillectomy）、内镜黏膜下肿物挖除术（endoscopic submucosal excavation）、内镜全层切除术（endoscopic full thickness resection）等。

2. 消化内镜超级微创切开术包含的内镜技术方法 内镜全层切开术（endoscopic full thickness incision）、经口内镜食管下括约肌切开术（per-oral endoscopic myotomy）、经口内镜环形肌切开术（per-oral endoscopic circular muscle myotomy）、经口内镜全层肌切开术（per-oral endoscopic full-thickness myotomy）、经口内镜渐进全层肌切开术（per-oral endoscopic progressive full-thickness myotomy）、经口内镜眼镜式肌切开术（per-oral endoscopic glasses-style myotomy）、经口内镜环形肌切开联合球囊塑形术（per-oral endoscopic circular muscle myotomy plus balloon plasty）、短隧道经口内镜食管下括约肌切开术（short-tunnel per-oral endoscopic myotomy）、经口内镜黏膜下层和固有肌层同时切开术（per-oral endoscopic myotomy with simultaneous submucosal and muscle dissection）、经口内镜幽门括约肌切开术（gastric per-oral endoscopic myotomy）等。

3. 消化内镜超级微创引流术包含的内镜技术方法 根据方法和部位等不同可分为单侧盲端消化管腔感染超级微创引流术（super minimally invasive drainage for digestive tract infection with one side blind）、包裹性积液超级微创引流术（super minimally invasive drainage for encapsulated effusion）、超声内镜引导引流术（endoscopic ultrasound-guided drainage）、内镜胆管引流术（endoscopic biliary drainage）、内镜胰管引流术（endoscopic pancreatic drainage）、内镜胰腺假性囊肿穿刺引流术（endoscopic puncture drainage of pancreatic pseudocyst）、超声内镜引导胆管引流术（endoscopic ultrasound-guided biliary drainage）、超声内镜引导胰管引流术（endoscopic ultrasound-guided pancreatic drainage）、超声内镜引导胆囊引流术（endoscopic ultrasound-guided gallbladder drainage）、超声内镜引导盆腔积液引流术（endoscopic ultrasound-guided pelvic effusion drainage）。

4. 消化内镜超级微创取出术包含的内镜技术方法 根据取出内容物及方法等不同可分为内镜保胆取石术（endoscopic gallbladder-preserving cholecystolithotomy）、保留括约肌功能胆管结石取出术（sphincter-preserving biliary stone removal）、保留括约肌功能胰管结石取出术（sphincter-preserving pancreatic stone removal）、胆囊结石超级微创取出术（super minimally invasive removal of cholecystolithiasis）、超声内镜引导经口胆囊取石术（endoscopic ultrasound-guided peroral cholecystolithotomy）、肝移植术后继发胆管结石内镜取出术（endoscopic removal for biliary stone after liver transplantation）、肝外胆管结石经口超级微创取出术（per-oral super minimally invasive removal of extrahepatic biliary stone）、胆源性胰腺炎内镜胆管取石术（endoscopic removal of biliary stone for biliary pancreatitis）、胰管结石经口超级微创取出术（per-oral super minimally invasive removal of pancreatic stone）等。

5. 消化内镜超级微创抗反流术包含的内镜技术方法 胃食管反流病经口无切口胃底折叠术（peroral incisionless fundoplication for gastroesophageal reflux disease）、胃食管反流病经口内镜贲门缩窄术（clip band ligation anti-reflux therapy for gastroesophageal reflux disease，C-BLART for gastroesophageal reflux disease）、胃食管反流病内镜抗反流黏膜切除术（anti-reflux mucosectomy for gastro-esophageal reflux disease）等。

6. 消化内镜超级微创闭合术包含的内镜技术方法 内镜金属夹闭合术（endoscopic metal clip closure）、内镜缝合术（endoscopic suturing）、内镜尼龙绳荷包缝合术（endoscopic purse-string suture with nylon rope）、内镜纤维蛋白胶封堵术（endoscopic closing with fibrin sealant）、内镜创口网膜填塞术（endoscopic wound omental tamponade）等。

7. 消化内镜超级微创消融术包含的内镜技术方法 根据应用的消融物质不同，分为内镜物理消融术（endoscopic physical ablation）、内镜射频消融术（endoscopic radio frequency ablation）、内镜激光治疗术（endoscopic laser therapy）、内镜光动力治疗术（endoscopic photodynamic therapy）、内镜高频电凝治疗术（endoscopic high frequency electrocoagulation therapy）、内镜热探头治疗术（endoscopic thermoprobe therapy）、内镜微波治疗术（endoscopic microwave therapy）、内镜化学消融术（endoscopic chemoablation）、内镜无水乙醇消融术（endoscopic ethanol ablation）、内镜聚桂醇消融术（endoscopic lauromacrogol ablation）、内镜化疗药物消融术（endoscopic chemotherapeutic drug ablation）等。

8. 消化内镜超级微创消化道出血防治术包含的内镜技术方法 内镜药物喷洒止血术（endoscopic drug spraying hemostasis）、内镜注射止血术（endoscopic hemostasis by injection）、内镜热凝固止血术（endoscopic hemostasis by thermocoagulation）、内镜电凝止血术（endoscopic electrocoagulation hemostasis）、内镜氩等离子体凝固术（endoscopic argon plasma coagulation）、内镜微波止血术（endoscopic microwave hemostasis）、内镜热探头止血术（endoscopic thermoprobe hemostasis）、内镜套扎止血术（endoscopic ligation hemostasis）、内镜化学烧灼止血术（endoscopic chemical cautery hemostasis）等。

二、超级微创手术的手术记录示例

（一）食管中段癌经口超级微创切除术的手术记录

患者取左侧卧位，气管插管全身麻醉。

病变情况描述：距门齿 26～28cm 食管中段可见一 Ⅱa+Ⅱc 型病变，表面粗糙、发红，占据管腔 1/2 周径；放大内镜+窄带成像观察：病变边界清晰，上皮内乳头状毛细血管袢（IPCL）主要呈 B1 型，可见 B2 型血管；鲁氏碘液染色可见病变区域拒染。

手术过程：于病变周边正常黏膜处应用氩气刀环周标记；标记点外黏膜下注射生理盐水-肾上腺素-亚甲蓝混合液，黏膜层抬举；应用 Dual 刀环周划开黏膜层，显露黏膜下层后，继续用 Dual 刀修整黏膜下层，以达到环周切开；应用组织夹-牙线牵引病变，使黏膜下层与固有肌层充分分离，黏膜下注射混合液使视野更加清晰，更换三角刀继续剥离病变，直至病变完全脱离创面；创面应用止血钳仔细止血，观察无裸露血管及出血；吸气，退镜。

术中并发症情况：出血量约为 5ml，无固有肌层损伤及穿孔，无皮下气肿。

SMIS 方法或既往内镜技术名称：牵引辅助内镜黏膜下剥离术（ESD with traction）、

内镜电凝止血术。

初步诊断考虑手术：食管中段癌经口超级微创切除术。

（二）贲门失弛缓症经隧道超级微创肌切开术的手术记录

患者取右肩抬高位，气管插管全身麻醉。

病变情况描述：进镜见食管管腔扩大、扭曲，可见环形结构，超过管腔 1/3，食管黏膜水肿、呈颗粒样改变。贲门口紧，贲门口上方黏膜可见多处条状溃疡糜烂，距门齿约39cm，内镜通过贲门有阻力。

手术过程：距门齿约 32cm 黏膜下注射亚甲蓝 - 肾上腺素 - 生理盐水混合溶液 6ml；用三角刀切开黏膜层至黏膜下层，隧道入口建立倒 T 形切口；建立短隧道，继续应用三角刀于黏膜下剥离至贲门下 3cm；隧道内粘连明显，从距门齿 36cm 开始进行以三角刀渐进式肌切开，距门齿 38cm 开始全层切开肌层至隧道底部；应用热止血钳处理隧道腔内及肌肉断端的出血点；内镜退出隧道，再次通过贲门无阻力，用数枚组织夹封闭隧道入口；术毕，吸气，退镜。

术中并发症情况：出血量约为 5ml、无皮下气肿。

SMIS 方法或既往内镜技术名称：短隧道经口内镜食管下括约肌切开术（短隧道POEM）、经口内镜渐进全层肌切开术、内镜金属夹闭合术、内镜电凝止血术。

初步诊断考虑手术：贲门失弛缓症（Ling Ⅱ c 型，黏膜炎症分级 E 级，粘连度分级 2 级）经隧道超级微创肌切开术。

（三）胆管结石经十二指肠乳头胆管镜直视下超级微创取出术的手术记录

患者取俯卧位，静脉麻醉。

病变情况描述：术前磁共振胰胆管成像（MRCP）可见胆总管下段缺损，胆总管上段略扩张，考虑单块状胆总管结石。

手术过程：将十二指肠镜插入十二指肠乳头部位；用弓形刀携带导丝进行胆管插管；胆管插管成功后在胆总管远端和十二指肠乳头之间放置一个单蘑菇头乳头支撑器（直径12mm，长 25～30mm）；将经口胆管镜插入胆总管，在直视下通过经口胆管镜通道插入取石网篮进行取石；再次将经口胆管镜插入胆总管，确认是否有残余结石；最后，移除乳头支撑器。

SMIS 方法或既往内镜技术名称：保留括约肌功能胆管结石取出术。

初步诊断考虑手术：胆总管结石经十二指肠乳头胆管镜直视下超级微创取出术。

第三节　超级微创手术项目与疾病

SMIS 在多种消化系统疾病的治疗中得到了广泛应用，并且逐渐扩展到更多器官和系统的疾病，促进了这一医学新理念和新目标的不断完善。本节将以通过自然腔道通道、隧道通道、穿刺通道及多腔隙通道进行的 SMIS 为例，简要介绍应用最为广泛的手术项目。

1. 经自然腔道通道手术 如表 3-9 所示。

表 3-9 经自然腔道通道手术

疾病	SMIS 项目	定义
胆管结石	经口超级微创取出术	经口内镜下在保留十二指肠乳头括约肌功能的前提下将肝外胆管结石取出的手术，包括直视下网篮取石、直视下球囊取石、直视下吸引取石
胆囊结石	经口超级微创取出术	经口内镜下将胆囊结石取出的手术
急性化脓性胆管炎	经口超级微创引流术	经口内镜下对急性化脓性胆管炎进行引流的手术
胃间质瘤	经口超级微创切除术	经口内镜下将胃间质瘤局部完整切除的手术
早期胃癌	经口超级微创切除术	经口内镜下将早期胃癌局部完整切除的手术
早期食管癌	经口超级微创切除术	经口内镜下将早期食管癌局部完整切除的手术
十二指肠乳头腺瘤	经口超级微创切除术	经口内镜下将十二指肠乳头腺瘤局部完整切除的手术
早期结直肠癌	经肛超级微创切除术	经肛内镜下将早期结直肠癌局部完整切除的手术
胃食管反流病	经口超级微创抗反流术	经口内镜下治疗胃食管反流病的抗反流手术
巴雷特食管	经口超级微创切除术	经口内镜下将食管病变局部完整切除的手术
食管纵隔瘘	经口超级微创闭合术	经口内镜下闭合食管纵隔瘘的手术
阑尾炎	经肛超级微创手术	经肛内镜下对阑尾进行插管、造影、冲洗、引流等以解除阑尾腔梗阻、治疗阑尾炎的手术
阑尾结石	经肛超级微创取出术	经肛内镜下对阑尾结石进行取出的手术
食管良性狭窄	经口超级微创切开术	经口内镜下切开良性狭窄段以治疗吞咽困难的手术
胆道狭窄、胆瘘	经鼻超级微创引流术	经鼻放置鼻胆引流管，从而起到引流胆汁的作用
胆囊息肉	经口超级微创切除术	经口内镜下将胆囊息肉切除的手术

2. 经隧道通道手术 如表 3-10 所示。

表 3-10 经隧道通道手术

疾病	SMIS 项目	定义
早期食管癌	经隧道超级微创切除术	经隧道内镜下将早期食管癌局部完整切除的手术
早期胃癌	经隧道超级微创切除术	经隧道内镜下将早期胃癌局部完整切除的手术
早期结直肠癌	经隧道超级微创切除术	经隧道内镜下将早期结直肠癌局部完整切除的手术
食管间质瘤	经隧道超级微创切除术	经隧道内镜下将食管间质瘤局部完整切除的手术
食管胃结合部黏膜下肿物	经隧道超级微创切除术	经隧道内镜下将食管胃结合部黏膜下肿物完整切除的手术
小肠黏膜下肿物	经隧道超级微创切除术	经隧道内镜下将小肠黏膜下肿物完整切除的手术
幽门前区黏膜下肿物	经隧道超级微创切除术	经隧道内镜下将幽门前区黏膜下肿物完整切除的手术
贲门失弛缓症	经隧道超级微创切开术	经隧道内镜下行食管下段括约肌切开术治疗贲门失弛缓症以解除吞咽困难的手术
胃轻瘫	经隧道超级微创切开术	经隧道内镜下行幽门括约肌切开术治疗胃轻瘫的手术
食管憩室	经隧道超级微创切开术	经隧道进入食管憩室下缘的黏膜下层，并切开憩室间脊从而达到治愈疾病目的的手术

3. 经穿刺通道手术　如表 3-11 所示。

表 3-11　经穿刺通道手术

疾病	SMIS 项目	定义
包裹性积液	经穿刺通道超级微创引流术	在保留原有组织器官解剖结构完整性的基础上进行包裹性积液引流并达到治愈疾病目的的手术
胰腺假性囊肿	经穿刺通道超级微创引流术	超声内镜引导下将穿刺针刺入假性囊肿内，通过置入导丝将引流支架置入囊肿内，行囊肿与胃或十二指肠造瘘，引流假性囊肿内囊液的手术
胆道梗阻	经穿刺通道超级微创引流术	超声内镜引导下穿刺扩张的肝内外胆管，借助支架建立胆管与消化道之间的通道，从而解决胆道梗阻的手术
胰腺囊性肿瘤	经穿刺通道超级微创消融术	超声内镜引导下经消化道管壁穿刺进入胰腺囊性肿瘤进行化学或物理消融治疗的手术
胆囊结石	经穿刺通道超级微创取出术	超声内镜引导下经消化道管壁穿刺进入胆囊行结石取出的手术
包裹性坏死	经穿刺通道超级微创取出术	超声内镜引导下穿透胃壁或十二指肠壁进入坏死区，在坏死区与消化道壁之间建立通道，利用球囊扩张器扩张以允许内镜进入，运用多种工具如网篮、异物钳、圈套器等去除坏死组织的手术
纵隔、腹盆腔脓肿	经穿刺通道超级微创引流术	超声内镜引导下经消化道管壁穿刺进入脓肿部位进行引流的手术

4. 经多腔隙通道手术　如表 3-12 所示。

表 3-12　经多腔隙通道手术

疾病	SMIS 项目	定义
胃间质瘤	经多腔隙通道超级微创切除术	经口进入胃镜进行经自然腔道操作，同时经皮穿刺通道进入腹腔镜，联合两种内镜互相配合对胃间质瘤进行切除的手术
早期胃癌	经多腔隙通道超级微创切除术	经口进入胃镜进行经自然腔道操作，同时经皮穿刺通道进入腹腔镜，联合两种内镜互相配合对早期胃癌病灶和 D1 站淋巴结进行切除的手术
早期结直肠癌	经多腔隙通道超级微创切除术	经口进入肠镜进行经自然腔道操作，切除结直肠早期癌灶，同时经皮穿刺通道进入腹腔镜进行辅助切除与缝合的手术
结直肠巨大息肉	经多腔隙通道超级微创切除术	经口进入肠镜进行经自然腔道操作，切除结直肠巨大息肉，同时经皮穿刺通道进入腹腔镜进行辅助切除与缝合的手术
食管巨大固有肌层肿物	经多腔隙通道超级微创切除术	经口进入胃镜进行经隧道腔道通道操作，在隧道内剥离固有肌层肿物，同时经皮穿刺通道进入胸腔镜进行辅助切除与缝合的手术
胆管结石	经多腔隙通道超级微创取出术	经皮穿刺通道进入腹腔镜，同时经胆管自然腔道进入胆道镜，联合两种内镜互相配合对胆管结石进行取出的手术

参 考 文 献

令狐恩强，2023. 超级微创手术命名：国家名词委《消化内镜学名词》解读. 中华胃肠内镜电子杂志，10（1）：F0003.

消化内镜学名词审定委员会，2021. 消化内镜学名词. 北京：科学出版社.

Linghu E Q, 2021. A new stage of surgical treatment: super minimally invasive surgery. Chin Med J（Engl），135（1）：1-3.

Linghu E Q, 2024. New direction for surgery: Super minimally invasive surgery. World J Gastroenterol, 30（12）：1676-1679.

第四章 超级微创手术常用操作

第一节 超级微创闭合术

消化内镜超级微创闭合术（digestive endoscopic super minimally invasive closure）指对需要手术干预的疾病或长期应用药物治疗效果不理想的疾病，在保留人体器官结构完整性的基础上，经消化内镜闭合病变，达到治愈疾病目的的手术。目前主要包括内镜金属夹闭合术、内镜缝合术、内镜尼龙绳荷包缝合术、内镜纤维蛋白胶封堵术等。

一、超级微创创面闭合方法

（一）内镜金属夹闭合术

内镜金属夹闭合术（endoscopic metal clip closure）指内镜下使用金属夹对创面进行闭合的技术（图 4-1）。

金属夹闭合术是应用最为广泛的消化道穿孔闭合技术。目前临床上应用最多的是经内镜钳道金属夹，常用的有 Olympus 金属夹、Boston 金属夹、南京微创和谐夹等。具体操作时，应自穿孔处一侧逐渐向中央应用金属夹闭合，夹子两脚应紧贴穿孔部位两侧黏膜，与病灶区成 60°～90° 角，放置成功后夹子应直立于黏膜上。

金属夹的应用特点：①操作简单、方便；②闭合力较弱，一般仅能闭合黏膜层而非全层消化道管壁，对于较大的穿孔，常发生夹闭不全、夹子脱落等情况；③在一些病灶难以充分显示的部位，如十二指肠球降交界处的穿孔，操作困难甚至失败，必要时利用透明帽的保护作用有助于完成操作。为提高缝合效率，Ethicon Endo-surgery 公司研发了多夹释放装置，可一次性释放多个金属夹作用于目标组织，具体临床效果有待进一步验证。

Ovesco Endoscopy AG 公司于 2008 年推出 OTSC 系统（over-the-scope clip system），国内部分内镜中心已有应用。操作流程：将 OTSC 系统安装于内镜前端，利用配套抓持钳抓取病灶旁组织，结合负压吸引将病灶及其周围组织置入内镜前端的套帽内，再用配套旋转扳机系统释放 OTSC 系统，OTSC 系统脱离套帽后迅速将组织咬合在一起，起到闭合穿孔的作用。此装置可有效闭合直径 3cm 以内的穿孔，闭合力较一般金属夹明显增大，并可闭合消化道管壁全层，减少局部渗漏风险。但该装置也存在一些缺点，如需要退出内镜安装 OTSC 系统，夹子脱落时间不确定，价格较高昂。

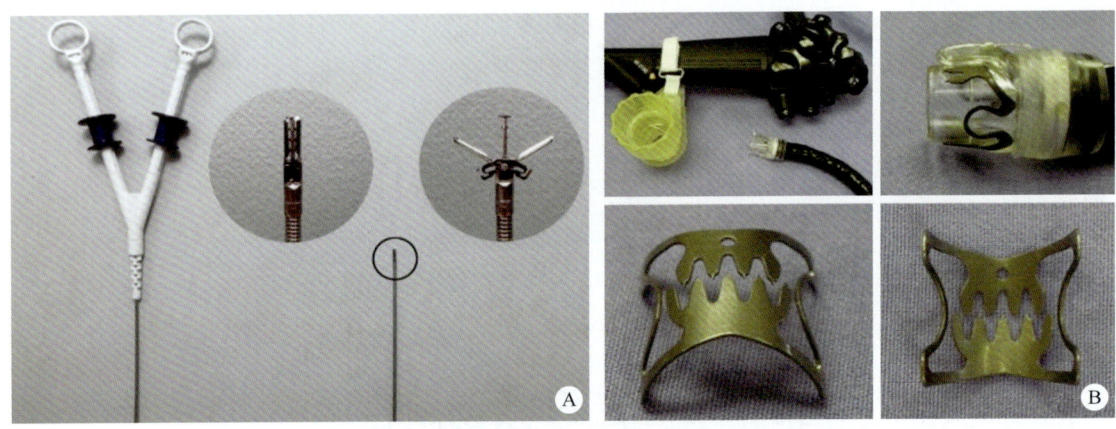

图 4-1　内镜金属夹闭合系统
A. 内镜三臂夹；B. 内镜 OTSC 系统

（二）内镜缝合术

内镜缝合术（endoscopic suturing）指内镜下使用缝合装置进行消化道管壁缝合的技术。

目前在售的可用于缝合穿孔及瘘管的内镜缝合器有 Apollo Endosurgery 公司的 Over Stitch（图 4-2），其模仿外科缝合技术，先用一锚定装置抓取组织，然后以带缝合线的弯针从一侧穿透组织，再在对侧捕获缝线，经反复操作，可完成组织的间断或连续缝合，最后应用特殊装置固定缝线，无须打结，即可完成穿孔闭合过程。与金属夹相比，其可提供更为有效、可靠的缝合效果，但操作过程烦琐，灵活性欠佳，价格高昂，目前临床上未广泛应用。最近，Osamu Goto 等在 Endoscopy 杂志报道了一种新型缝合装置，其将带有缝合线的弯针及特殊可持针装置通过内镜钳道伸入体内，通过持针装置在体外控制弯针进行消化道创面缝合，过程近似外科手术缝合，动物及人体研究均取得良好结果。此外，尚有多种专用缝合器械处于动物或人体研究阶段。

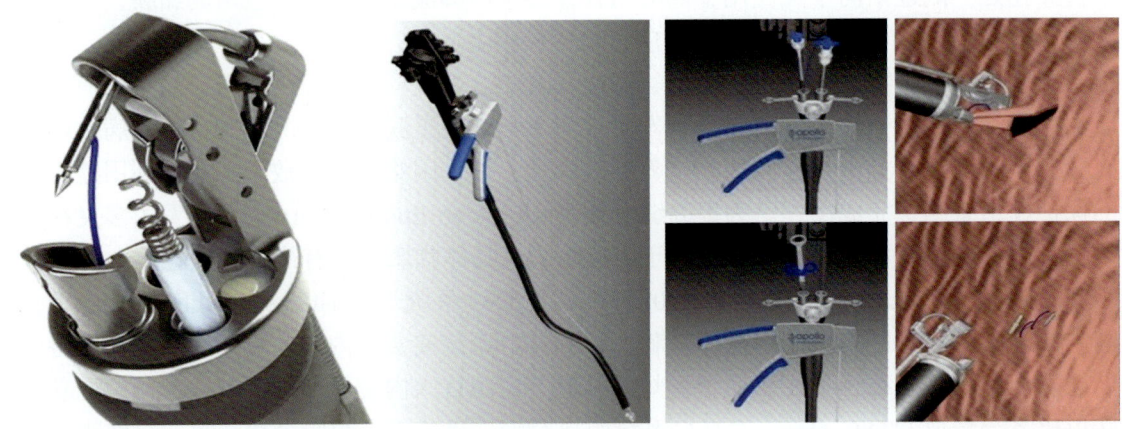

图 4-2　Over Stitch 装置

（三）内镜尼龙绳荷包缝合术

内镜尼龙绳荷包缝合术（endoscopic purse-string suture with nylon rope）指内镜下应用

多个金属夹将尼龙绳固定于消化道穿孔或缺损周边,随后收紧尼龙绳达到闭合效果的技术。

金属钛夹缝合是目前使用最为广泛的内镜创面缝合技术,但钛夹臂张开角度有限,如创面较大,则有时难以单独使用钛夹闭合。2004年,日本学者Matsuda等首先介绍了一种使用金属夹联合尼龙绳荷包缝合的方法闭合内镜黏膜切除术后巨大创面。利用该技术进行消化道全层切除术后和ESD穿孔的消化道管壁缺损缝合,目前均取得非常好的缝合效果。关于全层切除术后的荷包缝合,有关动物研究显示,采用尼龙绳圈荷包缝合直径20mm胃壁穿孔面,术后2周内镜与解剖学检查均提示穿孔愈合,穿孔处黏膜层、肌层及浆膜层层对层愈合良好,从组织学上证实了内镜下尼龙绳圈闭合创面的可靠性。

目前报道的尼龙绳缝合技术:①金属夹缝合后尼龙绳加固;②金属夹联合尼龙绳荷包缝合;③金属夹联合尼龙绳间断缝合。这些方法又根据使用的内镜不同,分为双钳道法和单钳道法,现分别介绍如下。

1. 金属夹缝合后行尼龙绳加固(图4-3) 此方法一般用于全层切除术后和ESD穿孔的金属夹夹闭创面,在对金属夹缝合不满意,或担心金属夹脱落时使用。利用双钳道内镜操作,其中一孔道送入异物钳,另一孔道送入尼龙绳,张开尼龙绳,将异物钳从尼龙绳圈套中穿过,张大,并夹持缝合后的创面,上提,使创面周围的黏膜隆起,给予尼龙绳圈套,收紧,尽量将全部缝合后的创面收入尼龙绳中。此方法虽然有加固缝合的作用,但是在操作过程中要精细认真、用力适度,尽量避免已用金属夹缝合好的创面裂开。也有人采用单钳道内镜进行尼龙绳加固,通过吸引,使创面周围的黏膜松弛隆起后套扎,或者单纯以金属夹为支点进行圈套,缓慢收紧,使缝合在创面上的金属夹聚拢在一起,达到加固的作用。

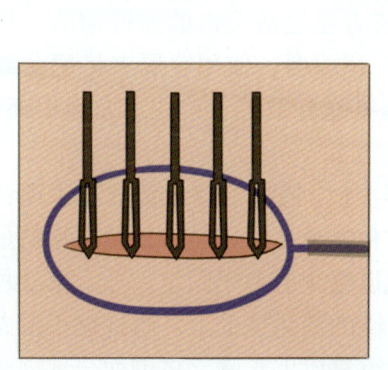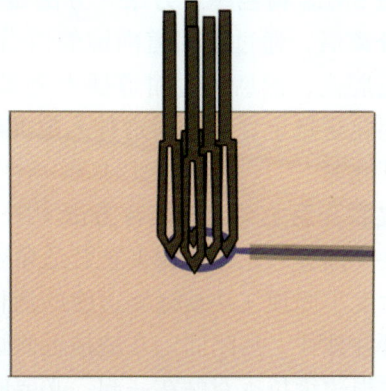

图4-3 SMIS金属夹缝合后行尼龙绳加固缝合

2. 金属夹联合尼龙绳荷包缝合(图4-4) 此方法是目前内镜全层切除术后和ESD穿孔后对消化道管壁缺损进行缝合的最经济和有效的方法。实施消化道壁缺损的双钳道内镜下荷包缝合的方法如下:将尼龙绳通过内镜的一个钳道送入,将尼龙绳套圈张开,调整其位置使之适合于创面;将钛夹送入内镜的另一钳道,将第1枚钛夹锚定尼龙绳于创面边缘,尽可能使钛夹固定牢固。之后继续送入钛夹,重复以上步骤,直至锚定于创面边缘的钛夹均匀分布于整个创面边缘,尽可能使钛夹间距均等,两侧对称,然后收紧尼龙套圈,使创面完全闭合，内镜下即可见数枚收紧的钛夹堆积。钛夹的数量不宜过多，否则尼龙绳收紧后过多的钛夹可使缝合的创面产生空隙，影响创面愈合。

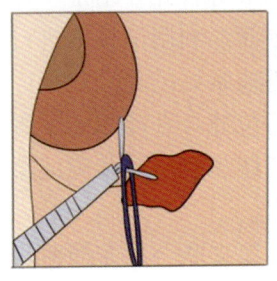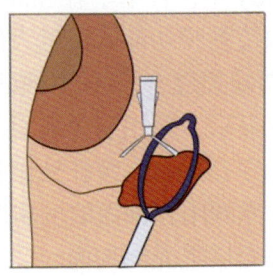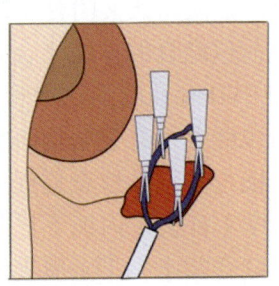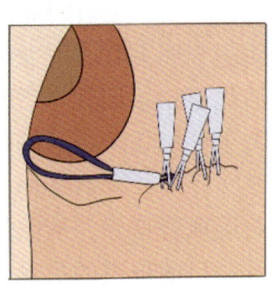

图 4-4　SMIS 金属夹联合尼龙绳缝合方法

对于荷包缝合是否能达到全层缝合的目的，目前尚存在争议。内镜下金属夹联合尼龙绳荷包缝合是一种闭合消化道管壁缺损的有效方法，可以保证黏膜层缝合，但与金属夹缝合一样，无法达到包括肌层、浆膜层在内的全层缝合。

另外，内镜下金属夹联合尼龙绳荷包缝合术后需要辅以胃肠减压，才能使缝合更加有效，否则消化道管腔内存留气体较多，管壁张力升高后存在迟发性缝合创面开裂、金属夹脱落的可能。双钳道内镜下金属夹联合尼龙绳荷包缝合一直是大型医院开展内镜下全层切除后创面缝合的有力保证，但也正是因为双钳道内镜应用的限制，所以内镜全层切除技术迟迟不能广泛开展。

3. 单钳道 SMIS 荷包缝合方法　方法是使用尼龙绳释放器，将尼龙绳圈套与尼龙绳推送释放器分离后，通过单钳道内镜的钳道或者通过活检钳的夹持辅助，将尼龙绳圈套先放入消化道腔内，然后通过钳道插入金属夹释放器，使用金属夹将尼龙绳夹持固定在缺损边缘的消化道壁上，通过钳道伸入尼龙绳推送释放器，钩住尼龙绳根部扶正金属夹，略提起后将其收紧。

4. 金属夹联合尼龙绳间断缝合方法（图 4-5）　通过治疗内镜的双钳道各插入尼龙绳和第 1 枚钛夹。调整尼龙绳和钛夹至合适角度和方位，利用第 1 枚钛夹夹持尼龙绳远端，尽量以垂直角度牢固顶住缺损远侧边缘的消化道壁全层夹闭固定。插入第 2 枚钛夹，将近端尼龙绳夹持并顶住，夹闭固定在缺损近侧边缘的消化道壁上。收拢缩小尼龙绳，将创面远侧与近侧缺损边缘拉拢对贴在一起。必要时重复以上步骤，将创面全部完全闭合，也可单纯顺序追加数个钛夹进一步夹闭残余创面。放置胃管减压。

对于气腹较为严重的患者，术中、术毕应用腹腔穿刺针于右下腹穿刺排气，减轻术后腹胀。由于该方法类似于外科手术中的间断缝合，故也称为间断缝合术、"∞"形缝合。在传统的双钳道内镜荷包缝合过程中，从第 3 枚金属夹开始，由于两个钳道位于同一镜身中，会增加操作难度，而与荷包缝合相比，金属夹联合尼龙绳间断缝合中每个尼龙绳只夹 2 个金属夹固定，显著减少了缝合难度。目前，随着单钳道内镜下荷包缝合技术的发展，金属夹联合尼龙绳间断缝合也可以应用单钳道内镜进行。

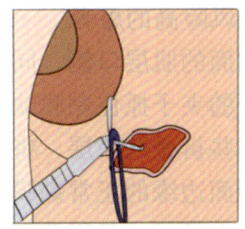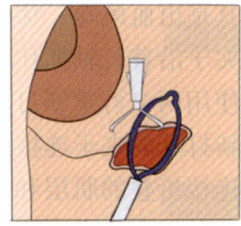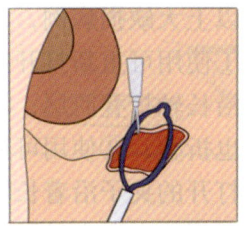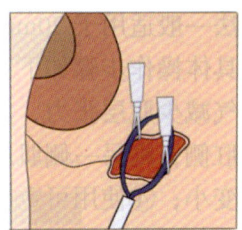
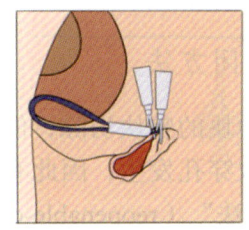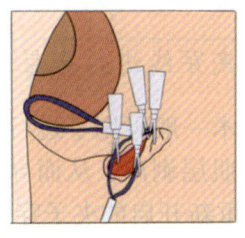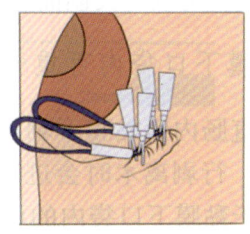

图 4-5　SMIS 金属夹联合尼龙绳间断缝合方法

（四）内镜纤维蛋白胶封堵术

内镜纤维蛋白胶封堵术（endoscopic closing with fibrin sealant）是内镜下应用生物蛋白胶封闭较小瘘口的技术。

临床上最常用的组织胶有 2 种，一种是生物纤维蛋白胶，另一种是氰基丙烯酸酯。根据成分不同，生物纤维蛋白胶分为 2 种溶液，一种含人纤维蛋白原和抑肽酶，另一种含凝血酶和氯化钙。2 种溶液经双腔通道混合后可在瘘口表面形成一层纤维蛋白膜，类似于机体止血过程，以达到封堵的效果。氰基丙烯酸酯在与水分接触后会发生聚合，导致组织坏死和炎症反应。它不受消化酶的影响，此外还具有抗菌性能，可以应用于感染部位。在最近的一项研究中，内镜下应用组织胶治疗吻合口瘘成功封闭了 63 例患者中的 61 例，闭合成功率达到 96.8%，中位生物蛋白凝胶使用量为 12ml，中位氰基丙烯酸酯使用量为 1.5ml，首次治疗后中位住院时间为 14 天；2 例患者治疗失败，1 例为老年女性患者，其在小肠坏死后出现肠皮肤瘘，另 1 例为袖状胃切除术后的肥胖女性，在 3 次纤维蛋白治疗无效后决定对其进行手术治疗。对于高排出量的消化道瘘，建议联合组织胶与内镜夹或支架有助于提高瘘口封堵成功率。Victorzon 等在内镜下联合应用组织胶及支架治疗 6 例胃空肠瘘患者，成功率达到 100%，且无瘘相关死亡。Merrifield 等联合应用了氩等离子凝固术、止血夹、纤维蛋白胶、支架置入及远端胃空肠狭窄扩张相结合的方法修复 Roux-en-Y 胃旁路术后的慢性胃瘘，3 例患者临床症状均完全缓解，相比传统手术方式，其侵入性更低。

（五）改良双层缝合方法

改良双层缝合方法又称"折纸法"，用于结直肠内镜黏膜下剥离术创面的封闭。结肠内镜下剥离术后创面难以采用简单的经内镜止血夹进行止血，特别是较大创面。因此有研究团队开发了新的内镜下闭合技术——改良双层缝合，这种方法也称为折纸法，用于结直肠内镜黏膜下剥离术创面的处理。双层缝合指采用止血夹夹闭黏膜层同时夹闭黏膜肌层。

还存在尼龙绳释放器未能钩住尼龙绳导致缝合失败的可能；而经双钳道内镜治疗时，对医院和内镜医生的要求高，一般的基层医院极少配备双钳道内镜，该技术的开展受到限制。OTSC系统闭合力度强，能实现消化道管壁全层闭合，但价格因素限制了OTSC系统的广泛应用。Over Stitch等内镜缝合装置应用前景广阔，发展空间巨大，但需要医生具备较高的专业水平并参加专门的培训。此外，还需要进一步的前瞻性随机对照试验确定其长期疗效和安全性。

近年来经过消化内镜诊疗技术的不断创新与发展，超级微创闭合技术已经取得了突破性进展，但现有的闭合技术仍有提高的空间，相关器械尚有待研发。临床上迫切需要便捷、安全、可靠的内镜下人工切口闭合技术应用到治疗中，使消化内镜超级微创诊疗技术达到新的高度。

第二节 消化道出血超级微创防治术

消化道出血超级微创防治术（super minimally invasive surgery of prevention and therapy for gastrointestinal bleeding）指内镜下对可能发生出血或正在发生出血的病变部位进行预处理或止血治疗的技术。目前其主要包括内镜药物喷洒止血术、内镜注射止血术、内镜热凝固止血术、内镜电凝止血术、内镜金属夹止血术等。其中内镜金属夹止血术同前文内镜金属夹闭合术，此处不再赘述。

一、内镜常用的超级微创止血方法

（一）内镜药物喷洒止血术

内镜药物喷洒止血术（endoscopic drug spraying hemostasis）是指内镜下对消化道出血部位采取直接喷洒去甲肾上腺素、肾上腺素等凝血药物进行止血的技术。

该方法在临床中的应用相对广泛，经内镜活检孔道于出血灶喷洒相应的止血药物，以达到止血目的，常用于黏膜糜烂渗血、肿瘤破溃渗血和面积较大但出血量不大的情况。常用的止血药物包括注射用凝血酶、去甲肾上腺素溶液、肾上腺素及医用黏合剂等。在喷洒完毕后，应对患者出血灶的出血情况进行再次观察。若出血灶存在较多血液而导致术野不清，则应进行冲洗，从而获得良好视野。

（二）内镜注射止血术

内镜注射止血术（endoscopic hemostasis by injection）是指内镜下使用注射针刺入黏膜、黏膜下层注入药物以止血的技术。

注射药物主要包括稀释的肾上腺素、硬化剂、无水乙醇、凝血酶、生理盐水、高张盐水及高张葡萄糖溶液等。该技术是利用内镜经特殊注射针将药物注射于出血病灶上或四周，以达止血或避免再度出血的一种治疗方法。内镜注射止血术可应用于从食管至直肠的出血病灶。原理如下：①填塞（tamponade），选择注射的药物，因其对出血的血管有压迫的效果而止血，如生理盐水；②血管收缩（vasoconstriction）作用，注射的药物如稀释的肾上腺素，因可使出血的小动脉收缩而止血；③硬化（sclerosis），硬化剂（sclerosant）可造成静脉栓塞而止血；④组织脱水（tissue dehydration），高浓度的酒精（98%以上）可造成组织脱水，进而使注射部位的组织变性，注射部位周围会充血并变红，血管也会栓塞。另外高张盐水（3%）及50%葡萄糖（dextrose）溶液也是利用相似的原理进行止血。

（三）内镜电凝止血术

内镜电凝止血术（endoscopic electrocoagulation hemostasis）是指内镜下将电极与出血部位的组织接触，通过高频电流产生的热效应，使局部组织蛋白凝固、血管闭塞，从而达到止血效果的技术。

高频电凝用于出血的病灶表面能够让组织的表层发生热效应，使组织发生坏死、凝固，达到止血的目的，主要适用于喷射状出血、活动性渗血，或有半球形血管显露的出血，如消化性溃疡、息肉或黏膜下肿物电切除术后创面渗血。

止血时应冲洗、清洁病变部位，充分吸除病变部位及其附近的液体，显露血管等出血灶。然后经内镜治疗通道插入已与高频电发生器相连接的电凝器，将电凝探头垂直对准出血灶，在其中央部位轻压探头，适量注水，选择合适的凝固电流强度，电凝器探头接触靶组织的瞬间通电，直至电凝部位组织发白。最后务必要判断止血效果，撤离电凝探头，再以注水孔对准病灶适量注水，观察止血是否完全。

氩等离子体凝固术（APC）是一种非接触式电凝技术，在高频电的激发下惰性气体氩气被离子化为具有导电性的氩等离子，氩等离子体通过传导高频电流的热效应，实现对靶组织干燥、凝固和灭活的作用。当病变组织表面干燥凝固后，导电性能降低，阻抗增加，氩等离子体将自动从阻抗高的组织流向周围阻抗低的组织。因此，APC的凝固范围大且表浅，通过时间、功率设置和距离等参数的调节可将凝固深度控制在3mm左右，是一种安全、快速、有效的非接触式电凝技术。

（四）内镜热凝固止血术

内镜热凝固止血术（endoscopic hemostasis by thermocoagulation）是指内镜下使用电凝、激光、微波等物理方法，使局部组织产生热效应，以实现蛋白凝固、血管闭塞，从而达到止血效果的技术。

该技术主要通过电凝、激光和微波3种形式产生热效应，从而使蛋白凝固、血管闭塞，从而达到止血效果。上文中已就常用的电凝止血进行了深入介绍，因此本部分着重介绍激光止血和微波止血。

内镜下激光止血术是指利用激光凝固作用止血的方法。利用光能转为热能，使细胞水分蒸发，蛋白质凝固、变性，胶原纤维挛缩，小血管收缩闭合，导致机械性小血管闭塞或小血管内膜血栓形成，此外激光有一定的压力和冲击效应，可达到止血的效果。术中确定出血部位后经活检孔道插入石英光纤，导出激光，距病变部位0.5~2.0cm照射。溃疡出血者，照射溃疡边缘及出血部位；裸露血管出血者，先照射血管周围组织，后照射血管本身；肿瘤组织出血者，应凝固肿瘤组织表面所有渗血部位及边缘组织。治疗后观察

25min，若无活动性出血，即可退镜。目前临床已较少应用。

内镜下微波止血术是指利用微波产热使组织蛋白及血管发生凝固，达到止血目的一种治疗技术。该手术为消化系统的择期手术，仅使表层黏膜凝固，不损伤肌层，短时间内即可达到止血效果，操作简单，对人体无害。其适用于局限性较表浅的黏膜面糜烂或溃疡出血者、小血管畸形出血者、十二指肠乳头切开术后出血者。术中从内镜活检孔插入微波电极探头，对准出血病灶，将探头伸出内镜前端2~3mm，糜烂性病变可行平扫式治疗，如血管破裂出血，则直接于出血点行点状烧灼，或直接刺入出血病灶黏膜内固化治疗。反复烧灼直至病变组织发黄、变白、萎缩、凝固。镜下观察无出血后退镜。

二、共识中的热点问题与研究进展

急性上消化道出血患者的内镜检查时机及术式选择仍是临床讨论的热点。急性消化道出血是常见急症，包括急性上消化道出血（分为急性非静脉曲张性上消化道出血和急性食管胃静脉曲张出血）和急性下消化道出血。近年来，随着内镜诊疗技术的迅速发展，针对各类急性消化道出血患者的急诊止血、预防出血等方面取得显著疗效。

根据患者的就诊时间，急性上消化道出血的内镜检查可以分紧急（6~12h）、早期（12~24h）和延迟（超过24h）。2021年美国胃肠病学会《上消化道溃疡出血的管理指南》建议因上消化道出血（UGIB）入院或住院观察的患者在就诊24h内接受内镜检查（极低质量证据，条件性推荐）。对于低风险患者（血流动力学稳定且无严重并发症），大量研究均已证实入院24h内接受内镜检查，可缩短住院时间、降低死亡率和减少住院费用。对于高风险患者（血流动力学不稳定或肝硬化），根据极有限的证据支持，2012年美国胃肠病学会指南推荐在入院12h内接受内镜检查，有可能改善临床转归。目前的证据显示，如果这类患者在内镜检查前未进行血流动力学稳定性的检查和缺乏对共存疾病的控制，那么在入院12h内进行内镜检查可能会导致更多的不良后果，故2021年美国胃肠病学会指南不再将UGIB高风险患者内镜检查的推荐时间定为入院12h内。因此，无论是高风险还是低风险患者，均建议其在入院24h内接受内镜检查。值得注意的是，对于高风险患者，建议在内镜检查前稳定血流动力学，并注意活动性并存疾病的管理。

急性上消化道出血急诊诊治流程专家共识表明，对于血流动力学不稳定的高风险患者，积极复苏后，若血流动力学得以稳定，可在入院24h内接受内镜检查；若血流动力学持续不稳定，则应考虑行紧急内镜检查。目前，对于血流动力学不稳定的患者，国内外指南均推荐生命体征稳定后再考虑急诊内镜检查，但对于血流动力学持续不稳定或难以在短时间内纠正者，是否需要在积极抗休克治疗下尽快行急诊内镜检查，目前依据不足，需要进行更多临床研究。

对于溃疡引起的上消化道出血患者，建议使用双极电凝术、热探头或注射无水乙醇进行内镜下止血治疗（中等质量证据，强推荐）。一项荟萃分析纳入了15项随机对照试验，发现使用热凝固疗法（双极电凝术、热探头）可有效改善溃疡引起的上消化道出血患者的临床转归（再出血或死亡），且双极电凝术与热探头相比疗效无明显差异。因此，双极电凝术与热探头均推荐用于溃疡引起的上消化道出血患者内镜下止血治疗，且两者疗效相似。

同样有证据显示，注射组织硬化剂（无水乙醇）对溃疡引起的上消化道出血患者同样具有良好的效果，并可降低再出血或死亡风险。此外，通过比较双极电凝或热探头的热凝固疗法和无水乙醇注射法，低质量证据显示热凝固疗法可减少再出血，但死亡率间无显著差异。对于溃疡引起的急性上消化道出血高风险患者，国际共识组指南强烈推荐采用内镜下热凝固或注射硬化剂治疗。因此，目前热凝固疗法及注射组织硬化剂均是临床推荐的内镜止血方法。而不同治疗术式均有相应的优缺点，药物喷洒止血术和内镜注射止血术的缺点是再出血率高，故不应作为单一疗法使用，而应与其他形式的止血方法联合使用。热凝止血包括高频电凝、氩等离子体凝固术等方法，止血效果佳，但依赖相关设备，且对术者的操作水平要求较高，有一定穿孔风险。机械止血则是使用各种止血夹，效果可靠，但部分病灶难以操作，且对术者的技术熟练度要求高。因此，具体措施需要根据内镜医师的操作习惯及患者受益最大化进行选择。

第三节　超级微创辅助牵引方法

牵引技术所需要的设备是夹子+辅助设备。夹子目前为可旋转重复使用软组织夹，辅助设备有手术缝合线、牙线、圈套器、磁珠、重力锤、弹簧、弹力圈等。常用的辅助牵引技术有3种，即夹-线组合、夹子弹力圈组合和其他组合。

一、夹-线组合牵引方法

夹-线组合牵引方法为体外牵引技术（图4-7），夹子现在基本都用和谐夹，线曾有用手术缝合线的，不过危险性较大，所以现在都用牙线。牙线经济实惠、容易获得，而且张力适中，能够减少对食管入口、贲门这些部位的压力和降低风险，从而提高安全性和可操作性。

操作方法：①夹子伸出钳道，镜身外用牙线绑在夹子一角的根部；②夹子收回钳道；③进镜至病变区域，夹闭拟剥离位置边缘；④体外拉直牙线保持适当张力。

这种方法具有方便、安全、有效的优点，可以根据需要调节牵引力量，在食管、胃和结直肠都可以使用，目前在超级微创牵引操作中用处最多、最广泛。缺点是牵引方向单一，对于需要多角度牵引和大面积病变ESD者，牵引不足。

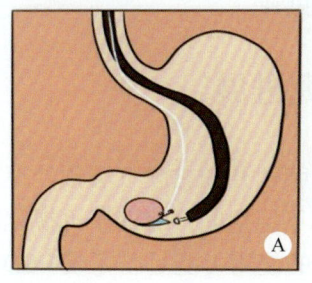
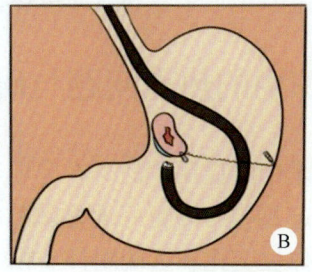
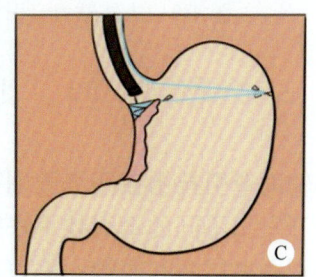

图4-7　夹-线组合牵引方法

A.夹-线单角度牵引；B.夹-弹力线牵引；C.夹-线变换角度牵引

二、夹子弹力圈组合牵引方法

夹子弹力圈组合牵引方法为体内牵引技术（图 4-8）。有文献报道 ESD 使用夹子金属弹簧圈组合牵引，不过由于弹簧的张力可控性不太好，ESD 开始时张力较大，接近结束时又没有张力，所以这种组合使用的概率比较小。

和谐夹与弹力圈组合是近些年应用的热点。这种组合是将弹力圈固定于和谐夹的根部，然后闭合、回收至钳道内，到病变区域夹住病变释放，进第 2 个夹子夹住弹簧圈的另一端向病变远端或向对侧进行夹闭，对病变形成牵拉效果。

优点是安全有效，方便制作，对于复杂病变及复杂部位，容易牵引，风险较小。缺点是此种组合常由个人安装，容易出现个别差错影响使用效果。

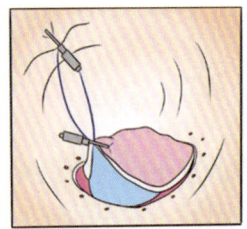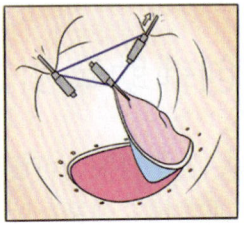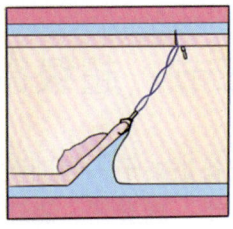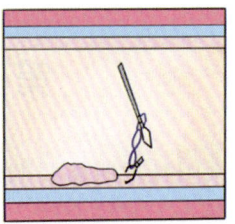

图 4-8　SMIS 夹子弹力圈组合牵引方法

三、其他组合

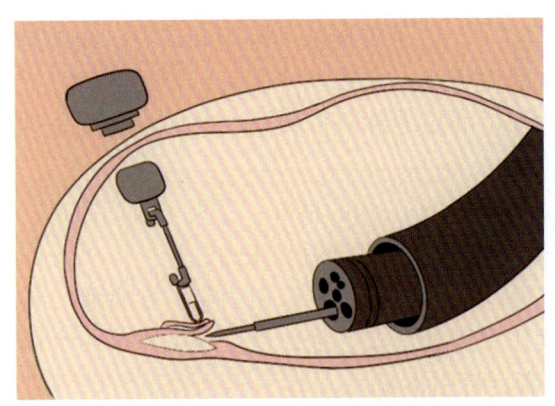

图 4-9　体外磁力牵引法

相对较少但是可以尝试的组合方法为体内或体外牵引技术（图 4-9）。这些方法有夹子圈套器组合、夹子重力锤组合、夹子"滑轮"组合及磁力牵引法等。这些方法在特殊情况下起到特殊牵拉作用，对完成特殊部位病变 ESD 操作意义重大。例如，夹子圈套器组合，其牵引不但能"拉"，还能"推"，功能更加强大；夹子"滑轮"组合，其特殊的牵拉效果，较单纯夹子牙线组合牵引力量和方向可控性更强。

四、共识中的热点问题与研究进展

辅助牵引技术在超级微创手术中的应用广泛。在完成黏膜切开和黏膜下层预处理后，已经开发出不同的牵引技术来提起黏膜瓣并更好地显露黏膜下层空间，有助于可视化和准确识别剥离层面和血管。重力、体位变化和远端附件（帽）的使用可能足以完成 ESD。然而在某些位置，这些可能还不够。因此，已经开发出了新的牵引装置和策略（外部或内部牵引），目的是缩短操作时间和减少不良事件。

ESD中的牵引技术可分为需要或不需要额外装置两类，可根据具体情况选用。ESD中应常考虑由远端附件（帽）提供的牵引，因为其在显露黏膜下层方面具有较大优势。不需要装置辅助的牵引技术主要是指依靠组织重力、隧道、隧道和桥梁及口袋提供的张力等。辅助外部牵引技术的常用装置有夹子和线、夹子和圈套器、外部钳子、双腔内镜等。常用的装置辅助内部牵引技术有双夹子牵引、磁铁辅助牵引等。

在食管中，前瞻性研究报道了线夹技术在促进 ESD 和减少剥离时间方面的有用性。有报道称在西方医疗环境中，经验较少的内镜医生使用与隧道相关的线夹技术也显示出较高的成功率。该技术结合了两种不同技术的牵引能力，并可能使 ESD 更安全、更快速，但其需要进一步验证及与传统技术进行比较。在胃中，大多数研究使用夹-线牵引技术。一项随机对照试验显示手术时间显著缩短，但其仅适用于位于胃上部或中部大弯的病变。在一个包含 29 例患者的病例系列中，也报道了十二指肠牵引术，手术持续时间更短，穿孔风险降低。

在结肠中，有研究表明，双夹和橡皮筋方法对困难病变（纤维化复发性腺瘤或阑尾周围）有用，并且与缩短手术时间和完成切除相关。最近的一项欧洲多中心单组研究也表明，该方法可以实现与日本专家相当的手术结果（整体切除率 96%，R0 切除率 88%），切除速度是之前报道的 2 倍（平均剥离速度 39.4mm^2/min）。

双夹牵引策略还有助于受训者进行 ESD，缩短其学习曲线，并改善 ESD 剥离速度和有效性。因此，这种技术可以在训练阶段引入，但引入的确切时间仍然需要更多的证据。

最近的一项仅包括随机对照试验的荟萃分析显示，尽管未证实牵引能够更好实现 R0 切除，但数据表明牵引与较短的手术时间、较低的不良事件和较低的穿孔率相关。在亚组分析中，食管和结直肠 ESD 的效应和获益幅度更大，如手术时间缩短及术后并发症减少。一些研究还发现使用辅助牵引技术者食管和结直肠病变的整体和 R0 切除率更高。在胃中，常规牵引的益处尚不明确，但可以在位于上中 1/3 的病变中发挥作用，特别是在胃大弯。由于大多数牵引技术成本低，不良事件少，因此应在食管和结直肠 ESD 中常规考虑这些技术，如果在胃 ESD 中遇到技术困难，也可以考虑这些技术。

参 考 文 献

马连君，令狐恩强，2015. 内镜下人工消化道切口闭合技术研究进展. 中华胃肠内镜电子杂志，2（2）：6-8.

徐军，戴佳原，尹路，2021. 急性上消化道出血急诊诊治流程专家共识. 中国急救医学，41（1）：1-10.

Abiko S, Yoshikawa A, Harada K, et al., 2020. New ligation technique using a double loop clip without adhesive for ulceration following endoscopic submucosal dissection of the colon. Endoscopy, 52（1）: E20-E21.

Akimoto T, Goto O, Nishizawa T, et al., 2017. Endoscopic closure after intraluminal surgery. Digestive Endoscopy, 29（5）: 547-558.

Albouys J, Dahan M, Lepetit H, et al., 2021. Double-clip traction could be superior to the pocket-creation method with cylindrical cap for colonic ESD: a randomized study in an *ex vivo* model. Surg Endosc, 35（3）: 1482-1491.

Barkun A N, Almadi M, Kuipers E J, et al., 2019. Management of nonvariceal upper gastrointestinal

第五章 超级微创手术实施的条件

第一节 超级微创手术的场地与麻醉规则

随着医疗技术不断进步，消化内镜技术在消化系统疾病的诊断和治疗中发挥着越来越重要的作用。然而，随着技术的广泛应用和患者需求的增加，消化内镜中心的环境与布局问题也逐渐凸显出来。为了规范和提高消化内镜中心的建设和管理水平，《消化内镜中心的环境与布局专家共识建议》及《〈消化内镜中心的环境与布局专家共识建议〉解读》发布。

设置超级微创手术室要按照共识的要求进行配置（图 5-1）。除了根据一般要求配置消化内镜基本诊疗设备外，还需要注意超级微创手术的特殊性，需要配备各种内镜治疗的附件和设备，并应与手术麻醉的基本配置要求相符合，应配备常规监护设备、供氧和吸氧装置、独立的负压吸引装置、常规气道管理设备、静脉输液装置，以及急诊抢救药品和相关医疗器械。

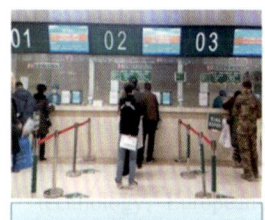
预约分诊台

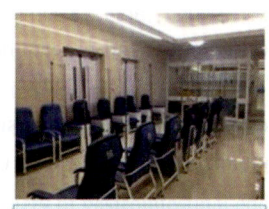
输液区

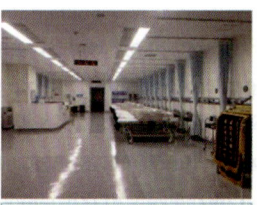
恢复区

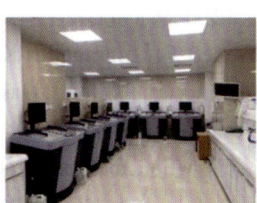
洗消间

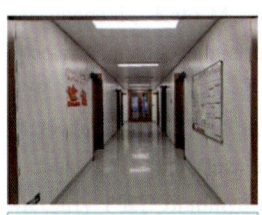
普通检查间

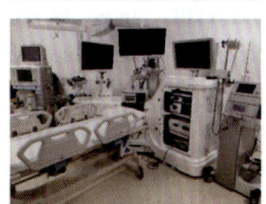
内镜诊疗间

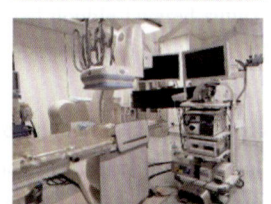
ERCP 诊疗间

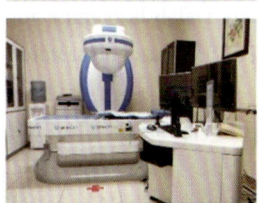
磁控胶囊内镜室

图 5-1 超级微创手术室的配置

一、场地设施

（1）超级微创手术室应设置在安静、清洁、远离污染源及危险品的地方。

（2）职能区域应包括准备区、手术区、辅助区。其中，准备区包括麻醉药储藏柜、麻醉准备台、药品柜、器械柜等；手术区包括手术台、麻醉机、监护仪等；辅助区包括恢复室、洗涤室等。

（3）超级微创手术室应配备洁净空调系统，保持室内空气清洁、温度和湿度适宜。

（4）超级微创手术室地面应采用防滑、易清洁、耐腐蚀的材料。墙面应光滑、无缝隙，便于清洁和消毒。

（5）超级微创手术室应配备多功能电源插座，以满足各种医疗设备的用电需求。

（6）超级微创手术室应配备消防设备，确保手术室安全。

二、超级微创手术麻醉规则

在超级微创手术过程中麻醉是一项至关重要的任务，它不仅关系到手术的顺利进行，还直接影响患者的生命安全和术后恢复。2019年由中华医学会消化内镜学分会麻醉协作组主编的《常见消化内镜手术麻醉管理专家共识》（以下简称《共识》）中的提升手术安全性、优化麻醉流程是保障超级微创手术顺利完成的基石，其具有深远的意义，以下是手术过程中对麻醉的主要要求。

（一）确保安全

首先，在手术过程中，麻醉的首要任务是确保患者安全，手术安全是主要核心，麻醉医生需要根据患者的身体状况、手术类型和手术持续时间等因素，制订合适的麻醉方案，并严格遵循操作规程，以确保患者的心脏、呼吸等重要器官系统功能稳定。《共识》明确指出了麻醉前的评估、麻醉方式的选择及麻醉过程中的监测等方面的规范，这都有助于降低手术风险，确保患者生命安全。麻醉医生需要密切关注患者的生命体征，如血压、心率、呼吸频率等指标，以及心电图和血氧饱和度等指标的变化，及时发现并处理可能出现的不良反应和并发症。

（二）快速苏醒

在手术结束后，麻醉医生需要确保患者能够快速苏醒，以便及时离开手术室并返回病房。为了实现这一目标，麻醉医生需要选择适当的麻醉药物和剂量，以降低麻醉药物残留和延迟苏醒的风险。同时，麻醉医生还需要在手术结束时及时停止麻醉药物输注，以促进患者苏醒。

（三）无痛效果好

麻醉的另一个重要要求是无痛效果好。在手术过程中，患者应该处于无痛状态，以确保手术顺利进行。为了实现这一目标，麻醉医生需要选择适当的麻醉药物和剂量，以减轻患者的疼痛感。同时，麻醉医生还需要在手术过程中及时处理可能出现的疼痛情况，以确保患者的舒适度。《共识》既基于科学的麻醉理论和实践，又充分考虑了实际操作的灵活性。例如，在麻醉方式的选择上，共识提供了多种可行的方案，并根据手术的具体情况和患者的实际状况进行了推荐。这种科学性与灵活性的结合，使麻醉方案更加贴近实际，更具可操作性。

（四）配合手术

《共识》中强调了麻醉医生与手术团队的紧密合作，以确保手术顺利进行，提高手术的成功率。术前，麻醉医生需要与手术医生沟通，了解手术的具体情况和需求，制订合适的麻醉方案。在手术过程中，麻醉医生需要与手术医生密切配合，及时处理可能出现的突发情况，以确保手术顺利进行。

（五）患者个体差异的重视

每名患者的身体状况、年龄、病史等有所不同，因此麻醉方案的制订需要充分考虑患者的个体差异。《共识》中强调了麻醉前需要对患者进行全面评估，以及全程监测患者的状态，包括但不限于神志、瞳孔、呼吸、心率、血压、体温等生命体征指标，这体现了对患者个体差异的尊重和关注，有助于制订更加个性化的麻醉方案。在手术过程中，这些指标的变化可能提示患者出现不良反应或并发症，因此需要及时发现并处理。此外，麻醉医生还需要对患者进行术中监测，如血气分析、心电图等，以全面了解患者的生理状态和病情变化，从而及时调整麻醉方案和药物用量。

（六）麻醉后监测

随着现代医学的快速发展，手术与麻醉技术日益精湛，然而麻醉后的监测与治疗同样不容忽视。2021年中华医学会麻醉学分会颁布的《麻醉后监测治疗专家共识》为这一领域提供了全面而深入的指导，该共识明确了麻醉后监测治疗的重要性。由于手术创伤、麻醉和疾病的共同影响，麻醉恢复期患者面临着独特的病理生理特点和潜在的生命危险。因此，麻醉后的监测与治疗成为确保患者安全、降低并发症发生率的关键环节。这一共识的出台，无疑为医务人员提供了更为明确和具体的操作指南。另外，共识详细阐述了麻醉后监测治疗的主要内容，包括恢复患者的保护性反射、监测和治疗出现的生理功能紊乱、识别和及时处理麻醉和手术后并发症等。这些内容全面而细致，涵盖了麻醉后患者可能出现的各种问题，为医务人员提供了有力的参考。然而，该共识也存在一定的局限性。例如，对于不同手术类型和患者群体的麻醉后监测治疗策略，共识并未给出详细建议。未来可进一步完善相关内容，以提高共识的实用性和针对性。

总之，在超级微创手术过程中，麻醉是一项至关重要的任务。为了确保患者安全和手术顺利进行，麻醉医生需要具备专业的技能和丰富的经验。同时，麻醉医生还需要与手术医生密切配合，全面监测患者的状态，及时处理可能出现的不良反应和并发症。只有这样，才能为患者提供优质的麻醉服务，确保手术成功和患者安全。

第二节　实施超级微创手术的人员组成与要求

在实施手术过程中，需要多方面的专业人员协同工作，以确保手术顺利进行和患者安全。以下是手术过程中涉及的主要人员组成及其要求。

一、手术医生

手术医生是手术过程中的主要负责人，负责手术的策划、实施及术后处理。手术医生需要具备扎实的医学知识、丰富的临床经验和熟练的手术技能。同时，手术医生还需要具备良好的沟通能力和团队合作精神，以便与患者、麻醉医生、护士和其他助手进行有效沟通和协调。

二、麻醉医生

麻醉医生是手术过程中的重要成员之一，负责麻醉的实施和管理。麻醉医生需要具备专业的麻醉知识和技能，能够根据患者的身体状况和手术需求，制订合适的麻醉方案，并严格监控患者的生命体征。同时，麻醉医生还需要具备良好的应对能力和协调能力，以便处理可能出现的突发情况。

三、护　　士

护士在手术过程中负责患者的护理和监测，包括但不限于术前准备、术中护理和术后处理。护士需要具备专业的护理知识和技能，能够熟练掌握各种护理操作技能。同时，护士还需要具备良好的沟通能力和观察能力，以便及时发现并处理可能出现的不良反应和并发症。

四、手术室助手

手术室助手是手术医生的助手，协助医生进行手术操作。手术室助手需要具备一定的医学知识和手术技能，能够熟练配合医生完成手术操作。同时，手术室助手还需要具备良好的观察能力和应变能力，以便及时发现并处理可能出现的问题，同时，还需要做好超级微创手术术后标本初步处理，近年来手术室助手在消化道早癌及癌前病变的治疗中发挥着越来越重要的作用。随着技术不断进步和临床经验积累，超级微创手术的围术期管理也日趋规范化和精细化，其中，超级微创手术术后标本处理也是不可或缺的环节之一，其直接关系到病理诊断的准确性，同时手术室助手还需要与临床医生保持密切联系，及时沟通反馈病理学检查结果和治疗建议等环节，上述均可影响患者的进一步治疗与预后。《胃内镜黏膜下剥离术围手术期指南》给出了对手术标本处理的建议，手术室助手需要注意以下几个环节：首先是标本的固定，应确保切除的组织在第一时间得到妥善处理，以保持其原有的形态学特征，便于后续的病理学检查；其次是标本的标记，包括切除边缘和基底部的标记，这对病理科医生判断肿瘤浸润深度和范围至关重要；最后是病理申请单的填写，应详细记录患者的相关信息、手术过程及术中所见，为病理诊断提供必要的临床背景。

五、手术室护士长

手术室护士长是手术室护理工作的负责人，负责制订护理计划和管理制度。手术室护士长需要具备丰富的护理经验和组织管理能力，能够有效领导和指导护士进行护理工作。同时，手术室护士长还需要具备良好的沟通能力和协调能力，以便与医生、麻醉医生和其他相关人员协同工作。

六、清　洁　工

手术室的清洁工在保持环境整洁、消毒灭菌及维持手术安全方面发挥着关键作用。他们需要按照规定对手术室进行清洁消毒，包括地面、墙壁、天花板、医疗设备等的清洁消毒，确保手术环境无菌无尘。同时其还需要负责医疗废物的处理和转运，以及医疗设备的清洗和保养等工作。为了确保手术安全，清洁工应该严格遵守消毒灭菌规范和安全卫生制度，提高自身的防护意识，避免交叉感染。

七、手术室技师

手术室技师主要负责医疗设备的维护和保养工作。他们需要熟练掌握各种医疗设备的操作和维护方法，包括手术器械、监护仪、麻醉机等。在手术过程中，手术室技师需要密切关注设备的运行状况，确保设备正常运转和数据准确记录。同时还需要做好设备的保养和维修工作，及时排除设备故障，保证手术顺利进行。

八、病理科医生

病理科医生负责手术切除组织样本的病理学检查和分析。他们通过显微镜观察组织样本的结构和细胞形态，对疾病进行诊断和分型。在手术过程中，病理科医生需要快速准确做出诊断，为医生提供治疗建议。为了确保诊断的准确性和可靠性，病理科医生需要具备丰富的病理学知识和经验，并且要遵循严格的病理学检查流程和质量标准。

超级微创手术成功与否，很大程度上取决于手术标本的切缘及所切除（剥离）病变的浸润深度，为了更准确地评估这些因素，中华医学会病理学分会等多个权威学术组织联合发布了《内镜黏膜下剥离术/内镜黏膜切除术标本常规制片专家共识》，旨在为临床提供更准确、更规范的病理诊断依据。该共识首先强调了内镜黏膜下剥离术/内镜黏膜切除术（ESD/EMR）标本病理学评估的重要性。由于这些标本的诊断结果将直接影响后续治疗方式的选择，因此其病理学评估必须严格而精准。这不仅要求病理学家具备高超的专业技能，还需要规范的操作流程和制片方法，以确保诊断的准确性。共识详细规定了ESD/EMR标本的处理和常规制片方法。从取材、固定、脱水、透明、浸蜡到包埋、切片、染色等每一个步骤，都给出了明确的操作指南和质量要求。这些规定不仅有助于提高制片的质量，还能最大限度保留组织形态和信息，为病理诊断提供有力支持。此外，共识还强调了多学科协作的重要性。ESD/EMR的成功实施需要多学科团队的紧密合作，包括消化内科、病理科、护理科等。特别是在处理复杂病例时，多学科团队共同讨论和决策能够显著提高诊断的准确性和治疗的有效性。值得注意的是，该共识还提出了对开展ESD/EMR的医疗机构和操作人员的要求。医疗机构应保持相当规模的内镜诊疗工作量，并配备完善的设施和设备。操作人员则需要经过专业培训，具备丰富的实践经验和处理并发症的能力。这些要求有助于确保手术的安全性和有效性，提高患者的治愈率和生活质量。

通过对这些人员的了解和分析，我们可以得出实施手术过程中的人员组成与要求的相关结论：在实施手术过程中，需要多方面的专业人员协同工作，各司其职，以确保手术顺利进行和患者安全；不同岗位的人员需要具备相应的专业知识和技能，并且要遵守相关制度规范，保证工作质量和效率；同时还需要加强团队协作和沟通协调，以实现整体医疗服务水平提升，为患者提供更加优质的医疗服务。

第三节　超级微创手术的仪器设备与参数

根据患者的病情需要准备消化内镜、主机及器械，并进行超级微创手术术前准备工作，助手使所有设备均处于备用状态：确认消化内镜主机与消化内镜连接；送水管与送水瓶正常连接，检查是否正常送水、送气；吸引器正常连接，检查消化内镜管道是否有吸引；图像处理系统与消化内镜正常连接；手术所需器械是否准备充分、正确，器械各部分的连接是否确切。

为了最大限度展现超级微创手术的优势，在术前做好充分的准备工作是必要环节。选择良好的超级微创手术设备是后续操作成功的前提，因此，选用带有附送水功能的消化内镜（图5-2），同时配合透明帽的应用，能够使视野充分显露、操作空间增加、操作时间缩短。因此，超级微创手术相关的仪器设备包括电外科装置、消化内镜及附件等。

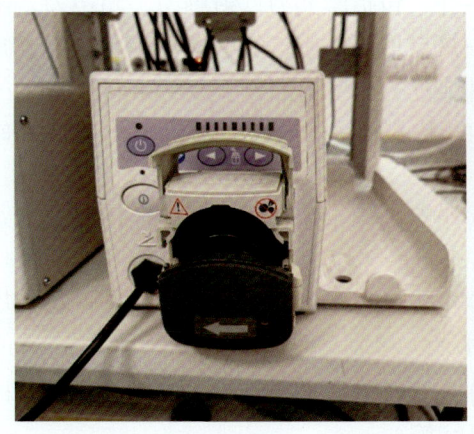
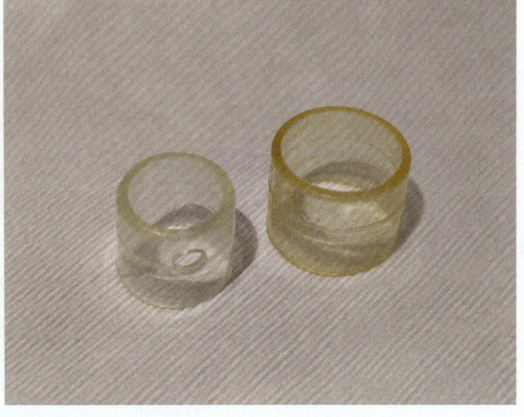

图5-2　附送水设备及透明帽

一、电外科装置

(一)电外科装置简介

电外科装置为现代医疗的重要工具,也称电刀或电外科器,是现代医疗程序中广泛使用的设备。它通过高频电流产生的高温切割和止血,为超级微创手术提供了更快速、更精确的手术工具。电外科装置如图 5-3。

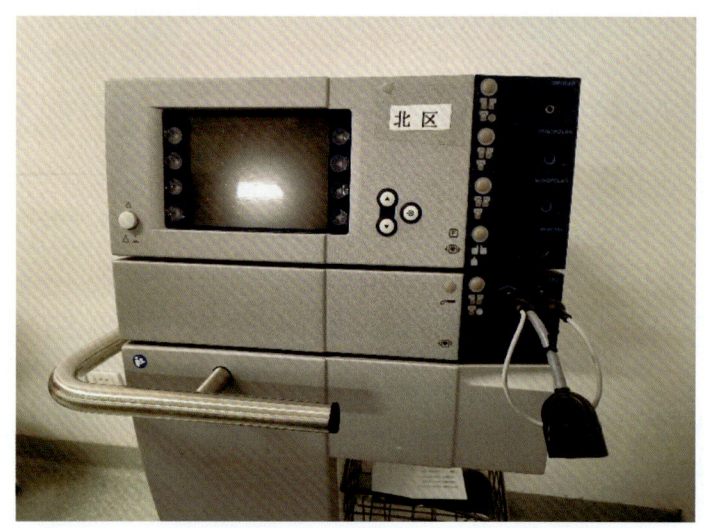

图 5-3 电外科装置

电外科装置是一种高频电流发生器,通过高频电流产生高温,实现切割和止血的效果。它广泛应用于各种外科手术,如心血管外科、神经外科、胸外科、普外科等。

(二)电外科装置的类型

电外科装置有多种应用场景和功能,类型多样,包括激光刀、射频刀、超声刀、冷冻刀、高频电刀、双极电刀等。这些设备在手术中具有重要作用,能够提高手术效率、减少出血、减轻疼痛等。下面将详细介绍这些电外科装置的类型及部分主流厂家的产品。

1. 激光刀　是一种利用激光能量切割组织的手术器械。激光刀的优点包括切割速度快、止血效果好、对周围组织损伤小等。

2. 射频刀　是一种利用射频能量切割和消融组织的手术器械。射频刀的优点包括对周围组织损伤小、止血效果好等。

3. 超声刀　是一种利用超声能量切割和凝固组织的手术器械。超声刀的优点包括切割速度快、止血效果好、对周围组织损伤小等。

4. 冷冻刀　是一种利用液态氮等制冷剂冷冻组织,然后进行切割或消融的手术器械。冷冻刀的优点包括对周围组织损伤小、止血效果好等。

5. 高频电刀　是一种利用高频电流进行高温切割和止血的手术器械。高频电刀的优点包括切割速度快、止血效果好等。

6. 双极电刀 是一种利用双极电流凝固和切割组织的手术器械。双极电刀的优点包括对周围组织损伤小、止血效果好等。

（三）电外科装置的工作原理

电外科装置的工作原理是利用高频电流产生高温切割和止血。它将高频电流通过手术刀头使刀头产生高温，从而实现对组织的切割和止血。同时，电外科装置还具有止血功能，可以通过对血管的封闭减少术中出血。

（四）电外科装置的应用领域

电外科装置广泛应用于各种外科手术中，如心血管外科、神经外科、胸外科、普外科等。电外科装置具有切割速度快、止血效果好、操作方便等优点，为外科手术提供了更快速、更精确的手术工具。同时，电外科装置如正确设置参数可用于内镜治疗，如止血、息肉切除术、括约肌切开术和内镜超声引导下膀胱胃造口术、胆管引流术和内镜壶腹切除术。Endocut 是电外科装置中内镜手术最常用的模式，如括约肌切开术和息肉切除术。使用 Endocut I 模式（效果 1 或 2，持续时间 3，间隔 3）用于内镜括约肌切开术，同时 Forced Coag 模式（效果 2、60W）用于括约肌切开术后止血。Endocut Q 模式（效果 2 或 3，持续时间 1，间隔 3）用于在使用 Forced Coag 模式（效果 2、60W）时切割息肉茎的凝固。

（五）电外科装置的优缺点

电外科装置的优点包括切割速度快、止血效果好、操作方便等。然而，它也存在一些缺点，如设备价格较高、使用成本高、需要定期维护和保养等。此外，电外科装置的安全使用也非常重要，如果使用不当或操作失误，可能导致烫伤、烧伤等严重后果。因此，在使用电外科装置时需要严格遵守操作规程和安全使用指南。

（六）电外科装置的未来发展趋势

随着科技不断发展，电外科装置也在不断改进和完善。未来，电外科装置将向着更加智能化、精准化和微创化的方向发展。同时，随着医疗技术不断进步，电外科装置的应用领域也将不断扩大，为医疗事业的发展做出更大贡献。

（七）电外科装置的安全使用

在使用电外科装置时，必须严格遵守操作规程和安全使用指南。首先，要确保电源电压稳定，避免由电压波动导致设备故障或危险情况发生。其次，在操作过程中要注意避免过度加热或烫伤患者组织，同时要保持设备清洁卫生，避免感染等情况发生。此外，操作人员必须经过专业培训和认证才能使用电外科装置进行手术。

（八）电外科装置的维护保养

为了确保电外科装置正常运行和延长使用寿命，必须定期进行维护保养。一般来说，需要定期检查电外科装置电路和元件是否正常工作、清洁设备表面和刀头等部位、检查电缆线是否完好等。同时，在使用过程中也要注意避免碰撞或摔落等情况发生，以免损坏设备或导致安全事故发生。

（九）电外科装置的价格、购买渠道及使用方法

电外科装置的价格因品牌、型号和使用范围的不同而有差异。一般来说，医院或医疗机构选择购买正规渠道的电外科装置以确保质量和售后服务。同时，也可以通过网上商城等平台购买电外科装置，但在购买前必须对产品进行充分了解和比较以确保性价比高和质量可靠。

在手术中，判断电外科装置是否正常工作可以采取以下措施。

（1）观察设备外观：检查设备是否有明显的破损或异常情况，如刀头是否完整、电线是否破损等。

（2）检查电源和电缆：确保电源和电缆连接良好，没有接触不良或短路等情况。

（3）测试设备功能：在手术前，可以按照操作规程对电外科装置进行测试，检查其各项功能是否正常。例如，可以尝试调节功率和工作时间，观察设备是否能够正常工作。

（4）监控患者反应：在手术过程中，要密切关注患者的反应，特别是手术区域血管情况。如果发现患者有不适或异常反应，要及时停止手术并检查设备是否正常工作。值得注意的是，患者如出现不适或异常反应，除了检查设备状态外，还应依据相关共识的要求对患者进行监控，如《心脏病患者非心脏手术围麻醉期中国专家临床管理共识（2020）》为术中患者管理提供了全面而细致的指导，有助于提高手术的安全性。在实际应用中，麻醉医生应结合患者的具体情况进行个性化管理，以确保患者安全。该共识强调了合并心脏病患者接受非心脏手术的复杂性和风险性，指出围麻醉期管理是确保患者安全的关键环节。随着人口老龄化和心脏病患者年轻化，心脏病患者行超级微创手术的数量逐年增加，因此，制订并执行科学的围麻醉期管理策略至关重要。该共识为心脏病患者非心脏手术的围麻醉期管理提供了宝贵的指导建议。它强调了麻醉医生在术中扮演着关键的角色，包括选择合适的麻醉方式、密切监测血流动力学指标、合理用药、及时寻求多学科协作等。这些建议有助于提高手术的安全性，降低患者术中和术后的风险。然而，该共识也指出，每一类心脏病的围术期处理原则不尽相同，麻醉方式和药物对不同心脏病的影响也各异。因此，在实际操作中，麻醉医生需要根据患者的具体情况进行个性化管理，这对麻醉医生的临床经验和专业技能提出了较高要求。

（5）术前尤其应注意心脏起搏器的调试和患者金属物品的摘除。对装有起搏器的患者在行高频电凝电切治疗时，因为高频电刀及其所产生的电磁干扰可改变起搏频率和起搏方式，起搏器可将电流识别为心脏电活动，诱发恶性心律失常、心室颤动甚至心脏停搏。因此，应在心内科及电生理科医生的配合下，术前将起搏器调至VOO模式（固定频率型心室起搏模式），并对患者进行心电监测。与此同时为防止术中灼伤组织，患者应摘除身上佩戴的金属物品。

（6）定期维护和检修：要对电外科装置进行定期维护和检修，包括清洗刀头、检查电缆线是否完好等。同时，要对设备进行定期保养和检修，以延长设备的使用寿命和确保安全。

总之，在手术中要时刻关注电外科装置的工作状态和患者的反应，如有异常，及时采

取措施，确保设备正常工作和患者安全。

二、内镜治疗手术设备

内镜治疗手术设备包括上消化道内镜、结肠镜、双通道内镜、多弯曲内镜、胆道镜、胰管镜、机械环扫超声内镜、电子环扫超声内镜、环扫超声探头、线阵超声探头、软式超声探头、高频电装置、热探头装置、超声穿刺装置。超级微创手术设备模式及输出功率等选择如表 5-1 所示。

表 5-1 超级微创手术设备模式及输出功率等选择

术式	器械	模式	仪器功率（W）	标准电凝指数	氩气流量控制（L/min）	治疗时间控制（秒/次）
标记	Dual 刀	Forced	20～30 或 20			
	氩气刀	APC			0.5	
黏膜切除术	Dual 刀	Endocut effect 3	80～120			
黏膜剥离术	Dual 刀或 IT 刀或三角刀	Endocut effect 3	80～120			
血管预处理	IT 刀	Forced	30～50			
	热止血钳	Soft	50～80			
术中出血	热止血钳	Soft	50～80 或 30			
	氩气刀	APC			1.0	
创面处理	热止血钳	Soft	50～80 或 25			
	氩气刀	APC			1.0	
内镜下氩等离子体凝固术	氩气刀	Endocut	45～60	A40～50	2～3	1～3

第四节 超级微创手术常用器械与物品

1. 喷洒管 用于病变染色，可使消化道病变更加凸显；食管病变一般采用鲁氏液染色，胃病变一般采用亚甲蓝染色或靛胭脂染色，大肠病变一般采用靛胭脂染色；上述不同染液可通过喷洒管对疑似病变进行染色，喷洒管伸出活检孔道对准病变后再进行喷洒，染色结束后应回抽气体在喷洒管内，防止染液滴落在其他黏膜处。

2. 内镜下注射针 内镜注射针由针头、导引头、输液内管、输液外管、护套管、助推管机前手柄、注液手柄组成，根据注射的液体及部位，针尖长度具有不同规格，如 4mm、5mm、6mm。

3. 切割刀 用于黏膜切割，主要采用最新的高频电源装置，均具有智能的控制系统，但不同切割模式仍然会产生不同的切割效果，因此应根据患者病情需要，选择不同的切割模式。切割刀种类繁多，现在广泛应用的有 IT 刀（尖端带有陶瓷绝缘头的电刀）、Dual 刀、Hybrid 刀、VS 刀、Flush 刀等，每一种类型的刀均具有自身的优势和不足，应根据病变需

第六章　超级微创手术规范化流程

第一节　超级微创手术的知情同意

随着医疗技术迅速发展，由令狐恩强教授首次提出的超级微创理论，作为一种不改变器官结构，保留器官功能的创新术式，已在医疗领域崭露头角。然而，任何医疗行为均伴随着一定的医疗风险，因此，在实施超级微创手术之前，确保患者或其家属充分了解手术信息、风险及替代方案，并自主决定是否接受手术，即知情同意的过程，显得尤为重要。医疗知情同意是由医方告知、患者理解其内容、患者做出同意决策3个环节组成的。本节将对超级微创手术的知情同意问题进行深入探讨，从法律、伦理、实践等多个维度进行全面剖析，并着重添加实践细节，以期对实际操作提供更为具体的指导。

一、超级微创手术知情同意的法律基础与伦理考量

（一）知情同意以法律为基础

知情同意作为医疗行为的基本原则之一，不仅是医疗伦理的基本要求，也是法律法规明确规定的内容之一，在多部法律法规中得到了明确体现。例如，《中华人民共和国民法典》明确规定，医务人员在诊疗活动中应当向患者说明病情和医疗措施，并取得其明确同意。这一规定为知情同意提供了坚实的法律基础。同时，《中华人民共和国医师法》《医疗机构管理条例》等法律法规也对知情同意进行了具体规定，要求医务人员在实施手术等医疗行为前，必须向患者或其家属充分告知相关信息，并取得其书面同意。在知情同意程序前，评估患者能力，为每个患者提供适当且可理解的信息。知情同意问题相关法律依据分别强调了如下内容。

（1）明确强调了医师在诊疗过程中的告知义务和患者的知情同意权的重要性。《中华人民共和国医师法》第二十五条规定：医师在诊疗活动中应当向患者说明病情、医疗措施和其他需要告知的事项。需要实施手术、特殊检查、特殊治疗的，医师应当及时向患者具体说明医疗风险、替代医疗方案等情况，并取得其明确同意；不能或者不宜向患者说明的，应当向患者的近亲属说明，并取得其明确同意。

（2）明确强调了医疗机构和医务人员的告知义务，以保障患者的知情权。

《医疗事故处理条例》指出：在医疗活动中，医疗机构及其医务人员应当将患者的病情、医疗措施、医疗风险等如实告知患者，及时解答其咨询；但是，应当避免对患者产生

不利后果。

（3）详细规定了手术、特殊检查或特殊治疗时的知情同意程序。《医疗机构管理条例》规定：医疗机构施行手术、特殊检查或者特殊治疗时，必须征得患者同意，并应当取得其家属或者关系人同意并签字；无法取得患者意见时，应当取得家属或者关系人同意并签字；无法取得患者意见又无家属或者关系人在场，或者遇到其他特殊情况时，经治医师应当提出医疗处置方案，在取得医疗机构负责人或者被授权负责人员的批准后实施。

（4）知情同意权明确写入《中华人民共和国民法典》，强化了其法律地位。《中华人民共和国民法典》第一千二百一十九条规定：医务人员在诊疗活动中应当向患者说明病情和医疗措施。需要实施手术、特殊检查、特殊治疗的，医务人员应当及时向患者具体说明医疗风险、替代医疗方案等情况，并取得其明确同意；不能或者不宜向患者说明的，应当向患者的近亲属说明，并取得其明确同意。医务人员未尽到前款义务，造成患者损害的，医疗机构应当承担赔偿责任。

（5）再次重申了患者在接受医疗卫生服务时的知情同意权。《中华人民共和国基本医疗卫生与健康促进法》第三十二条规定：公民接受医疗卫生服务，对病情、诊疗方案、医疗风险、医疗费用等事项依法享有知情同意的权利。需要实施手术、特殊检查、特殊治疗的，医疗卫生人员应当及时向患者说明医疗风险、替代医疗方案等情况，并取得其同意；不能或者不宜向患者说明的，应当向患者的近亲属说明，并取得其同意。

（二）知情同意以伦理为考量

除了法律基础外，知情同意还蕴含着深刻的伦理意义。尊重患者的自主权和选择权是医疗伦理的核心原则之一。患者自主权是指具有行为能力并处于医疗关系中的患者，在寻求医疗服务的过程中，经过自主思考，就关于自己疾病和健康问题所做出的合乎理性和价值观的决定，并根据决定采取负责的行动。这一权利不仅关乎患者的个人尊严和自由，也是现代医疗伦理和法律的重要要求。患者选择权是指患者在医疗活动中，患者有权了解自己的病情、各种检查方法、治疗方案及医疗风险，并在此基础上自主选择是否同意或不同意进行手术、检查或治疗。这一权利是患者自主权的重要组成部分，旨在保障患者在医疗过程中的主体地位和自主决策能力。在实施超级微创手术时，医务人员应充分尊重患者的意愿和选择，确保患者在充分了解手术信息、风险及替代方案后，自主决定是否接受手术。这一过程不仅体现了对患者人格的尊重，也是医疗行为合法性和正当性的重要保障。

二、超级微创手术知情同意的内容与要求

（一）手术名称、术式与目的

在知情同意书面文件中，应明确告知患者，同时患者充分知晓将进行的手术名称、术式及其治疗目的。这有助于患者或其家属准确了解手术的具体内容和预期效果，从而做出明智选择。

（二）可能存在的风险与并发症

超级微创手术虽然具有创伤小、愈合快等优点，但仍存在一定的手术风险和并发症。

因此，在知情同意书中，应详细列出手术可能存在的风险、并发症及不良后果，包括但不限于麻醉风险、手术操作风险、术后感染、出血等。同时，还应向患者或其家属解释这些风险和并发症的发生率及可能发生的相关预后，以便他们做出全面评估。

（三）替代或其他治疗方案

在知情同意过程中，医务人员应向患者或其家属介绍除手术外的其他治疗方案，包括药物治疗、物理治疗等，并说明各方案的优缺点。这有助于患者或其家属全面了解治疗选择，并根据自身情况做出最合适的选择。

（四）术后注意事项与护理

在知情同意书中，应充分郑重告知患者超级微创手术后需要注意的事项，以促进康复并减少并发症发生，如饮食、休息、用药、复查等。同时，还应向患者或其家属解释可能出现的特殊情况及应对措施，以便他们做好心理预期及充分准备。

（五）患者权利与义务

在知情同意过程中，应清晰界定患者在手术期间的权利，如知情权、选择权、隐私权等。同时，也需要着重指出患者应尽的义务，如如实告知病情、积极配合治疗等。这样有助于确保患者在手术过程中的权益得到有效保障，并进一步促进医患之间的信任与合作。

三、超级微创手术知情同意的实践操作

（一）术前谈话与沟通

（1）安排专门时间：为确保术前谈话的充分性，医务人员应安排专门的时间与患者或其家属进行沟通，避免在匆忙或紧急情况下进行。

（2）使用辅助工具：在谈话过程中，医务人员可以使用图片、视频或模型等辅助工具，帮助患者或其家属更直观地了解手术过程和可能的风险。

（3）鼓励提问与讨论：医务人员应鼓励患者或其家属提出疑问，并耐心解答。对于患者或其家属的担忧和顾虑，医务人员应进行充分讨论和解释，以消除他们的疑虑。

（二）签署知情同意书

（1）提供充足时间：为确保患者或其家属充分理解知情同意书的内容，医务人员应给予足够的阅读时间，并解答他们可能存在的任何疑问。

（2）简化语言与格式：知情同意书应采用简洁明了的语言和格式，避免使用过于专业的术语和复杂的表述，以确保患者或其家属能够轻松理解。

（3）确认理解程度：在签署知情同意书之前，医务人员应通过提问或让患者或其家属复述手术信息等方式，确认他们是否真正理解了手术内容、风险及替代方案。

（三）存档备查与隐私保护

（1）确保信息安全：签署后的知情同意书应作为病历资料的一部分存档备查，并确保其存放安全，避免非授权人员接触。

（2）保护患者隐私：在手术过程中和术后随访中，医务人员应严格保护患者的隐私信息不被泄露，包括身体隐私和个人信息。

（四）术后随访与反馈

（1）定期随访计划：医务人员应制订定期的术后随访计划，以确保及时了解患者的康复情况和是否出现并发症。

（2）反馈机制建立：鼓励患者或其家属提供对手术和知情同意过程的反馈意见，以便医务人员不断改进和完善相关服务。同时，医务人员也应主动向患者或其家属询问对手术的满意度和建议。

（3）记录与处理反馈：对于患者或其家属的反馈意见，医务人员应进行详细记录，并及时处理。对于出现的问题或不足，医务人员应进行反思和改进，以提高医疗服务质量。

四、超级微创手术知情同意的难点与策略

（一）超级微创手术知情同意的难点

（1）信息不对称：由于医疗知识的专业性和复杂性，患者或其家属通常难以全面、准确地理解手术信息。这可能导致他们在知情同意过程中做出非明智的选择。

（2）沟通障碍：部分患者或其家属可能存在语言、文化或心理等方面的障碍，导致与医务人员的沟通困难。这可能影响他们对手术信息的理解和知情同意的有效性。

（3）信任危机：在医患关系紧张的背景下，部分患者或其家属可能对医务人员产生不信任感。这可能导致他们在知情同意过程中产生疑虑或抵触情绪。

（二）超级微创手术知情同意的策略

（1）加强患者教育：①制作易懂的教育材料，为患者或其家属提供图文并茂、语言简洁的手术信息手册或视频，帮助他们更好地理解手术内容、风险及替代方案；②举办患者教育讲座，定期举办关于超级微创手术的患者教育讲座，邀请专家进行讲解，并提供互动环节，让患者或其家属有机会提问和讨论。

（2）优化沟通方式：①使用翻译工具，对于存在语言障碍的患者或其家属，医务人员可以使用翻译工具或请专业翻译人员进行沟通，以确保信息准确传递；②采用多种沟通方式，根据患者或其家属的需求和偏好，医务人员可以采用面对面沟通、电话咨询、电子邮件等多种方式与他们保持联系，及时解答疑问。

（3）建立信任关系：①展示专业能力和经验，医务人员可以通过分享自己的专业背景、手术经验和成功案例等方式，展示自己在超级微创手术领域的专业能力和经验，从而赢得患者或其家属的信任；②注重情感交流，在知情同意过程中，医务人员应注重与患者或其

家属的情感交流，关心他们的需求和感受，给予充分的支持和安慰，以建立起良好的信任关系。

综上，超级微创手术的知情同意是一个涉及法律、伦理、实践等多个维度的复杂问题。在实施超级微创手术之前，确保患者或其家属充分了解手术信息、风险及替代方案，并自主决定是否接受手术，是保障患者权益、促进医患信任和合作的重要措施。然而，在实际操作中，仍存在信息不对称、沟通障碍和信任危机等挑战。为应对这些挑战，我们应加强患者教育、优化沟通方式并建立信任关系。展望未来，随着医疗技术不断发展和医疗环境持续改善，我们有理由相信超级微创手术的知情同意过程将更加完善、有效，为患者带来更好的医疗体验和治疗效果。同时，我们还应继续关注并研究知情同意过程中的新问题和新挑战，以推动医疗伦理和法律不断发展与进步。

第二节　超级微创手术术前谈话技巧

随着消化内镜技术的日新月异，诊疗技术的成熟化，超级微创手术已成为消化道疾病诊疗不可或缺的重要手段之一，包括消化道早癌、消化道黏膜下肿物等治疗，使这些疾病可以保留完整器官，达到去除疾病的最佳理想状态，提高患者预后生活质量。但是，患者在接受诊疗过程中，通常会产生强烈的生理、心理应激反应，表现为不同程度的焦虑、恐惧和紧张，这些情绪变化常引起患者心理和生命体征的变化，给患者带来不同程度的压力，也对检查和治疗产生了不同程度的负面影响，影响诊疗顺利进行和诊疗效果。医生作为公众健康的守护者，其核心职责不仅在于缓解患者的临床症状，更在于通过语言和行动为患者提供精神上的慰藉，努力减轻他们的心理负担。

一、超级微创手术患者心理剖析及干预

（一）超级微创手术患者产生心理应激反应的原因

在患者接受超级微创手术诊疗前、诊疗过程中、诊疗后均可产生不同程度的心理应激反应，诊疗前患者担心诊疗带来的痛苦和风险，担心诊疗不顺利或治疗效果不佳；诊疗过程中，等待诊疗期间面对陌生的手术环境，以及无亲属陪伴而出现焦虑、孤独和不安全感；诊疗后，术后产生的不适如充气引起的腹胀、消化道穿孔、出血等，加重患者的不适感，以及术后病理结果的未知，加重患者的焦虑情绪。

（二）针对患者不同的心理应激原因，重点实施心理干预

（1）建立良好的医患关系：必须取得患者信任，耐心倾听和解答患者及其家属的疑问，交流中尽量使用口语，态度和蔼，鼓励患者诉说自己的担心和不安，减少患者的心理应激反应，增强患者治疗的信心。

（2）帮助患者了解疾病，纠正一些错误观念：患者对超级微创手术及自身所患的消化道疾病认知不足，人为错误评价是患者产生不安、焦虑、恐惧的重要原因。检查前要充分

告知患者手术的目的、方法,在认知疗法上,患者在心理上获得极大程度的支持,使患者克服焦虑、恐惧心理,调整心态至最佳,顺利完成诊疗。

(3)可采取多媒体课件等行为治疗材料,使患者充分了解手术,身心放松。对于医生来说,共情是一项至关重要的技能,因为其能够确保医生以更全面、更完整的方式照护患者,使医生能够与患者所处的独特环境相融合,并最终帮助医生重建患者的健康状态。

二、超级微创手术患者的医患沟通

医患沟通是手术诊疗事半功倍的利器,沟通的基本方法是倾听和告知。

(1)沟通时从患者的角度出发,增强患者和家属对医生的信任。

(2)耐心倾听患者和家属所担心的事件。

(3)对患者病情有正确的判断,除了适当做出疾病预后的预判之外,还要熟悉医疗费用的使用情况,尤其是产生的自费或者高额费用,了解患者和家属的接受程度,避免引起麻烦。

(4)注意患者和家属的情绪状态,了解其教育背景及对病情的认知和期望。

(5)沟通中注意自身的情绪反应,学会自我控制,避免使用过激的词语,尽量使用通俗易懂的词语,耐心引导患者及家属,让患者和家属接受事实。

(6)在治疗过程中,应客观描述所涉及的内容,包括不同治疗途径的优缺点、治疗效果,同时按照轻重缓急的顺序列举患者所选术式的风险及可能出现的并发症,还需要说明手术治疗的预后情况及不可预见性,并预估治疗费用等。

三、超级微创手术的谈话告知(手术目的、手术风险和特殊情况告知)

在超级微创手术诊疗中,存在一定的手术并发症风险,预后有个体差异。因此,在诊疗前要慎重告知。

1. 超级微创手术目的 尽快切除病变,提高患者预后;或者明确病因,为后续治疗提供依据。

2. 超级微创手术的风险

(1)一般风险:消化道出血、穿孔;不可预知的心搏呼吸骤停、胸腹主动脉破裂或猝死;过度呕吐,发生食管贲门黏膜撕裂、窒息、误吸、吸入性肺炎;咽部损伤、喉头痉挛、腮腺肿胀;下颌关节脱位;患者自身异常情况导致操作困难或患者不配合检查,内镜检查不能完成;消化道腔内见大量凝血块,观察不满意,导致漏诊可能;麻醉、镇静后可能出现遗忘,有麻醉意外可能;其他不可预料的意外。

(2)特殊人群的诊疗风险:高龄患者合并心脑血管疾病,容易发生心脑血管事件。肺部或胸部疾病,或呼吸代偿功能下降的患者,术中发生低氧血症或术后肺炎的概率明显增加。长期服用抗凝和抗血小板药物的患者术中易发生出血或内镜下止血困难。严重肝功能障碍导致凝血功能明显异常。既往行胃肠道改道手术的患者,除进镜困难外,手术吻合口及新建的通道发生出血及穿孔的概率增加。

3. 特殊情况告知

（1）超级微创手术诊疗的不确定性：包括患者病变切缘阳性，是否需要二次手术的告知。

（2）掌握超级微创手术的相对禁忌证和绝对禁忌证：有些患者可能有消化内镜下手术的适应证及指征，但因各种因素（年龄大、基础疾病较多、生命垂危等），勉强进行操作可能危及生命，此时应该向患者充分告知，待条件允许后再进行，或者改变诊疗方案。

（3）消化内镜自身条件有限或并发症发生时需要转外科手术的情况需要告知。

（4）需要告知患者一种疾病的其他多种治疗方法，以供患者选择。

四、超级微创手术谈话告知后的签字

超级微创手术属于一种有创的诊疗手段，应履行书面知情同意书手续，医患双方签署书面的知情同意书。患者不具备完全民事行为能力时，由法定代理人签字；患者因病无法签字时，应授权其亲属签字；为抢救患者，在法定代理人或被授权人无法及时签字时，应上报医疗科，可由医疗机构责任人或者授权的负责人签字。

五、并发症处置原则

并发症有出血、穿孔、感染等。必要时禁食、给予静脉营养支持。对于出血明显的情况，应该内镜直视下止血和关闭创面，放置胃管和鼻空肠营养管，留院给予继续治疗，治疗上给予禁食、胃肠减压、抗生素和营养支持等对症治疗，严密观察体温等生命体征。另外，发生严重并发症的患者，应及时转外科治疗。

第三节 临床病案手术记录规范

超级微创手术作为现代医学技术的前沿领域，在临床实践中得到了广泛应用。手术记录作为医疗文书的重要组成部分，不仅记录了手术的全过程，也是医疗质量评价、医疗纠纷处理及科研教学的重要依据。既往研究表明，我国普遍存在滥用知情同意书、要求患者知情同意的事项过多及填写不规范等明显违背知情同意制度的现象，部分综合医院的此类缺陷率甚至已达到14%以上。因此，制订并遵循超级微创手术记录规范，对保障患者安全、提升医疗质量具有重要意义。

一、手术记录的基本要求

（1）及时性：术后24h内应由术者完成手术记录的书写，确保信息的准确性和时效性。

（2）完整性：手术记录应全面、详细，涵盖术前准备、手术过程、术中所见、术后处理及注意事项等各个环节。

（3）准确性：记录内容应客观、真实，避免主观臆断和模糊描述。

（4）规范性：遵循统一的书写格式和要求，使用医学术语，确保记录的规范性和可读性。

二、超级微创手术记录的具体内容

1. 患者基本信息

（1）姓名、性别、年龄：确保准确无误，便于后续随访和管理。
（2）住院号、病区、床号：便于病历查阅和资料归档。
（3）职业、婚姻、民族、居住地：对病情评估和治疗方案的制订有一定参考价值。
（4）联系方式：便于紧急情况下联系和随访。

2. 术前诊断与手术指征

（1）术前诊断：明确列出患者的主要诊断及次要诊断。
（2）手术指征：阐述为何选择该手术方式进行治疗，包括病情严重程度、保守治疗无效等因素。

3. 手术名称与术者信息

（1）手术名称：准确记录所施行的超级微创手术名称。
（2）术者、助手、麻醉医生：明确记录手术团队成员，便于责任追溯。

4. 麻醉方式与术前准备

（1）麻醉方式：如全身麻醉、局部麻醉等，并简述麻醉过程及效果。
（2）术前准备：包括皮肤准备、肠道准备、术前用药等。

5. 手术过程

（1）体位与消毒：记录患者体位及手术区域消毒情况。
（2）切口位置与长度：详细描述切口的具体位置、长度及方向。
（3）手术步骤：按时间顺序详细记录手术操作的每一个步骤，包括组织分离、病灶切除、止血、缝合等。对于超级微创手术，应特别强调所使用的微创器械、技术特点及优势。
（4）术中所见：详细描述病灶的部位、大小、形态、颜色、质地及其与周围组织的关系等。具体需要参考手术记录的规则。

6. 患者反应 记录手术过程中患者的生命体征变化、麻醉效果及可能出现的异常情况。

7. 标本处理 检查并记录切除标本是否完整，对于需要固定的标本，应在有刻度的固定板上以标本长轴与刻度线平行一致的方向固定，测量标本大小。记录处理情况，如送检病理、家属查看等。

三、术后处理与医嘱

（1）术后生命体征监测：记录术后患者的生命体征变化。
（2）胃管或肛肠减压管与负压吸引情况：如有，应记录其位置、数量及引流液量与性状；敷料更换情况也应详细记录。

(3)药物治疗：包括抗生素、镇痛药、营养支持药物等的种类、剂量及用法。
(4)康复指导：根据患者病情制订个性化的康复计划，包括饮食、活动、复查时间等。

四、注意事项与随访计划

(1)注意事项：提醒患者及其家属术后应注意的事项，如避免剧烈运动等。
(2)随访计划：制订详细的随访计划，包括随访时间、随访内容等，以便及时了解患者恢复情况并调整治疗方案。

五、书写规范与注意事项

(1)使用医学术语：确保记录内容的准确性和专业性。
(2)字迹清晰：避免涂改和错别字，保持记录的整洁美观。
(3)客观真实：记录内容应基于事实，避免主观臆断和夸大其词。
(4)保护隐私：严格遵守医疗保密原则，保护患者隐私权。
(5)及时签名：手术记录完成后应及时签名并注明日期和时间。
(6)详细准确：记录内容应尽可能详细，使用医学术语，确保信息的准确性。对于重要发现或特殊情况，应详细阐述，必要时可附图说明。
(7)条理清晰：按照手术步骤或观察顺序记录术中所见，保持记录的条理性和逻辑性。

六、具体书写技巧

(1)使用医学术语：在记录术中所见时，应使用标准的医学术语，以确保记录的专业性和准确性。
(2)量化描述：对于病灶的大小、深度等可量化指标，应尽量使用具体数值进行描述，以提高记录的可比性和参考价值。
(3)绘图辅助：对于复杂的解剖结构或手术操作过程，可辅以绘图说明，使记录更加直观易懂。
(4)注明异常：对于术中所见的异常情况，如病灶与术前诊断不符、术中出血较多等，应特别注明，并记录相应的处理措施。

综上，超级微创手术记录规范是保障患者安全、提高医疗质量的重要措施之一。通过制订并遵循规范的手术记录要求，可以确保手术信息全面、准确和及时传递，为医疗质量评价、医疗纠纷处理及科研教学提供有力支持。同时，其有助于促进医患之间的信任和合作，也有助于构建和谐医患关系。

第四节 围术期诊疗规范

围术期诊疗规范是确保手术患者顺利康复、预防并发症发生的重要环节。本节将从术前准备、术中操作、术后护理、并发症预防及随访管理方面详细阐述围术期诊疗规范的具体要求。

一、术前准备

1. 患者评估与检查 在超级微创手术前应对患者进行全面的身体评估,包括三大常规检查(血常规、尿常规、大便常规)、血生化检查、心电图、腹部B超等。对于需要手术的患者,还需要进行乙肝、艾滋病、梅毒、凝血谱等专项检查。根据患者具体病情,可能还需要增加计算机断层扫描(CT)、磁共振成像(MRI)、正电子发射计算机体层显像(PET/CT)等特殊检查项目。

2. 营养评估与支持 营养状态直接影响术后恢复。因此,在入院24h内应对患者进行营养筛查,对存在营养风险的患者进行营养干预。糖尿病患者需要特别关注围术期血糖的评估与调控,确保血糖水平控制在安全范围内。

3. 心理疏导与宣教 术前应充分与患者及其家属沟通,告知手术目的、风险、预期效果及术后注意事项。通过多元化、多模式的宣教方式,如口头教育、宣传手册、多媒体视频等,帮助患者缓解焦虑情绪,提高治疗依从性。

二、术中操作

1. 手术安全与风险评估 严格执行"手术安全检查制度"、"手术风险评估制度"及"手术部位标记制度",确保手术操作的安全性。在手术开始前,应对患者进行全面术前评估,明确手术指征,制订详细的手术方案。

2. 感染预防 术中应严格遵守无菌操作规范,使用合格的手术器械和耗材。对于需要进行全层切除的患者,建议围术期预防性使用抗感染药物,以降低感染风险。

3. 精细操作与止血管理 手术操作应精细准确,减少对周围组织的损伤。术中应有效控制出血,合理止血。对于出血较多的患者,应及时采取输血等救治措施。

三、术后护理

1. 病情监测与评估 术后应定期进行病情评估,包括监测体温、脉搏、血压等生命体征及评估疼痛程度等。对于异常情况,应及时处理并向上级医师汇报。

2. 饮食安排与营养支持 根据患者病情和手术类型,制订合理的饮食方案。鼓励患者摄入高蛋白、高维生素、易消化的食物,确保营养充足。对于无法经口进食的患者,可通过静脉输液等方式补充营养。

3. 活动指导与康复锻炼 根据术后康复要求,向患者提供适当的活动指导。早期可进行床上活动,如屈伸练习等;随着病情好转,逐渐增加下床活动量。对于骨折等需要制动的患者,应在医生指导下进行康复锻炼,防止关节僵硬和肌肉萎缩。

4. 用药管理与并发症预防 根据医嘱合理配药,确保患者按时服药。同时关注药物的

第七章　超级微创手术的术前准备与并发症处理

第一节　内镜操作前准备

一、上消化道内镜操作前准备

上消化道检查前准备常用药物如下。

1. 去泡剂　目前医院胃镜检查术前常规使用的去泡剂包括二甲硅油散、西甲硅油散等。

（1）二甲硅油散是最常用的去泡剂之一，无生理活性，性质稳定，不被消化道吸收，对人体无害。1954年其被报道在内镜检查中起消泡作用。研究显示，服用二甲硅油散后胃镜下黏膜视野清晰度明显优于服用润滑剂，其去泡效果良好，有助于识别癌前病变、确诊早期胃癌，且缩短胃镜检查操作时间，降低不良反应发生率，提高患者耐受性。

（2）西甲硅油散是二甲硅油与二氧化硅的复合物，是一种香蕉味的非离子表面活性剂，其在生理、药理学方面属惰性物质，口服后不吸收，无相关毒性报道，是良好的去泡剂。研究表明，不同剂量（200mg、400mg、600mg）的西甲硅油散对患者胃镜检查效果有显著的影响。随着西甲硅油散剂量增加，胃镜视野的清晰度逐渐升高，异丙酚用量和胃镜检查操作时间也相应减少，但大剂量西甲硅油散会增加不良反应发生率，故综合考虑西甲硅油散的最适宜剂量为400mg，该剂量在提高视野清晰度的同时降低了不良反应发生风险。

2. 口含麻醉药

（1）盐酸达克罗宁胶浆是麻醉、去泡及润滑的复合制剂，能阻断神经冲动和刺激，抑制触觉等，缓解不适。该药具有毒性小、对中枢系统影响小、麻醉作用强、起效快、作用时间长及去泡效果好等特点。有研究发现，应用10ml盐酸达克罗宁胶浆后胃镜检查操作时间、操作满意率及黏膜可视性均优于8ml。

（2）盐酸利多卡因胶浆是淡黄色、黏稠液体状复合制剂，主要成分为利多卡因、二甲硅油等，可使视野清晰，利于观察；还具有局部麻醉效果，可在进镜时减少对咽喉部的刺激。有研究发现，与盐酸利多卡因胶浆原液相比，将10ml盐酸利多卡因胶浆（规格10ml∶0.2g）稀释于50ml水中时，麻醉效果相近，但去泡有效率及综合治疗总有效率均高于盐酸利多卡因胶浆原液组，两者均未发生不良反应。

3. 去黏液剂　链霉蛋白酶是强力蛋白水解酶复合物，1962年从链霉菌培养液中分离所得。因该酶能切断胃黏液中糖蛋白肽键并使其溶解，自1991年开始被用作内镜检查前用药。多项研究表明，链霉蛋白酶在黏膜清晰度、微小病灶检出率、癌前病变及早期胃癌检出率、检查操作时间方面有优势，而且链霉蛋白酶不良反应发生率低，安全性高。

N-乙酰半胱氨酸（NAC）常被用于去除呼吸道黏液，也可裂解胃黏液中黏蛋白肽以减小黏滞性，便于吸引，与二甲硅油联用还能提高胃镜视野清晰度。也有研究发现，与单独使用盐酸达克罗宁胶浆比较，N-乙酰半胱氨酸联合盐酸达克罗宁胶浆可有效改善胃镜视野清晰度、提高微小病变检出率、缩短检查时间。

糜蛋白酶是一种具有肽链内切效力的分解酶，可作用于蛋白质肽链使其断成小分子的肽，或作用于蛋白分子肽链端使其分解为氨基酸。糜蛋白酶可将胃壁上的黏液分解成液状，利于引流。有研究表明，糜蛋白酶用于胃镜操作前准备能有效提高胃镜视野清晰度、缩短胃镜检查操作时间并提高微小病变、癌前病变、早期胃癌的检出率。

胃镜检查前常用去泡剂或去黏液剂，但单一用药难以达到理想的临床效果，因此临床上联合用药以协同增效。去泡剂联合去黏液剂的应用方案尚无统一标准，有研究发现，在二甲硅油散和盐酸达克罗宁胶浆的应用基础上加用链霉蛋白酶，在提高黏膜清晰度及视野清晰度、微小病变检出率等方面有优势。

在进行胃镜检查之前，去泡剂及去黏液剂的服用时间不同，可能效果不同。多项研究表明检查前 30～60min 使用水、西甲硅油和链霉蛋白酶的清洁度和可视化效果最佳。有研究表明，随着链霉蛋白酶应用时间持续延长，视野清晰度会有不同程度降低，60min 后胃镜视野清晰度最低。原因可能与链霉蛋白酶活性会随作用时间延长而降低、患者口腔内分泌物吞咽进胃内可使药液被稀释等有关。

二、下消化道内镜操作前准备

（一）饮食准备

低残渣/低纤维食物有助于提高肠道准备的效果，推荐结肠镜检查前 24h 内停止摄入高残渣、高纤维食物。检查前可参考饮食的种类：①清流质饮食，指澄清的流质或半流质饮食，不包括牛奶和橙汁等。带有颜色的液体和食物会影响肠镜检查的结果。虽然此类食物排空快，但是不耐饥饿，常会降低患者再次行结肠镜检查的意愿。②低渣/低纤维饮食，指尽量减少经消化后留下残渣的饮食，临床上常用低纤维饮食代替低渣饮食，对纤维量摄入较为统一的标准为小于 10g。

（二）常用的清洁肠道的药物

（1）聚乙二醇（PEG）电解质散：PEG 为惰性乙烯氧化物形成的聚合物，加水配成等渗性溶液服用，其为容积性泻药，不吸收、不代谢，通过口服大量液体清洗肠道，对肠道的吸收和分泌功能无明显影响，也不易引起水、电解质紊乱。相比其他导泻剂在肠道准备中的应用，PEG 在肠道准备质量、不良反应发生率、患者耐受性等方面具有优势，所以 PEG 电解质散是目前中国人群使用最普遍的肠道清洁剂。有研究对比了 PEG 和硫酸镁肠道清洁方案，硫酸镁组的肠道清洁有效率显著低于 PEG 组，而不良反应发生率高于 PEG 组。复方聚乙二醇电解质散服用的顺应性极大程度影响肠道准备效果。单次 PEG 方案常规用法：在结肠镜检查前 4～6h 开始服用，2h 内服完；服药期间可以通过适量运动和腹部按摩加速肠道蠕动排泄。一般开始服药 1h 后肠道运动加快，逐渐开始排便。排便前患者可能感到腹胀，可暂缓服用，待症状消除后再继续服用，直至排出清水样便。如排便性状达不到上述要求，可加服 PEG 溶液或清水，但总量一般不超过 4L。

（2）硫酸镁属于高渗溶液，通过使肠腔内渗透压升高，刺激肠液分泌的同时阻止肠内水分吸收，促进肠蠕动，从而达到清洁肠腔的目的，所以硫酸镁可作为肠道准备的清洁剂，但由于镁离子聚集有引起肠黏膜炎症、溃疡及发生脱水诱发高镁血症的风险，因此不推荐在炎性肠病、可疑炎性肠病及肾功能异常患者中使用。常规用法：硫酸镁 50g 加清水 100ml 稀释后一次性服用，后续饮水约 2L，如已观察到排清水样便，可不再继续饮水。

（3）磷酸钠盐清肠方案的优点为仅需要口服少量（约 1.6L）柠檬口味的溶液。国内外的研究表明，口服磷酸钠溶液与口服 4L PEG 溶液相比，肠道准备效果相当，且患者依从性更好，出现恶心、呕吐、腹胀等胃肠道不良反应较少，因此对于特定情况的肠道准备，尤其是无法耐受口服大剂量肠道清洁剂的患者，可以选用。但由于磷酸钠盐制剂为高渗溶液，在肠道准备过程中，可能诱发癫痫、磷酸盐肾病、与电解质紊乱相关的心律失常等。根据国内外相关研究，老年人群因合并症较多，在使用磷酸钠盐进行肠道准备前应详细询问病史。患有肠梗阻、心律失常、心力衰竭、慢性肾病、电解质紊乱等疾病，或服用血管紧张素转换酶抑制剂（ACEI）或血管紧张素受体阻滞剂（ARB）等药物者，应避免使用。常规用法：大多数患者采用磷酸钠盐分次服用方案，即第一次服药在检查前 10～12h，使用至少 800ml 温凉水溶解磷酸钠盐散剂或稀释口服溶液服用，检查前 3～5h 重复 1 次。

（4）推荐适量使用去泡剂改善肠道准备质量。目前常用于肠道准备的去泡剂主要为西甲硅油或二甲硅油，在肠道准备过程中适当应用去泡剂，不仅能减少干扰视觉的气泡数量，还能缓解腹胀和恶心，从而提高肠道准备质量。用法推荐：西甲硅油，15～30ml，可加入最后一份清肠剂同时服用，或者于清肠剂服用完成后 30～60min 服用；二甲硅油，12ml 二甲硅油乳剂（或 5g 二甲硅油散）加 100～200ml 常温水摇匀，在最后一份清肠剂服完后服用。

三、小肠镜操作前准备

（一）确定进镜途径

一般来说，对于怀疑空肠病变者（以黑便为主要表现，或胶囊内镜提示时间指数 ≤0.6、小肠三维 CT/MRI 提示病变位于空肠者），建议首次小肠镜检查选择经口进镜途径；对于怀疑回肠病变者（以便血为主要表现，或胶囊内镜提示时间指数 >0.6、小肠三维 CT/MRI 提示病变位于回肠者），建议首次小肠镜检查选择经肛进镜途径。同时可根据疾病的好发部位选择，如怀疑克罗恩病（好发于回肠），首选经肛进镜，而黑斑息肉综合征（息肉好发于空肠）患者检查时可选择经口进镜。

（二）麻醉或镇静

小肠镜检查建议在麻醉或镇静状态下进行。通常采用静脉麻醉方式，予以静脉缓慢推注/泵入异丙酚等药物，镇静可应用咪达唑仑等药物，但均需要心电及血氧监护。经口途径检查时，建议气管插管麻醉以避免误吸，降低检查后吸入性肺炎并发症发生率。经肛途径检查时，通常只需要静脉麻醉即可，但当患者存在胃潴留或肠梗阻时，也需要气管插管。因此，在小肠镜检查前，需要由麻醉医师做好相关的评估工作，当患者情况符合麻醉要求时，可实施麻醉。如患者存在麻醉禁忌，在特殊情况下，如患者有强烈小肠镜检查指征（持续消化道出血、胶囊内镜或常规影像学检查明确提示小肠病变等），且预估检查时间较短就可能发现病变，则在与患者及其家属充分沟通的前提下，可以采用镇静方式（哌替啶、地西泮）实施小肠镜检查。

（三）肠道准备

检查前1天开始低纤维饮食，并于晚餐后禁食。经口检查者禁食8～12h，同时禁水4～6h即可；经肛检查者肠道准备方案同全结肠镜检查。对于不完全性肠梗阻患者，应尽可能在肠道梗阻解除并完成相应肠道准备后行小肠镜检查。

（四）X线设备

X线设备对小肠镜检查不是必需的，但对提高进镜效率和深度有帮助。对于初次开展小肠镜检查的单位，操作应尽可能安排在有X线设备的操作室进行，这有利于在透视下观察内镜的进镜深度和部位、辅助解袢。对于怀疑小肠局部有瘘管或梗阻的病例，还可进行术中造影（术前造影剂过敏试验阴性）。

（五）CO_2气泵

目前有充分证据表明，在小肠镜检查过程中，采用CO_2注气代替空气，有利于减少操作过程中小肠气体滞留，从而使更长长度的小肠套叠于外套管上，提高全小肠检查成功率，并减轻患者术后腹痛、腹胀，因此建议在有条件的单位尽可能开展。

（六）检查设备完好性

操作者术前必须仔细检查机器设备、外套管、气囊、气泵等器材或设备是否完好。尤其需要注意外套管或内镜前端的气囊是否有漏气或无法完成注气/放气的现象。气囊工作状态异常通常源于内镜或外套管的注气管道堵塞或安装方法不当，需要重新检查更换。

四、十二指肠镜操作前准备

对于食管-胃-十二指肠镜检查（EGD），预先给予西甲硅油或西甲硅油联合N-乙酰半胱氨酸，食管和胃的可见性显著改善。在进行胃镜检查时，通常建议患者禁食4～6h以防止误吸。

五、超声胃镜操作前准备

超声胃镜使用过程中术前准备常与胃镜相同，但是超声胃镜使用过程中除需要观察黏膜表面情况外，还需要以水作为介质观察病变层次，介质中混有气体或黏膜表面有液体会使超声胃镜观察不准确，因此相较于普通胃镜，超声胃镜对黏膜清洁程度要求更高，目前推荐链霉蛋白酶、二甲硅油作为超声胃镜术前准备用药。辅助用药如盐酸丁卡因、颠茄酊等联合传统术前用药改进了胃镜术前检查，但合适比例目前未能明确，联合用药准备时间长、烦琐，需要专门配备人员，且目前缺少大样本、多中心、前瞻性研究证实，虽然目前有研究团队研发了一种新的清澈透明的水包油（O/W）DM 纳米乳剂（DMN）用来改进匹配及解决比例分配问题，但在临床实际应用仍需要进一步证实。

六、胆管镜操作前准备

经口胆管镜手术是一种高风险的内镜手术，需要比常规经口内镜操作更深的镇静。术前操作评估包括临床特征、患者基本情况及术前影像学检查等评估。但术前是否需要进行 EGD 操作并不能得到统一的结论，目前并没有研究表明术前 EGD 有助于避免术后及术中并发症出现；对于无吞咽困难、假定狭窄或上消化道解剖改变的患者，无术前行 EGD 指征。如果出现上消化道解剖改变、狭窄或其他动力学问题，术前 EGD 有助于保证经口胆管镜操作安全及提高成功率。

七、共识中的热点问题

（一）结肠镜检查术前准备个体化及新型肠道准备药物

在进行结肠镜检查之前，需要对患者的身体状况进行充分评估，并进行充分肠道准备，合格肠道准备成功率应该≥90%，可以充分提高结肠镜对结直肠癌尤其是早期结直肠的检出率。推荐采用波士顿肠道准备评分量表（BBPS）进行术前准备评估，BBPS 评分≥6 分被视为肠道准备良好，进一步可降低漏诊率。除常规人工医疗结构术前准备评分外，人工智能评分系统有助于协助内镜操作人员进一步分析。在肠镜检查过程中，基于深度学习的人工智能已经可以实现实时肠道准备质量及清洁度的反馈，人工智能系统评估相对客观，且标准统一，减少评估偏差，目前可能需要进一步在多中心、大样本、随机对照试验中训练及验证人工智能综合肠道准备分析。

对于肠道准备所需清洁剂的使用，应结合患者的整体健康情况、病史、服药史、口味偏好、既往肠道准备情况等因素，选择最适合的药剂及服药频次方案。国内最常应用的是 PEG。PEG 在肠道准备质量、不良反应发生率、患者耐受性等方面具有优势。对于不存在肠道准备不充分危险因素的患者，可采用 2L PEG 单独服用手段，因为对于这部分人群来说，2L 单次 PEG 口服手段与 4L 手段结果无差异，对于存在肠道准备不充分危险因素的患者，需要采用 PEG 分次服用方案进行肠道准备。而目前现有的最新国内专家共识指出，目前肠道准备不充分危险因素包括慢性便秘、未严格按照要求进行肠道准备（如术前高纤维饮食、PEG 服用量不足）、体重指数（BMI）＞25kg/m^2、年龄＞70 岁、结肠外科手术史、伴有其他疾病（如糖尿病、帕金森病、卒中或脊髓损伤病史）、应用三环类抗抑郁药或麻醉药等。

磷酸钠盐清肠方案的优点为仅需要口服少量（约 1.6L）柠檬口味的溶液。国内外的研究表明，口服磷酸钠溶液与口服 PEG 溶液相比，肠道准备效果相当，且患者依从性更好，因此对于特定情况的肠道准备，尤其是无法耐受口服大剂量肠道清洁剂的患者，可以选用。需要谨防不良反应如癫痫等。我国目前常用于肠道准备的中草药有番泻叶原叶、蓖麻油等。有研究表明，采用联合番泻叶的方案进行肠道准备后，内镜操作过程中盲肠插管率可达 90% 以上，病变检出率达 40%，患者满意度有所提高，但腹泻等并发症的发生限制了其单独应用，一般仅限于辅助手段。除此之外，对于存在危险因素的肠道准备不充分患者，可继续加用其他药物辅助进行肠道准备，如芦比前列酮，其作为一种氯离子通道 [2 型氯离子通道（CIC-2）] 激活剂，具有增加肠道分泌和转运的作用，从而促进排便。多项随机对照试验均证实 PEG 联合芦比前列酮能更好地进行肠道清洁。利那洛肽是鸟苷酸环化酶 C 受体激动剂，可促进肠液分泌，增加粪便含水量，且促进氯离子通道开放，增加肠道运转，促进排便；目前已有的研究表明，联合 PEG 进行术前准备具有很好的清洁效果。乳果糖在结肠内被分解为乳酸和醋酸等低分子量有机酸，导致肠道内酸碱度下降，刺激肠道蠕动，产生温和的导泻作用。与单纯口服 PEG 相比，联合使用能显著增加便秘患者排便次数，提高肠道清洁效果。对于灌肠剂，没有明确的可提高准备效能的背景。

对于老年患者，胃肠动力明显下降，结肠袋松弛，一般肠道准备不充分，分次口服 PEG 方案可很大程度提高准备效能。对于小于 2 岁儿童，一般推荐采用生理盐水灌肠以达到清洁目的；对于活动性下消化道出血患者，行急诊结肠镜检查时，若可以耐受，可以加服 PEG。

（二）小肠镜与胶囊内镜术前检查准备

小肠疾病检查术前的相关准备：小肠胶囊内镜检查（small-bowel capsule endoscopy，SBCE）和器械辅助小肠镜检查（device-assisted enteroscopy，DAE），气泡、小肠内的食物性状、胃和小肠转运时间等多种因素影响小肠可视化质量（SBVQ）、诊断率（DY）和盲肠完成率（CR），术前准备采用 PGE 增强 SBVQ 和 DY，但对 CR 无影响。空腹或 PGE 联合西甲硅油可增强 SBVQ，但对 CR 无影响。通常不推荐使用促肠动力的制剂。排便性肠道准备的最佳时机尚未确定。欧洲胃肠内镜学会（ESGE）建议在顺行 DAE 前禁食 8～12h 固体食物，禁食 4～6h 液体。对于逆行性 DAE，推荐结肠镜检查准备方案；有意识的镇静、深度镇静和全身麻醉都是可接受的替代方案。方案的选择应该依据手术复杂性、临床因素和当地组织方案的限制；如果小肠病变的位置未知或不确定，ESGE 建议一般首选顺行路径，在明显出血的情况下，ESGE 建议初始顺行入路；如果小肠病变的位置未知或不确定，ESGE 建议一般首选顺行路径。

对于食管 - 胃 - 十二指肠镜（EGD）：预先给予西甲硅油或西甲硅油联合 N-乙酰半胱氨酸显著改善了食管和胃的可见性。在西甲硅油中加入蛋白酶可提高胃能见度评分，在活检时内镜冲洗中使用消旋酶可降低黏液厚度、活检深度和改善内镜活检时的诊断评估。在进行胃镜检查时，通常建议患者禁食 4～6h 以防止误吸。

（4）建立静脉通路，首选右上肢，监测并记录生命体征。评估超级微创手术耗时，如术中耗时较长，一般超过3h者应实施导尿术。为了适应手术后变化，术前应做适应性锻炼，包括练习在床上大小便。准备好床上用品，包括尿壶、便器、尿垫等。

三、共识中的热点问题

对于口服抗血小板聚集药或抗凝药的患者，应及时沟通，让患者了解停用抗血小板聚集药或抗凝药可能带来的血栓形成风险，以及继续治疗可能引发的出血风险。在进行所有超级微创内镜手术时，建议继续服用阿司匹林，除非进行壶腹切除术。在停用抗血小板聚集药和抗凝药前，应考虑个体特异性，尽量评估停药后的治疗风险和继续口服抗血小板聚集药可能引起的出血风险。

对于低风险的超级微创内镜手术，建议继续使用P2Y12受体拮抗剂作为单一或双重抗血小板治疗（DAPT），并建议继续应用华法林等抗凝药治疗。应确保国际标准化比值（INR）在手术前一周不超过治疗范围，同时建议在手术当天省略直接口服抗凝药（DOAC）的晨起剂量。对于低血栓风险患者的高危超级微创内镜手术，建议在术前7天停用P2Y-12受体拮抗剂，对于DAPT患者，建议继续服用阿司匹林；同时建议在术前停用华法林5天，在术前复查INR，以确保<1.5。而相反，对于高血栓风险患者的高危超级微创内镜手术，建议继续服用阿司匹林，并联合心内科进行会诊，讨论停止使用P2Y-12受体拮抗剂的风险/益处；而使用抗凝药的患者建议暂时停用华法林，用低分子肝素（LMWH）替代；对于口服抗凝药的患者，行高危超级微创手术者，建议在手术前3天服用最后一剂抗凝药；对于口服达比加群且估计肾小球滤过率为30～50ml/min的患者，建议在手术前5天服用最后一剂达比加群。

对于所有术前停用抗凝药及抗血小板聚集药的患者，建议在术后2～3天恢复治疗，且充分告知患者术后出血的风险增加，密切关注患者术后粪便常规结果等。根据术后出血的严重程度和患者的血栓形成风险，纠正凝血功能障碍，对于服用维生素K拮抗剂的血流动力学不稳定的患者，建议静脉注射维生素K和Ⅳ因子凝血酶原复合物浓缩物（PCC）。一般行内镜手术术后血红蛋白值下降超过20g/L、需要输血或导致计划外住院时，出血具有临床意义。

第三节　超级微创手术的创面预处理与感染预防

消化管腔内并非无菌环境，正常消化道黏膜是防御感染的重要屏障，超级微创手术破坏了正常消化道黏膜，通过内镜治疗涉及消化道各层甚至腔外，这些操作都有可能导致术后感染和其他并发症发生。

食管的常见细菌来自厚壁菌门（70%）、拟杆菌门（20%）、放线菌门（4%）和变形菌门（2%），主要菌属是葡萄球菌属、普氏菌属和韦荣氏球菌属；由于胃酸、胆汁作用等因素影响，胃内的细菌数量少，常见细菌包括放线菌门、拟杆菌门、厚壁菌门和变形菌门（包括幽门螺杆菌），主要菌属为链球菌属；对于结直肠常见细菌，在近端肠球菌更为常见，而远端铜绿假单胞菌和大肠杆菌/志贺菌更为丰富，其他为变形杆菌，白色或金黄色葡萄球菌；胆道感染中最常见的细菌主要包括大肠杆菌、克雷伯菌属、铜绿假单胞菌、肠球菌属，而表皮葡萄球菌、链球菌属、屎肠球菌等不常见；胰腺感染中最常见的为肠杆菌科（以大肠杆菌为最常见）及葡萄球菌、肠球菌、链球菌、厌氧菌、假单胞菌科和不动杆菌属。在胰腺感染性坏死中，革兰氏阴性菌多见于胆道性胰腺炎，革兰氏阳性菌多见于酒精性胰腺炎，而多微生物感染更可能发生于胰腺脓肿中。小肠中厚壁菌门和变形菌门数量最多，拟杆菌门数量较少。而厚壁菌门主要以乳酸菌为代表，包括链球菌科、乳酸杆菌科和肉杆菌科。变形菌门主要包括奈瑟科、巴氏杆菌科和肠杆菌科。

暴露感染的风险包括：在内镜检查过程中，分泌物易反流至内镜腔中，使条件致病菌在患者消化道和内镜腔道之间来回穿梭，增加患者感染风险；消化道内潴留的食物残渣和液体；手术操作相关包括术中、术后大出血及穿孔，胸腔积液、腹水、感染等。

一、超级微创手术创面预处理的方案

1. 经自然腔道通道的超级微创手术有感染风险，应进行创面术前预处理

（1）上消化道（包括食管、胃、十二指肠）自然腔道创面的术前预处理：①术前患者需要禁食12h、禁水2h，术前胃镜下应用无菌水冲洗清理食管及胃腔，以确保上消化道清洁，减少细菌数量；②建议患者术前30min口服黏液去除剂（如链霉蛋白酶等），以提高手术视野的清晰度，缩短手术时间，降低并发症的发生风险；③手术麻醉开始前，患者需要使用无菌水或生理盐水反复漱口；④制订隔离措施，严格消毒胃镜，术中使用一次性无菌器械。另外，胆道和胰腺的自然腔道手术的术前预处理可参照上消化道的流程。

（2）下消化道（包括直肠、结肠）自然腔道创面术前预处理：①入院后治疗前予以少渣饮食，术前常规禁食12h；②术前需要行肠道准备，以充分排空和清洁肠道，肠道准备的流程包括口服清肠剂或温盐水灌肠、口服去泡剂（如西甲硅油）等；③制订隔离措施，严格消毒肠镜，术中应用一次性无菌器械；④术中发现肠液聚集时需要充分清理。另外，阑尾的自然腔道手术的术前预处理可参照下消化道的流程。

中消化道自然腔道手术的情况较为特殊，需要根据病变位置选择参照下消化道的流程，还是同时参照上、下消化道的流程。

2. 经隧道通道的超级微创手术有感染风险，应进行创面术前预处理 一般情况下，经隧道通道内镜手术创面的术前预处理与经自然腔道通道内镜手术相同。但针对贲门失弛缓症和胃轻瘫等动力性疾病引起的消化道潴留而采用的经口内镜食管下括约肌切开术（peroral endoscopic myotomy，POEM），术前禁食时间需要延长至不低于48h。

3. 经消化道穿刺通道的超级微创手术有感染风险，应进行创面术前预处理 目前技术上主要通过穿刺胃和十二指肠实现，建立胃-胰腺、胃-胆囊、胃-空肠、十二指肠-胆管等通道完成手术。从技术形式上可将其分为超声内镜引导细针穿刺抽吸术/活检术（endoscopic ultrasound-guided fine needle aspiration/biopsy，EUS-FNA/B）和双蘑菇头金属支架（lumen-apposing metal stent，LAMS）置入术。一般情况下，经消化道穿刺通道内镜手术创面的术前预处理与经自然腔道通道内镜手术相同。

4. 经皮穿刺通道的超级微创手术有感染风险，应进行创面术前预处理 目前技术上主要通过穿刺体外皮肤实现，建立体外 - 胆管等通道完成手术。临床上较为成熟的是经皮经肝胆道镜取石术，其并发症主要为感染、出血、胆瘘等。因此，建议术前按照手术消毒原则严格消毒体外皮肤穿刺区域，同时术前禁食 6～8h、禁水 2h。

5. 经多腔隙通道的超级微创手术有感染风险，应进行创面术前预处理 目前多腔隙通道的超级微创手术主要包括消化内镜联合胸腔镜或腹腔镜手术，主要切除消化道黏膜下巨大肿瘤、巨大息肉等。因此，多腔隙通道手术除应遵循胸腔镜或腹腔镜的常规皮肤消毒流程外，还应遵循对应内镜手术的创面预处理方法。

腹腔镜、胸腔镜手术传统皮肤消毒通常采用碘伏或氯已定醇溶液，以手术切口为中心由内向外环形涂抹消毒，范围需覆盖手术野及潜在操作区域。消毒需重复 2～3 遍，每次更换消毒钳或纱布，确保术区充分灭菌并扩大至周围 15～20cm 皮肤。消毒的规范主要包括：①使用消毒剂涂擦时，应从清洁的手术区中心向外周涂擦；②皮肤消毒范围一般为手术切口周围 15cm 的区域。若切口需要延长，则应扩大皮肤消毒范围。

二、超级微创手术的抗生素应用

（一）经自然腔道通道的超级微创手术

1. 上消化道自然腔道手术 经上消化道自然腔道超级微创手术，若上消化道非全层缺损、低风险患者，酌情使用抗生素；若上消化道非全层缺损、高风险患者，建议使用抗生素；若上消化道全层缺损，均建议使用抗生素。

上消化道自然腔道手术不推荐常规预防性使用抗生素。食管病灶局部切除 / 剥离术后菌血症的发生率低（1%），且发热与菌血症无关，无须常规预防性使用抗生素；胃病灶局部切除 / 剥离术后发生菌血症的风险低且呈一过性，不推荐常规预防性使用抗生素。因此，常规预防性使用抗生素可能是不必要的。但是当存在以下情况时，需要考虑使用抗生素：手术时间长、病变切除范围大、合并消化道穿孔、消化道大量出血、糖尿病、免疫功能低下（特别是接受器官移植者）及营养不良等。

2. 胆胰自然腔道手术 若无明确感染，则术前不建议使用抗生素；若已存在感染，则建议使用抗生素。对于预计引流困难、感染风险高的手术，术前和术后均建议使用抗生素。

拟行内镜逆行胰胆管造影（endoscopic retrograde cholangiopancreatography，ERCP）治疗的患者术前无须使用抗感染药物，但当存在以下任一项者应考虑预防性应用广谱抗感染药物：①已出现胆道感染的脓毒血症；②肝门部存在胆管狭窄；③胰腺假性囊肿的内镜介入治疗；④已接受器官移植或免疫抑制者；⑤原发性硬化性胆管炎；⑥存在中、高度风险的心脏疾病如心脏瓣膜疾病者，药物的抗菌谱需要覆盖革兰氏阴性菌、肠球菌及厌氧菌。

3. 下消化道自然腔道手术 结直肠超级微创手术后如非全层缺损且创面＜2cm，则不建议使用抗生素；结直肠超级微创手术后如非全层缺损且创面≥2cm，则建议使用抗生素；

结直肠超级微创手术后如全层缺损，则建议使用抗生素。

结直肠病灶局部切除/剥离术后，若创面较小，发生菌血症的风险相对较低，通常不推荐使用抗感染药物；若创面较大，则其将成为细菌入侵的窗口从而可导致感染，以及全层缺损，可导致继发性腹膜炎发生，以上均可考虑使用抗感染药物。抗生素应选用喹诺酮类、第二代或第三代头孢菌素类，酌情加用硝基咪唑类药物。术后用药总时间一般不应超过72h，但可酌情延长。

4. 阑尾自然腔道手术　内镜逆行阑尾炎治疗术（endoscopic retrograde appendicitis therapy，ERAT）术后常规使用抗生素。

在ERAT充分清理阑尾腔、建立通畅的引流系统后，通常建议应用第三代头孢菌素联合硝基咪唑类药物，出现严重并发症时应选用哌拉西林-他唑巴坦，如对上述药物过敏，则可应用碳青霉烯类。抗生素的具体使用时间应结合患者临床症状、体温和血液感染性指标等。

（二）经隧道通道的超级微创手术

1. 上消化道隧道手术　上消化道经隧道通道超级微创手术建议使用抗生素。消化内镜隧道技术共识建议在术前30min经验性应用抗生素预防感染，术后抗生素维持应用时间不超过48h。抗生素选择可针对隧道技术相关感染菌（包括绿脓杆菌和不动杆菌）的β内酰胺类，如第二代和第三代头孢菌素类（头孢曲松、头孢呋辛、头孢唑林）和阿莫西林-克拉维酸等。如患者对青霉素类药物过敏，可选用氨曲南联合克林霉素、三代喹诺酮类等。

2. 下消化道隧道手术　结直肠经隧道通道超级微创手术常规使用抗生素。结直肠术后切口感染主要由肠道菌群错位定植引起，建议术前30min至术后24～48h静脉应用覆盖革兰氏阴性杆菌的抗生素，预防性使用抗生素的时间不宜过长，长时间使用可能导致耐药菌株产生，甚至出现假膜性肠炎。

（三）经穿刺通道的超级微创手术

（1）经穿刺通道的EUS-FNA/B类超级微创手术，经胃穿刺时发生感染的概率较低，需要酌情使用抗生素；经十二指肠穿刺时建议使用抗生素。但若存在消融等治疗操作时，均建议使用抗生素。

研究显示，经胃的超声内镜（endoscopic ultrasound，EUS）引导下穿刺发生感染的概率很低，实性病变感染的发生率为0.4%～1%，囊性病变感染的发生率仅为0.44%，因此不建议常规预防性使用抗生素。EUS引导经胆总管十二指肠造口术时胆管炎的发生率为1.5%，因此建议术后应用抗生素以最大限度降低感染的发生率。上述情况若存在消融等治疗操作，建议预防性使用抗生素。建议使用第三代头孢菌素类，酌情加用硝基咪唑类药物。

（2）经穿刺通道的LAMS置入术类超级微创手术，需要严格静脉使用抗生素。

LAMS置入术后的常见并发症包括继发性感染。随着抗生素使用，继发性感染的发生率有所下降。对于胰腺假性囊肿或包裹性坏死，LAMS置入术前依据经验，应用广谱抗生素抗感染治疗，如使用第二代、第三代头孢菌素类或喹诺酮类，而后根据标本培养结果及药敏试验结果选择抗生素治疗，需要同时考虑抗生素的组织渗透性和副作用，应用时间持续到术后5～7天。研究显示，感染性胰周积液培养物中最常见的是革兰氏阳性肠球菌（45%）和革兰氏阴性肠杆菌（42%）。

（3）经皮穿刺通道的超级微创手术建议使用抗生素。

经皮经肝穿刺胆管镜超低微创手术可用于评估胆道狭窄性质、胆道活检、碎石和取石等，术后有出现胆管炎、脓毒症等的风险。对于恶性胆管梗阻且无明显感染征象者，推荐在介入操作治疗前预防性使用覆盖革兰氏阴性菌且经胆汁代谢的抗生素；而良性胆管梗阻如胆道结石等常合并感染，操作前已应用抗生素，无须额外追加。胆道感染以大肠杆菌为首的革兰氏阴性菌为主，革兰氏阳性菌中则以肠球菌属为主，通常可选用第三代头孢菌素类、碳青霉烯类及万古霉素等治疗。

（四）经多腔隙通道的超级微创手术

（1）胃镜联合胸腔镜手术，需要严格静脉使用抗生素。

胸腔镜手术后可能发生肺炎、胸膜腔感染、手术部位感染等，因此经验性应用抗生素治疗很重要。胸膜间隙的缺氧性质有利于厌氧菌生长，因此常规静脉注射抗生素应在皮肤切口前60min内进行。由皮肤和呼吸道菌群中常见的各种微生物（如金黄色葡萄球菌、凝固酶阴性葡萄球菌、肺炎链球菌和革兰氏阴性杆菌）引起的感染可应用头孢菌素类抗生素充分预防，万古霉素或替考拉宁可应用于对青霉素或头孢菌素类抗生素过敏的患者。对于抗生素的具体选择，还应参考当地流行病学及引起医院外科感染微生物的抗生素敏感模式。

（2）胃镜或肠镜联合腹腔镜手术，需要严格静脉使用抗生素。

腹腔镜术后感染主要为肺部感染及腹腔内感染。研究表明，腹腔镜手术后肺部感染病例占9.67%，需要制订相应的预防措施以降低感染的发生率，同时腹部手术侵入性程序增加了细菌污染腹膜腔的风险，因此需要严格静脉应用抗生素。内镜联合腹腔镜手术包括传统暴露性切除和新出现的非暴露性切除，其中非暴露性技术包括非暴露内镜胃壁翻转术、清洁非暴露技术、非暴露式全层切除技术等。暴露性切除与非暴露性切除所引起的腹腔感染程度不同，如果发生腹腔感染，应根据具体严重程度分级选择抗生素。

三、共识中的热点问题

内镜操作过程中，由于各种自然腔道之间的相互沟通，使部分外界菌群及不同腔道定植菌分散至操作部位，使操作部位损伤或破损黏膜产生细菌感染，有引发局部感染的风险，消化内镜相关性菌血症还伴有远处组织局限性感染的风险，在这种感染中，耐药菌群的感染也不少见。

对于由超级微创手术引起的感染，菌血症相较来说更为凶险，但是超级微创手术介入引起的菌血症风险与常规介入自然腔道操作相比并未明显增加。对实质性或囊性肿瘤进行EUS-FNA患者进行的前瞻性研究表明，手术相关感染并发症如菌血症发生率相对较低，不推荐常规应用抗生素，相反，对于术前3～5天应用抗生素的患者，其在术后感染时联合应用抗生素时，不良反应发生率更高。对于严重中性粒细胞减少和晚期血液系统恶性肿瘤的患者，在胃肠道内镜检查后发生菌血症和脓毒症的风险增加，术前可根据情况选择合适的抗生素进行预防。

进行 PEG 前患者禁食过夜（禁固体食物 6h、透明液体 2h，如果胃蠕动功能受损如胃瘫，禁食时间延长），ESGE 建议在进行内镜手术时预防性静脉注射单次剂量的内酰胺类抗生素（或适当的替代抗生素），减少术后伤口感染的风险。多项随机对照试验表明，在进行经皮导管穿刺术（PEG-J/DPE-J）中，预防性单次使用内酰胺类抗生素对预防术后皮肤周围创口或内部造瘘创口感染均有重要意义，一项包括 10 项随机对照试验（1059 例患者）的荟萃分析数据显示，预防性青霉素或头孢菌素治疗可降低术后伤口感染的风险，头孢菌素降低感染风险相对小于青霉素，关于 PEG 术前给予抗生素治疗时间尚缺少大规模临床试验验证，但一般认为在 PEG 操作前 30min 给药相对来说更为合理，对青霉素类药物过敏者，可在 PEG 操作中口服复方新诺明进行抗感染治疗。

对于原位感染风险及继发性血源性感染风险均较高的 ERCP 操作来说，目前最新研究指南提出没有必要为所有拟行 ERCP 的患者术前使用抗感染药物，一些易导致 PEC 或可能增加其严重程度的因素是相应的抗生素预防的适应证，如原发性硬化性胆管炎、肺门梗阻和经口胆管镜检查。除此之外，对于一些胆管癌或其他预计 ERCP 术后难以实现完全胆道引流患者，或自身免疫功能严重低下患者，术前 1 天应用喹诺酮或者头孢菌素类抗生素是相对安全且有效的，所选取抗生素应针对当地流行病学考虑。有研究者分析在 ERCP 造影剂中添加抗生素（庆大霉素等）结果不尽如人意。除针对 ERCP 操作诱发抗生素应用外，一些耐药菌的产生也应引起关注，国内有研究针对 ERCP 术后患者血液细菌药敏试验分析显示 ERCP 后从血液中分离出的大多数细菌对环丙沙星和头孢曲松耐药，ERCP 的抗生素预防可能增加从胆汁中分离出的对抗生素耐药的细菌比例。对于由 ERCP 介入性创伤操作所引起的多重耐药菌（MDRO）感染，一般认为术前应用抗生素无法预防，其 MDRO 感染多由 ERCP 操作系统不完全清洗所致，MDRO 感染可能导致不良的临床结果。耐碳青霉烯类肠杆菌是产生碳青霉烯酶的 MDRO，即水解内酰胺环并灭活内酰胺抗生素的酶，免疫功能低下的患者，特别是胆管癌和置入胆道支架的患者，感染风险增加。

胃黏膜相对来说保护性较强，因此一些针对胃黏膜的操作技术如胃 ESD/EMR 手术诱发感染风险相对较低，不推荐常规术前应用抗生素，但是患者自身存在高危因素（高龄、操作面积大、免疫力低下等）时，可酌情术前一过性应用第一代、第二代头孢菌素类抗生素。

目前内镜操作前抗生素的预防性使用相对较有争议的部分包括不能完全对消化内镜操作器械进行充分消毒清洗所诱发的术后感染问题的处理，以及目前某些耐碳青霉烯类细菌的继发感染所造成的严重不良反应问题的解决；除此之外，对于目前已有充分证据表明术前应用抗生素会造成最佳预后的一些特征性超级微创手术介入操作病例，应用抗生素的时机仍是亟待解决的问题。抗生素的预防性使用不仅与所选取的超级微创手术相关，与患者的基线资料关系更加密切，推荐更加个体化的使用手段，关注患者自身情况，综合评估术前抗生素的使用，以获得更大收益。

第四节　超级微创手术术中并发症的预防与诊治方法

一、并发症预防与诊治

（一）术中出血

术中出血是指导致患者血红蛋白下降 20g/L 以上的出血。为了预防术中大量出血，在手术过程中黏膜下注射要充分，可使较大血管显露，有利于电凝止血。术中出血可使用各种切开刀、止血钳或金属夹等治疗，剥离过程中对裸露血管进行预防性止血。

（二）术中穿孔后气肿、气胸和气腹

术中皮下气肿（表现为面部、颈部、胸壁和阴囊等气肿）和纵隔气肿（胃镜可发现会厌部肿胀）常无须特殊处理，气肿一般会自行消退。术中发生严重气胸 [手术过程中气道压力超过 20mmHg（1mmHg=0.133kPa），血氧饱和度（SpO_2）< 90%，行急诊床旁胸部 X 线片证实] 者，给予胸腔闭式引流后，常可继续手术。术中明显气腹者，应用气腹针于右下腹麦氏点穿刺放气并留置穿刺针至术毕，确认无明显气体排出时再拔除。

（三）隧道技术术中黏膜损伤

隧道技术术中黏膜损伤（mucosal injury，MI）按黏膜损伤程度分级，采用两级三分法：MI-0 级，黏膜层无损伤；MI-p 级（MI perforation），黏膜层破损。MI-p 级分为两个亚级：MI-pc 级（MI controlled），黏膜层破损可通过金属夹夹闭或生物蛋白胶封闭；MI-punc 级（MI uncontrolled），黏膜层破损无法内镜下闭合。术中反复黏膜下注射维持良好的液体垫、及时止血保持清晰的内镜视野，不仅有助于减少固有肌层缺损，也有助于减少黏膜损伤可能。术中如出现隧道黏膜损伤，可以应用金属夹夹闭或在隧道内喷洒生物蛋白胶封闭。

（四）低血糖

麻醉可以掩盖低血糖的震颤、虚弱、晕厥、精神状态改变、癫痫发作等症状。所以，术中低血糖诊断很困难。术中应适当静脉补液以补充能量。

（五）心搏、呼吸骤停

持续心电监护，术前建立良好的静脉通路，如出现心搏、呼吸骤停，应立即停止手术，并进行抢救。

（六）癫痫发作

术中如患者癫痫发作，则应立即停止手术，将其转移至安全的地方，避免过度干预发作过程，避免跌倒或受伤，将患者放置于平坦的地面上，侧身位，并放松衣领，以便呼吸顺畅。在癫痫发作期间，应观察并记录发作时间、持续时间和症状，以便帮助专科医生评估发作类型和严重程度，确定适当的治疗方案。

二、共识中热点问题

（一）贲门失弛缓症微创手术术中并发症探索

对于贲门失弛缓症患者来说，一般药物治疗仅适用于无法耐受手术或手术风险极大的患者，仅提供短期疗效，治疗方案及结果不尽如人意，而超级微创内镜下治疗贲门失弛缓症手段相对成熟，包括内镜球囊扩张术，通过内镜下直视自内镜下侧孔延伸出导丝进行食管狭窄部位球囊扩张，其间术中最多见的并发症包括食管穿孔，发生率为 1.9%，穿孔发生率与初次扩张所选取球囊直径相关，一般小穿孔可选择保守治疗；大穿孔尤其是会引起纵隔感染者，需要采用钛夹或自膨胀金属支架进行替代治疗。

POEM 术中并发症：POEM 作为超级微创领域代表性手术操作，其主要可选择食管近后壁作为黏膜下隧道安全部位，在操作过程中又可以根据具体情况选择相应的处理方案。术中常见并发症包括黏膜破损及穿孔，其中黏膜破损发生率为 2.8%～4.8%；穿孔发生率为 0.2%～0.7%，易发生于贲门等部位，术中完成隧道内肌切开和充分止血后，使用金属夹封闭缺损创面，可喷洒生物蛋白胶，留置胃肠减压管；术后迟发性穿孔患者会导致纵隔及腹腔感染。气体相关并发症包括皮下气肿、纵隔积气、气胸及气腹等，术中使用二氧化碳气体会减少相关并发症出现，对于大量气胸、纵隔气肿且血氧饱和度低于 90% 的患者，及时行胸腔闭式引流术，避免出现呼吸窘迫等危重症。迟发性出血：对于由 POEM 隧道手术造成严重出血者，及时停止内镜下治疗，并及时拔出隧道口金属夹，内镜再次进入隧道内并进行隧道内冲洗，并应用止血钳电凝出血点，成功后再次应用止血夹封闭。

（二）内镜逆行胰胆管造影术中并发症

最常见的并发症是术中出血，ERCP 术中出血与其他内镜下操作对应的出血稍微有所区别，一般为呕血和（或）黑便或血红蛋白下降 > 20g/L，如果至少存在以下因素之一，考虑行 ERCP 括约肌切开术的患者发生术中及术后出血的风险增加：术前应用抗血小板药物、血小板计数 < $50×10^9$/L、肝硬化、终末期肾病维持性血液透析状态；而在术中采用支架置入术会在一定程度上减少出血风险，一项体外解剖研究得出结论，乳头应在 10 点至 11 点区域切开，这种切开方式仅包含所有乳头状动脉的 10%，除此之外，与纯切割电流相比，使用混合电流可以降低出血的发生率，而不增加 ERCP 术后胰腺炎（post-ERCP pancreatitis，PEP）的风险；ESGE 还建议通过局部注射肾上腺素（1:10 000）治疗持续或延迟的括约肌切开术中出血，当肾上腺素单独注射失败时，可以加用止血夹，通过带帽的前置内镜或十二指肠镜对止血夹进行输送，而在乳头括约肌出血时该操作相对较为困难。ESGE 同时建议临时放置胆道完全覆盖的自扩张金属支架用于采取标准止血方法治疗的括约肌切开术出血。鉴于胆管炎在 ERCP 术中乳头括约肌切开出血的发生率较高，部分专家提议在乳头括约肌切开（PSB）止血后插入鼻胆道引流管，以防止胆道内凝块造成胆管阻塞。

说处理更加棘手，其出现时多隐匿，不易被察觉，常伴随淀粉酶升高，误诊为 PEP 的概率较高，而后逐渐表现为感染加重，腹痛加重，右侧季肋区压痛明显，感染难以及时控制，预后差。若术中即发现大量皮下气肿、循环衰竭表现，应积极外科手术干预，而一些非十二指肠乳头部的十二指肠壁穿孔，一般推荐可采用内镜下缝合技术封闭创口，ERCP 术后低氧血症一般并不常见，临床上将其定义为血氧饱和度＜ 85%，一般由镇静操作引起；ERCP 术中及术后低血压或高血压，血压＜ 90/50mmHg 或＞ 190/130mmHg，或下降或上升 20%；胆囊炎，右上象限炎症征象，全身炎症征象，急性胆囊炎的影像学表现，在 ERCP 术前无任何提示的临床或影像学表现。

除此之外一个较为重要的且难以处理的并发症为支架内再狭窄，而除外临床常见致病菌如革兰氏阴性杆菌或革兰氏阳性球菌引起的 ERCP 并发感染外，由于十二指肠镜及 ERCP 内镜自身结构复杂特征性，清洗不彻底引起 ERCP 术后多重耐药菌感染也屡见不鲜。

第六节　超级微创手术的术后护理

一、经口超级微创手术

（一）常规护理

1. 病情观察　密切观察患者的病情变化，包括生命体征，腹痛、腹胀、呕血、便血等情况，以及有无并发症发生，给予鼻导管持续低流量吸氧，全身麻醉患者去枕平卧 6 ～ 8h，头偏向一侧，做好气道护理，防止呕吐物误吸入气管引起窒息，如发现患者出现呼吸、循环障碍等情况，如低血压、低氧血症、心律失常等，或存在醒觉恢复延缓，应请麻醉医师及时查看、处理。麻醉治疗当天禁止患者签署重要文件或做重要决定。

2. 用药护理　术后遵医嘱给予静脉抗炎、抑酸、抑酶、止血、胃黏膜保护剂药物及营养补液治疗，促进手术创面愈合，并观察药物疗效及不良反应。若加用口服药，告知患者正确的服药方法及服药时间。

3. 饮食护理　遵医嘱禁食水 3 天左右，同时静脉补液，逐渐过渡到可少量饮水，再过渡到进食温凉流食，然后逐步过渡到半流食、普食。

4. 气道护理　行气管插管的经口超级微创治疗的患者术后出现咽喉部疼痛及异物感时，告知患者勿用力咳嗽，可配合氧气雾化吸入，数天后症状会缓解。

5. 管路护理　若患者术后留置引流管，返回病房后应妥善固定好引流管，防止引流管折叠、扭曲、受压，保持引流通畅，观察引流液的颜色、性状及量，及时倾倒引流液及更换引流袋，并向患者及其家属讲解置管期间的注意事项，预防脱管。

6. 活动　术后遵医嘱宣教患者的活动范围，如无并发症，麻醉未清醒患者嘱其严格卧床休息，床上大小便；麻醉清醒后询问患者有无头晕、手足发软等感觉，下床活动如常后，才可在家属陪同下如厕。遵医嘱逐渐更改活动范围，循序渐进，防止体位突然变化、术后身体虚弱引起跌倒、坠床发生。

（二）并发症护理

1. 出血

（1）评估：呕血与黑便是上消化道出血的特征性表现，根据消化道出血量评估患者的出血情况。如果只是表现粪便隐血试验阳性，说明出血量在5ml以上；表现为黑便或者柏油样便，提示出血量在50～70ml；如果有呕血，胃内积血量一般超过250ml；如果有全身症状，如头晕、乏力、心悸、出汗等，可能出血量超过400ml；如果出现了休克表现，如血压下降、呼吸浅快、脉搏细速、四肢湿冷等表现，出血量超过1000ml。

（2）措施：给予持续心电监护，持续低流量吸氧，观察患者的生命体征，严密观察睑结膜、甲床颜色及呕血、黑便情况，有胃管的观察引流液的颜色及量，并详细记录。大出血时患者取平卧位并将下肢略抬高，以保证脑部供血，呕吐时头偏向一侧，防止窒息及误吸，必要时用负压吸引器清除气道内的分泌物，保持呼吸道通畅。及时建立2条及以上静脉通路，做好配血、输血准备，及时遵医嘱给予止血、输血、补液以维持有效循环血量。准确记录液体出入量，观察呕吐物和粪便的颜色、性状及量。遵医嘱及时送检呕吐物及粪便样本，复查粪便隐血、血红蛋白、红细胞计数及血细胞比容等，了解贫血程度，出血是否停止。必要时行急诊内镜下止血或外科手术治疗。

2. 穿孔 是指胃肠道管壁穿破，导致胃肠道腔内与腹腔或胸腔相通的状态，若未及时处理，可出现严重气腹、纵隔气肿或腹膜后气肿及弥漫性腹膜炎等。

术后严格卧床休息，密切观察生命体征及神志变化，是否出现血压下降、脉搏变快、面色苍白、腹痛加剧及腹肌紧张、压痛、反跳痛表现，如发现患者剧烈腹痛或体格检查发现腹部呈板状腹、肠鸣音减弱或消失现象，立即报告医师并配合医师及时处理。同时给予心电监护，备好急救车，负压吸引装置，紧急行床旁腹部X线或胸腹部CT检查，如提示有不同程度的膈下游离气体，即可确诊，遵医嘱给予禁食水、胃肠减压、静脉抗感染、抑酸及营养补液治疗等，必要时行急诊外科手术治疗。

3. 感染 严格无菌观念，包括护理各种引流管等，应严格遵守操作常规，医护人员严格执行手卫生，避免引起交叉感染。严格掌握管路拔管指征，尽量减少置管时间。监测患者的体温变化，体温异常时及时告知医生，遵医嘱应用抗生素，抗生素应现用现配，保证其效能。固定陪伴，减少探视，注意保持床单位整洁，注意个人卫生，尤其是有污染物时，要及时更换衣服，保持患者口腔、皮肤清洁，预防感染。

4. 疼痛 评估：常用数字分级评分法（NRS）评估疼痛，NRS将疼痛程度划分为0～10分，具体如下：轻度疼痛（1～3分），痛苦能忍受，不影响睡眠；中度疼痛（4～6分），痛苦明显，需要镇痛药控制，影响睡眠；重度疼痛（7～9分），痛苦剧烈，需要强效镇痛药，严重影响睡眠和自主神经功能；剧烈疼痛（10分），痛苦难忍，需要高剂量的强效镇痛药。

措施：护士评估相应的等级，告知医生，遵医嘱应用镇痛药，多巡视患者，对卧床患者做好生活护理，同时给予患者创造舒适的环境，做好心理护理，分散患者的注意力，告知患者保持良好的体位姿势，当患者出现上腹部胀痛不适时，要及时报告医师，并严密观察腹痛的性质和范围，监测患者生命体征。在诊断未明确时不可随便使用镇痛药，可通过适当活动、改变姿势、变化体位、分散注意力等缓解腹痛。4分以内，心理护理为主，安慰患者，保持情绪稳定，树立战胜疾病的信心；4分以上遵医嘱使用镇痛药，用药后观察用药情况和反应。

5. 食管狭窄 食管管腔狭小，且环周病变多，狭窄是食管病变术后常见的并发症。术后观察患者生命体征，恢复饮食后的情况，饮食过渡期间如果出现吞咽困难，胸骨后不适，如烧心、胸骨后或剑突下烧灼感、刺痛等食管狭窄的表现，及时告知医生，嘱患者取坐位或半卧位，睡眠时床头抬高15°~30°。为了避免胃酸反流导致反流性食管炎、食管溃疡、出血等并发症，应根据医生建议使用抑酸药物和抗感染药物等治疗，同时做好口腔护理，保持口腔清洁，预防口舌炎、口腔溃疡发生。

6. 胰腺炎 术后胰腺炎是在实施ERCP后最常见并发症，术后胰腺炎发生与胰腺实质受损有关，多数为轻症胰腺炎，其常见原因包括插管损伤奥狄括约肌；造影剂过快、过量注入；奥狄括约肌功能紊乱；胆胰原有疾病致胰胆管高压等。在内镜逆行胰胆管造影术后2~24h，血淀粉酶升高达正常水平的4~5倍即为术后高淀粉酶血症，术后给予预防性应用抗生素和抑制胰液分泌的药物及禁食等一般处理后可完全恢复。血淀粉酶升高同时伴持续剧烈腹痛、恶心、呕吐等症状时则考虑并发急性胰腺炎，应积极按急性胰腺炎处理。

（三）心理护理

术后患者会担心病变部位是否切除干净，应给予心理支持，帮助患者放松情绪，解除焦虑，向患者及其家属介绍本病的相关知识及预后情况。术后应根据患者可产生的顾虑制订相应的护理计划及措施，从而解决患者的问题，并且对其进行自我护理教育，帮助其逐步由患者角色过渡到原来的社会角色，早日回归正常生活。

（四）健康宣教

1. 活动 近1个月内避免长途旅行、跑步等剧烈活动，避免腹部用力、热敷、长时间泡热水澡及温泉，禁止重体力劳动。

2. 饮食 向患者及其家属宣教饮食知识，强调饮食质量及饮食规律对疾病恢复的重要性，近1个月内，注意饮食，忌烟酒，禁饮浓茶和咖啡，规律饮食，避免暴饮暴食，忌生、冷、硬和刺激性食物，饮食宜清淡并少食多餐，进少渣半流饮食，少进食韭菜、芹菜等粗纤维食物，避免服用非甾体抗炎药等对食管及胃黏膜刺激性大的口服药。保持大便通畅，必要时口服缓泻通便的药物。

3. 休息 注意休息，保持心情舒畅，避免情绪紧张，适当使用镇静药等，注意劳逸结合、合理安排作息生活。

4. 服药 需要服药的患者，向患者说明服药的重要性，遵医嘱坚持服药、按时服药、按量服药，不可自行减药、停药，遵医嘱减量。

5. 复查 向患者阐述一些与疾病相关的医疗知识，防止复发和预防出现并发症，根据术后病理结果及手术情况，定期复查，一般术后建议患者每3个月、6个月和12个月内镜随访检查1次，此后每年复查1次内镜，并行肿瘤标志物和相关影像学检查，警惕肿瘤复发。若出现腹痛、呕血、大便带血等症状，及时就诊。

二、经肛超级微创手术

(一) 常规护理

1. 病情观察 密切观察患者的病情变化,包括生命体征,腹痛、腹胀、呕吐、便血等情况,以及有无并发症发生,给予鼻导管持续低流量吸氧,全身麻醉患者去枕平卧 6～8h,头偏向一侧,做好气道护理,防止呕吐物误吸入气管引起窒息,如发现患者出现呼吸、循环障碍等情况(低血压、低氧血症、心律失常等),或存在醒觉恢复延缓,应请麻醉医师及时查看、处理。麻醉治疗当天禁止患者签署重要文件或做重要决定。

2. 用药护理 术后遵医嘱给予静脉抗炎、抑酸、止血等药物及营养补液治疗,促进手术创面愈合,并观察药物疗效及不良反应。若加用口服药,告知患者正确的服药方法及服药时间。腹胀严重者根据医嘱可口服西甲硅油,同时根据治疗情况,可嘱患者侧卧排气。

3. 饮食护理 遵医嘱禁食水,或者禁食可少量饮水,同时静脉补液后,逐渐过渡到进食温凉流食,然后逐步过渡到半流食、普食。

4. 气道护理 行气管插管的患者术后出现咽喉部疼痛及异物感时,告知患者勿用力咳嗽,可配合氧气雾化吸入,数天症状会缓解。

5. 活动 术后遵医嘱宣教患者的活动范围,如无并发症,麻醉未清醒患者嘱其严格卧床休息,床上大小便;麻醉清醒后询问患者有无头晕、手足发软等感觉,下床活动如常后,才可在家属陪同下如厕。遵医嘱逐渐更改活动范围,循序渐进,防止体位突然变化、术后身体虚弱引起跌倒、坠床发生。

(二) 并发症护理

1. 出血

(1) 评估:便血是下消化道出血的特征性表现,根据消化道出血量评估患者的出血情况。如果只表现为粪便隐血试验阳性,说明出血量在 5ml 以上。如表现为黑便或者柏油样便,提示出血量在 50～70ml。如果有呕血,胃内积血量一般超过 250ml。如果有全身症状,如头晕、乏力、心悸、出汗等,可能出血量超过 400ml。如果出现了休克表现,如血压下降、呼吸浅快、脉搏细速、四肢湿冷等,出血量超过 1000ml。

(2) 措施:给予持续心电监护,持续低流量吸氧,观察患者的生命体征,是否出现出冷汗、面色苍白、心悸等症状,严密观察睑结膜、甲床颜色及便血情况。及时建立 2 条及以上静脉通路,做好配血、输血准备,及时遵医嘱止血、输血、补液维持有效循环血量。准确记录液体出入量,观察粪便的颜色、性状及量。遵医嘱及时送检粪便样本,复查粪便隐血、血红蛋白、红细胞计数及血细胞比容等化验,了解贫血程度,出血是否停止。必要时行急诊内镜下止血或外科手术治疗。

2. 穿孔 术后严格卧床休息,密切观察生命体征及神志变化,是否出现血压下降、脉搏变快、面色苍白、腹痛加剧及腹肌紧张、压痛、反跳痛表现,如发现患者剧烈腹痛或体格检查发现腹部呈板状腹、肠鸣音减弱或消失现象,立即报告医师并配合医师及时处理。同时给予心电监护,备好急救车,负压吸引装置,紧急行急诊床旁腹部 X 线或胸腹部 CT

检查，如提示有不同程度的膈下游离气体，即可确诊，遵医嘱给予禁食水、胃肠减压、静脉抗感染、抑酸及营养补液治疗等，必要时行急诊外科手术治疗。

3. 感染 严格无菌观念，应严格遵守操作常规，医护人员严格执行手卫生，避免引起交叉感染。监测患者的体温变化，体温异常时及时告知医生，遵医嘱应用抗生素，抗生素应现用现配，保证其效能。固定陪伴，减少探视，注意保持床单位整洁，注意个人卫生，尤其是有污染物时，要及时更换衣服，保持患者口腔、皮肤清洁，预防感染。

（三）心理护理

同经口超级微创手术。

（四）健康宣教

同经口超级微创手术。

三、共识中的热点问题

加速术后恢复（enhanced recovery after surgery，ERAS）项目为多学科护理提供了一种形式，并已被证明可预测改善与ERCP及EMR等手术相关的短期结果。最初的ERAS方案侧重于多学科团队合作，其应用将最大限度提高手术恢复效率。具体的目标包括利用多模式系统减少并发症，而加速康复外科护理概念的提出促使医疗护理工作者进一步提供优质护理以减少并发症发生，与常规护理相比，加速康复外科护理以患者为中心，从心理干预、超前及个体化镇痛护理、加强医护合作等方面入手，贴近患者的临床需求，建立快速康复通路，积极预防术后并发症，有效提高手术治疗的临床效果。

对于ERCP术后护理，建议安静卧床休息1~2天，3天后科室内活动，1周内禁止较剧烈的活动。术后3h和次日清晨查血淀粉酶、血常规直至正常。密切观察生命体征变化，注意意识变化，密切观察有无恶心、呕吐、腹痛、黑便等症状。禁食2~3天，根据临床症状、血淀粉酶、血常规结果决定是否开放饮食，先流食、软食，1周后逐渐恢复正常饮食。术后常见并发症为出血，其常见于凝血功能障碍或正在服用阿司匹林、类固醇类药物患者、切口过大或切口过小、结石过大取出过程造成乳头撕裂出血、乳头血管变异等患者多24h内发生出血。反复多次插管、切割时电凝过度造成胰管开口充血水肿、误切胰管开口多易诱发胰腺炎，注意观察有无腹痛、恶心、呕吐、发热等情况，及时检测血淀粉酶，仅有血淀粉酶升高者，经禁食等一般处理后2~3天可完全恢复，发生胰腺炎者，积极以急性胰腺炎处理；发生肠穿孔者，应密切观察患者腹部症状及体征、精神状况。如怀疑穿孔，应立即行X线透视检查明确有无膈下游离气体，确定有无穿孔，如出现穿孔，首先可保守治疗，给予禁食水、持续胃肠减压、静脉补液。

采用EMR进行结直肠息肉切除时，能够整体完全切除，确保组织病理标本的完整性，有确切的检查、治疗的双重作用，其是超级微创领域代表性术式，但EMR属创伤性操作，可导致患者出现一定程度的并发症，不利于患者术后恢复，因此，加强护理并将护理与超级微创手术相结合尤为重要。一般的术后护理包括嘱患者绝对卧床休息6h，术后24h尽量不说话，不可进行屏气、咳嗽等，嘱患者不可用热水洗澡。加强患者体征检查，观察患者有无腹部不适症状。部分患者可伴有咽痛、声音嘶哑等咽部水肿症状，可指导含服西瓜霜含片、冰生理盐水漱口等，减轻不适症状，一般1~2天症状便能减轻，而EMR术后饮食护理建议患者禁食水，术后72h后，可给予温凉流态食品，根据患者恢复情况，逐渐恢复半流食、普食。患者饮食宜遵循少食多餐原则，多食富含蛋白质、维生素食物。EMR术后并发症多为术后感染及术后出血，但术后疼痛等不适也应加以重视，若出现活动性出血，即护理时一旦关注患者出现黑便、便血，并伴有血压降低、面色苍白等症状，应立即通知医师，迅速进行对症处理；术后穿孔表现为腹痛加重，查体有腹部压痛、反跳痛等，也应立即通知医师处理，一旦确诊，应立即行介入手术。患者出院前1天，对患者进行出院指导，要求患者居家休养，术后30天内不可进行剧烈活动及重体力劳动，一旦患者出现腹痛、黑便等非正常症状，应立即入院处理，遵医嘱用药，强调定期复查重要性，依据病情确定后续复诊时间。

参 考 文 献

陈新波，丰义宽，初国艳，2016. 胃镜术前准备研究进展. 中华消化内镜杂志，33（2）：133-136.

葛楠，孙思予，金震东，2017. 中国内镜超声引导下细针穿刺临床应用指南. 中华消化内镜杂志，34（1）：3-13.

国家消化内镜专业质控中心，国家消化系统疾病临床医学研究中心（上海），国家消化道早癌防治中心联盟，等，2020. 中国内镜黏膜下剥离术相关不良事件防治专家共识意见（2020，无锡）. 中华消化内镜杂志，37（6）：390-403.

国家消化系统疾病临床医学研究中心，中华医学会健康管理学分会，中国医师协会内镜医师分会消化内镜专业委员会，等，2018. 中国早期胃癌筛查流程专家共识意见（草案，2017年，上海）. 中华消化内镜杂志，35（2）：1-5.

国家消化系统疾病临床医学研究中心，国家消化内镜质控中心，中华医学会消化内镜学分会胶囊内镜协作组，等，2021. 中国磁控胶囊胃镜临床应用指南（2021，上海）. 中华消化内镜杂志，38（12）：949-963.

国家消化系统疾病临床医学研究中心，中华医学会消化内镜学分会，中国医师协会消化内镜医师分会，2017. 胃内镜黏膜下剥离术围手术期指南. 中华消化内镜杂志，34（12）：837-851.

纪筠，徐绿燕，2023. 内镜下黏膜切除术（EMR）治疗结肠息肉的护理配合分析. 中国医药指南，21（18）：5-8.

李琴，张岷，周南征，等，2020. 加速康复外科护理在胆总管结石ERCP患者围术期护理中的应用. 国际护理学杂志，39（10）：1829-1832.

李兆申，令狐恩强，2019. 中国消化内镜诊疗相关肠道准备指南（2019，上海）. 中华内科杂志，58（7）：485-492.

梁水凤，林志宏，陈丽梅，2023. 内镜黏膜下剥离术（ESD）治疗广基结直肠息肉的精准护理. 中国医药指南，21（12）：139-141.

令狐恩强，2018. 早期胃癌内镜下规范化切除的专家共识意见（2018，北京）. 中华胃肠内镜电子杂志，5（2）：49-57.

令狐恩强，柴宁莉，陈倩倩，等，2023. 消化内镜超级微创手术创面预处理与抗生素应用专家共识（2023年，北京）. 中华胃肠内镜电子杂志，10（2）：83-91.

彭子衡，李勇，吴宇，等，2023. 食管胃底静脉曲张内镜治疗的并发症与处理现状. 中华消化内镜杂志，

（二）早期食管癌超级微创切除术实施中的技术方法

早期食管癌可通过超级微创手术（super minimally invasive surgery，SMIS）实现治愈的目标，多通过经口自然腔道通道和经隧道通道开展内镜治疗，包括早期食管癌经口超级微创切除术（per-oral super minimally invasive resection for early esophageal carcinoma），是指经口内镜下将早期食管癌局部完整切除的技术；早期食管癌经隧道超级微创切除术（per-tunnel super minimally invasive resection for early esophageal carcinoma），是指经隧道通道内镜下将早期食管癌局部完整切除的技术。

早期食管癌超级微创手术现阶段应用的技术方法与既往名称列举如表 8-1 所示。

表 8-1　早期食管癌超级微创手术技术方法和既往名称列举

序号	超级微创手术（SMIS）	技术方法	既往名称
1	早期食管癌经口超级微创切除术	超级微创非全层切除术	内镜黏膜下剥离术
			牵引辅助内镜黏膜下剥离术
			透明帽辅助内镜黏膜切除术
2	早期食管癌经隧道超级微创切除术	超级微创非全层切除术	隧道法内镜黏膜下剥离术
			牵引辅助内镜黏膜下剥离术
3	早期食管癌经口超级微创狭窄防治术	超级微创狭窄防治术	消化内镜超级微创食管体表皮肤移植术
			内镜下食管支架置入术

二、早期食管癌经口超级微创非全层切除术

早期食管癌经口超级微创非全层切除术（per-oral super minimally invasive surgery by non-full thickness rection for early esophageal carcinoma），可通过内镜黏膜下剥离术、牵引辅助内镜黏膜下剥离术、透明帽辅助内镜黏膜切除术等方法实现食管癌灶黏膜层、黏膜肌层与黏膜下层的精准切除。

（一）适应证与禁忌证

1. 适应证

（1）绝对适应证：M1、M2 期食管病变的淋巴结转移率仅为 0～5%，术前评估无可疑淋巴结转移。

（2）相对适应证：M3、SM1 期食管癌的淋巴结转移率为 10%～20%，术前评估无可疑淋巴结转移。

2. 禁忌证

（1）黏膜下注射后病变组织抬举征阴性。

（2）伴发凝血功能障碍及服用抗凝药的患者，在凝血功能纠正前不宜手术。

（3）一般情况差、无法耐受内镜手术者。

（4）有食管静脉曲张或静脉瘤，无有效出血预防对策者。

（5）术前评估有淋巴结转移者。

（二）术前准备

（1）掌握无痛内镜的适应证及禁忌证，详细询问患者的年龄，有无心肺疾病及高血压病史，了解药物过敏史，进行必要的术前检查，如血常规、凝血功能、血生化、心电图、胸部X线片等常规检查。

（2）应积极与患者及其家属进行有效沟通，充分评估患者的病情及心理状态，对于存在焦虑、抑郁、担忧等负面情绪的患者，要及时给予心理疏导，加强与患者的沟通交流，帮助患者缓解负面情绪，建立信心。

（3）嘱患者前一晚进清淡、易消化食物，术前12h禁食水。

（三）术后处理

（1）术后严格卧床休息24h，避免大幅度活动，观察有无发热、心悸、出冷汗、腹痛、黑便、感染及出血等并发症。

（2）术后禁食48～72h，然后改为温凉流食（米汤、面汤、牛奶等），逐渐过渡到半流食（软面条、粥等），禁食粗糙辛辣食物，半个月内避免重体力活动，出血且创面较大的患者延长禁食时间，给予营养支持、抗感染、抑酸治疗。

（3）术中使用的金属夹会随着创面愈合而自行脱落排出，对患者做好解释，消除患者顾虑。手术创面会形成溃疡，一般1～2个月后完全愈合，嘱患者定期复查，随访内镜。

（4）术后病理为高级别上皮内瘤变、黏膜内癌、黏膜下层浅层癌有局部残留及复发风险需要密切随访，必要时追加腹部增强CT检查，如有局部复发，可及时内镜下切除。

Ⅰ. 内镜黏膜下剥离术

内镜黏膜下剥离术（endoscopic submucosal dissection，ESD）是一种内镜下确定病变边界，进行标记，黏膜下注射，充分抬举病变，电刀逐渐分离病变黏膜肌层与固有肌层之间的组织，将病变黏膜及黏膜下层完整剥离，并回收病变，最后处理创面的技术，是治疗早期食管癌的内镜治疗方式之一，与其他内镜下切除术相比，其具有更高的整体切除率、完整切除率及更低的局部复发率。

（一）手术操作与技巧

1. 麻醉与体位　所有患者均行气管内插管全身麻醉，左侧卧位，注意保暖、调节室温及输液温度，避免压疮。

2. 手术操作步骤（图8-1）

（1）确定病变范围和深度：首先进行常规内镜检查，了解病灶的部位、大小和形态，结合染色和放大内镜检查，确定病灶范围、性质和浸润深度。

（2）标记：可以应用氩气刀、电刀直接进行电凝标记。对于边界欠清病变，先使用鲁氏碘对病变进行染色，或在NBI观察下确定病变的范围后，于病灶外缘2～5mm处进行电凝标记，每个标记点间隔约2mm。口侧双标记区分口侧、肛侧。

（3）黏膜下注射：应用内镜下注射针在标记点外侧进行黏膜下层注射，每次注入的液体量为 2～5ml,将病灶抬起,与肌层分离,有利于 ESD 完整切除病灶,而不容易损伤固有肌层,减少穿孔和出血等并发症发生。

(4) 边缘切开:切开病变周围黏膜是 ESD 治疗成功的关键步骤。沿标记点外侧应用电刀切开黏膜层,首先切开的部位一般为病变的远侧端,之后进行环周切开。黏膜切开的深度是切开黏膜肌,显露蓝色的黏膜下层。

(5) 剥离:最主要的步骤为剥离,当肿瘤四周被充分切开后,应用切开刀于病灶下方对黏膜下层进行剥离。

(6) 创面处理:当肿瘤完整切除后,应进行预防性止血处理。对可能发生渗血的部位应用止血钳、氩气刀等进行处理。较大裸露血管应使用止血夹夹闭。最后喷洒黏膜保护溶剂,其可保护 ESD 创面、预防出血。对于局部剥离较深、肌层有裂隙者,金属止血夹缝合裂隙当属必要。

(7) 标本处理:纱布轻轻去除附着在标本表面的沉积物,将标本放置在海绵板上进行固定。将黏膜面朝上,标本的展开程度,要和内镜下观察的肿瘤大小一致,用大头针将其固定于台板,然后标记好病变的口侧和肛侧。应用鲁氏碘再次染色以确认病变是否完整切除。

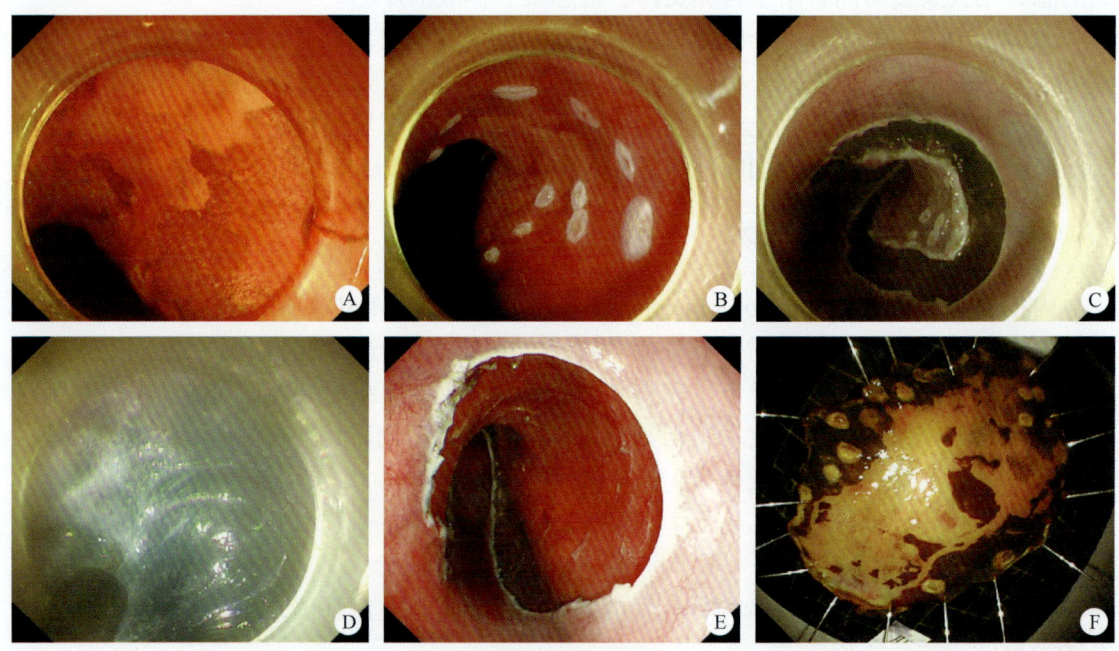

图 8-1 早期食管癌经口超级微创切除术的操作步骤
A. 碘染后病变拒染;B. 标记病变;C. 环周切开黏膜;D. 黏膜下剥离;E. 切除后创面;F. 切除后病变标本

(二) 共识中的热点问题与研究进展

1. ESD 对环周食管癌的疗效缺乏多中心前瞻性研究证实　目前日本食管 ESD/EMR 指南建议:对于累及食管环周的 cT1a-EP/LPM 浅表食管鳞癌,长度 ≤ 50mm 者,在有条件采取预防狭窄措施时,推荐行微创内镜下切除治疗(推荐级别弱。改良 Delphi 评分:

中 =7 分，低 =3 分，高 =9 分；证据强度为 C 级）。

2. 早期食管癌 ESD 术后食管狭窄的防治仍是研究的热点问题 研究表明，目前关于 ESD 术后食管狭窄的防治方法主要如下：①物理扩张，内镜下食管扩张术、体外自助式扩张球囊扩张、食管支架置入、内镜下放射状切开；②糖皮质激素，包括口服和局部注射糖皮质激素；③自体组织移植；④抗炎或抗纤维化药物，如丝裂霉素 C、A 型肉毒毒素、曲尼司特；⑤再生医学，细胞外基质支架、细胞片移植；⑥其他方法，聚乙醇酸、羧甲基纤维素、自组装肽。另外，术中避免肌层损伤也有可能降低食管狭窄发生。虽然目前用于食管 ESD 术后狭窄防治的方法新颖且繁多，但绝大多数仍在探索和研究阶段，尚有各自的问题需要解决，如激素的副作用、支架移位、再生医学的临床验证等。未来，随着各种防治方法的不断探索和改进，尤其是组织工程和再生医学的快速发展，相信内镜下切除术后食管狭窄的问题定能得到很好解决。

Ⅱ．牵引辅助内镜黏膜下剥离术

牵引辅助内镜黏膜下剥离术（endoscopic submucosal dissection with traction）是一种内镜下确定病变边界，进行标记，黏膜下注射，充分抬举病变，借助外力对病变的牵引获得更好术野，电刀逐渐分离病变黏膜肌层与固有肌层之间的组织，将病变黏膜及黏膜下层完整剥离，并回收病变，最后处理创面的技术。一项荟萃分析结果显示，牵引辅助内镜黏膜下剥离术的 R0 切除率与常规 ESD 相似，但其手术时间缩短，且并发症发生率和穿孔发生率均低于常规 ESD。

根据 ESD 的 ESGE 技术性综述，推荐在食管 ESD 中使用牵引方法。ESD 中的牵引技术可分为需要或不需要额外装置两类，可根据具体情况选用。ESD 中应考虑由远端帽附件提供的牵引，因为它在显露黏膜下层方面具有优势。不需要装置辅助的牵引技术主要是指依靠组织重力、隧道和桥梁及口袋提供的张力等。辅助外部牵引的常用装置有夹子和线、夹子和圈套器、外部钳子、双腔内镜等。常用的装置辅助内部牵引技术有双夹子牵引、内部牵引线牵引、磁铁辅助牵引等。

（一）手术操作与技巧（图 8-2）

1. 组织夹 - 牙线牵引法 在早期食管癌的口侧端部分剥离后，将组织夹 - 牙线固定于口侧端已分离黏膜层，然后体外牵引，使黏膜层与固有肌层分离。

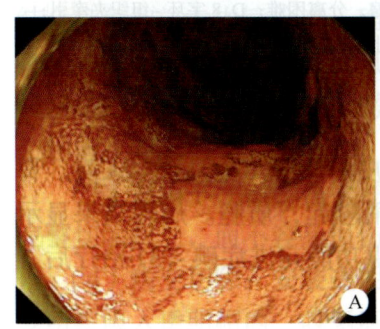 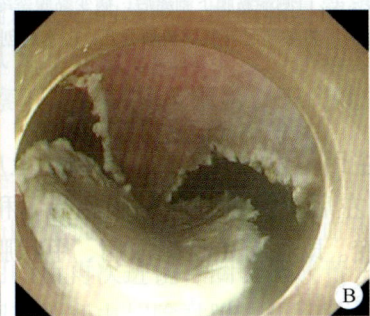 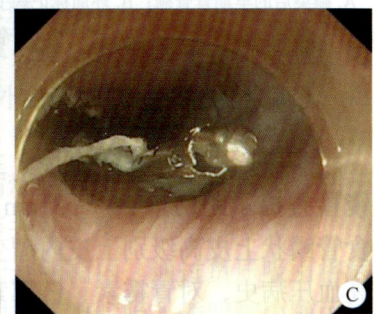

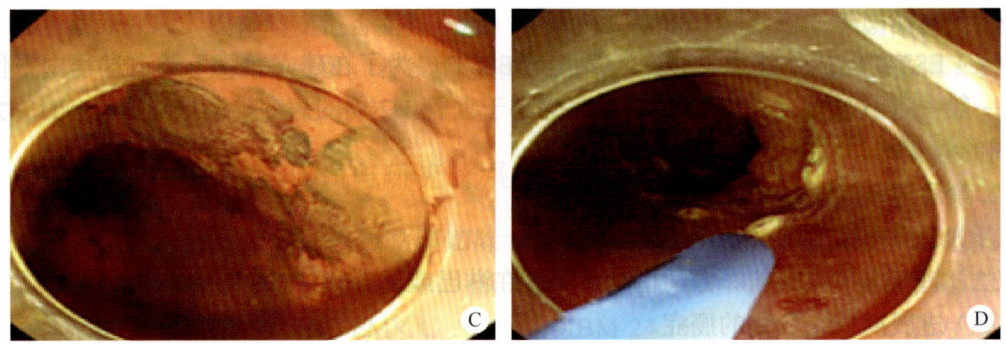

图 8-4　早期食管癌经隧道通道超级微创切除术中确定病变范围
A. 平坦型食管病变白光内镜下表现；B. NBI 观察病变；C. 碘染后见拒染区；D. 环周标记

（2）标记：在病变边缘 2mm 处使用氩气刀或电刀标记，平均间距为 2～5mm。如果病变环绕管径一周，则需要在口侧和肛侧分别进行标记。

（3）黏膜下注射：每次注入的液体量为 2～5ml，将病灶抬起，与肌层分离，有利于采用 ESD 完整切除病灶，而不容易损伤固有肌层，减少穿孔和出血等并发症发生。

（4）肛侧与口侧黏膜边缘切开：使用注射针在黏膜下注射混合液（包括肾上腺素、亚甲蓝溶液和生理盐水），将黏膜抬起，然后在口侧和肛侧标记点外侧的正常黏膜，分别切开口侧和肛侧黏膜，并充分修整黏膜下层。

（5）建立黏膜下隧道：规划并建立从口侧到肛侧的隧道。在这个过程中，利用透明帽，逐步使用三角刀或 IT 刀从口侧向下剥离黏膜下层，直至与肛侧缘切口相连接。如果在隧道剥离过程中出现黏膜下血管，应使用电凝止血钳进行预先凝血，以预防出血。

（6）隧道内剥离（图 8-5）：在隧道内沿着固有肌层进行剥离，电刀自口侧向肛侧推进，直至到达肛侧切口。

（7）侧切缘的切开方法：在两侧标记以外，从隧道口侧向肛侧切开。

（8）处理术后创面（图 8-6）：使用氩气刀或电凝止血钳对创面血管止血。如果黏膜剥离深度较深或肌层受损，应使用一个或多个钛夹夹闭以预防出血。如果需要，可以喷洒生物蛋白胶。

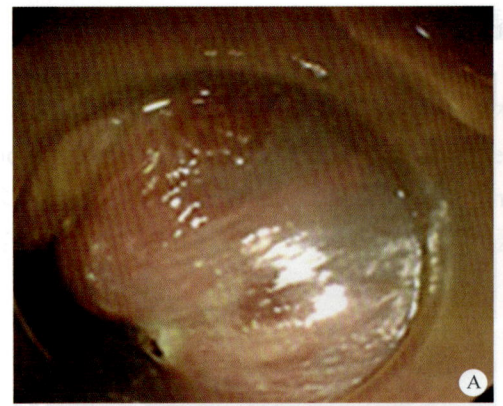 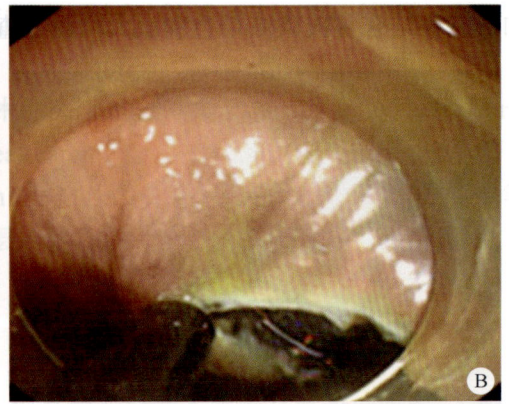

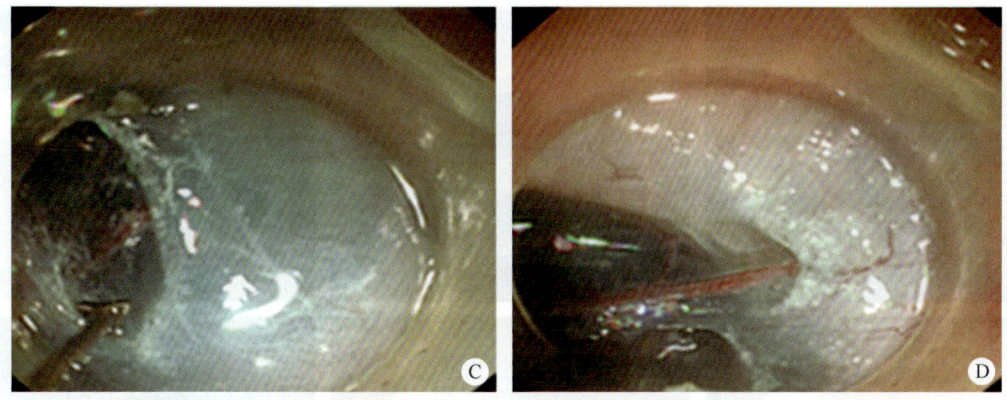

图 8-5　早期食管癌经隧道通道超级微创切除术中隧道内剥离步骤
A. 黏膜下注射后病变隆起；B. 边缘切开；C. 黏膜下层剥离；D. 裸化显露的血管

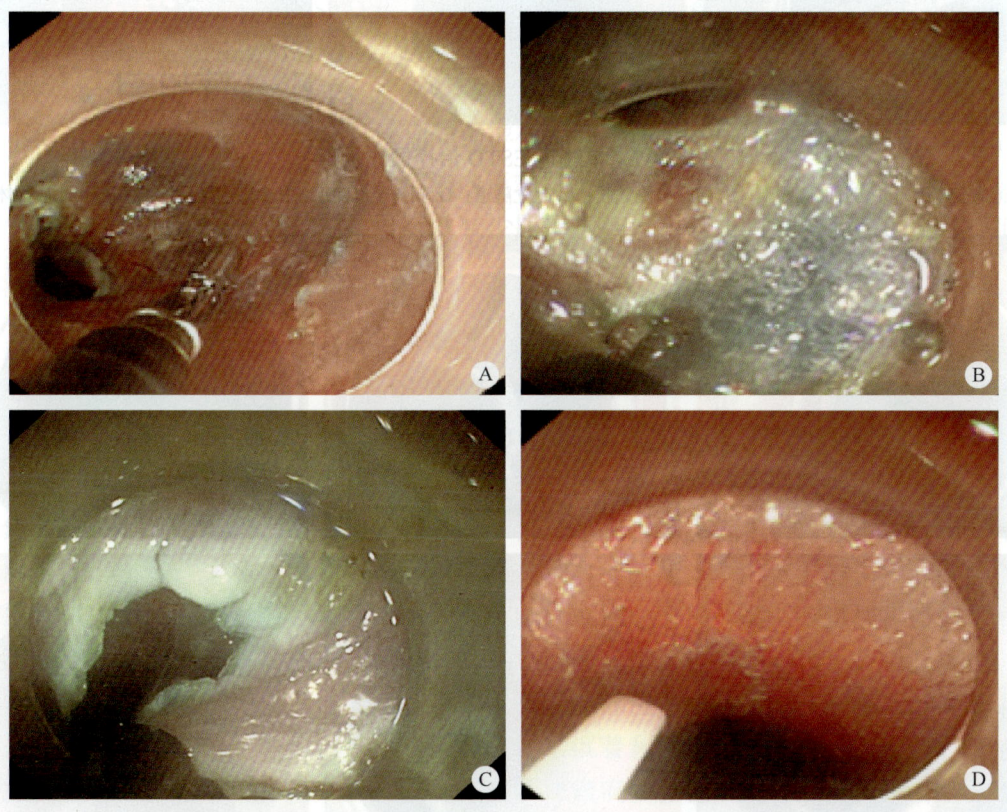

图 8-6　早期食管癌经隧道通道超级微创切除术中病变切除与创面处理
A. 对显露血管电凝止血；B. 完成黏膜下层剥离；C. 切开隧道两侧黏膜；D. 喷洒组织胶保护创面

（9）双隧道 ESTD 的操作方法：与单隧道 ESTD 的操作方法（图 8-7）基本类似，在口侧缘、肛侧缘切开后，规划 2 条隧道，每条隧道宽度保持在 1.5cm 左右。应用透明帽，用相同的方式建立 2 条隧道剥离病变（图 8-8）。

（二）术前准备

（1）掌握无痛内镜的适应证及禁忌证，详细询问患者的年龄及有无心肺疾病及高血压病史，了解药物过敏史，进行必要的术前检查，如血常规、凝血功能、血生化、心电图、胸部 X 线片等常规检查。

（2）应积极与患者及其家属进行有效沟通，充分评估患者的病情及心理状态，针对患者存在的焦虑、抑郁、担忧等负面情绪，及时给予心理疏导，加强与患者的沟通交流，帮助缓解患者负面情绪，建立信心。

（3）嘱患者前一晚进清淡、易消化食物，术前 12h 禁食水。

（三）手术操作与技巧

1. 麻醉与体位　所有患者均行气管内插管全身麻醉，左侧卧位，注意保暖、调节室温及输液温度，避免压疮。

2. 手术操作步骤（图 8-9，图 8-10，视频 8-3，视频 8-4）

（1）对于食管环周早期癌，通常采用双隧道 ESTD 治疗。主要包括以下四步：首先，环周标记病变的肛侧及口侧黏膜；其次，依次进行肛侧及口侧开口；再次，从病变口侧向肛侧进行黏膜下剥离，建立 2 条黏膜下隧道；最后，切除侧边。完整切除病变后，对创面进行预防性止血。

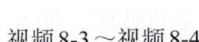
视频 8-3～视频 8-4

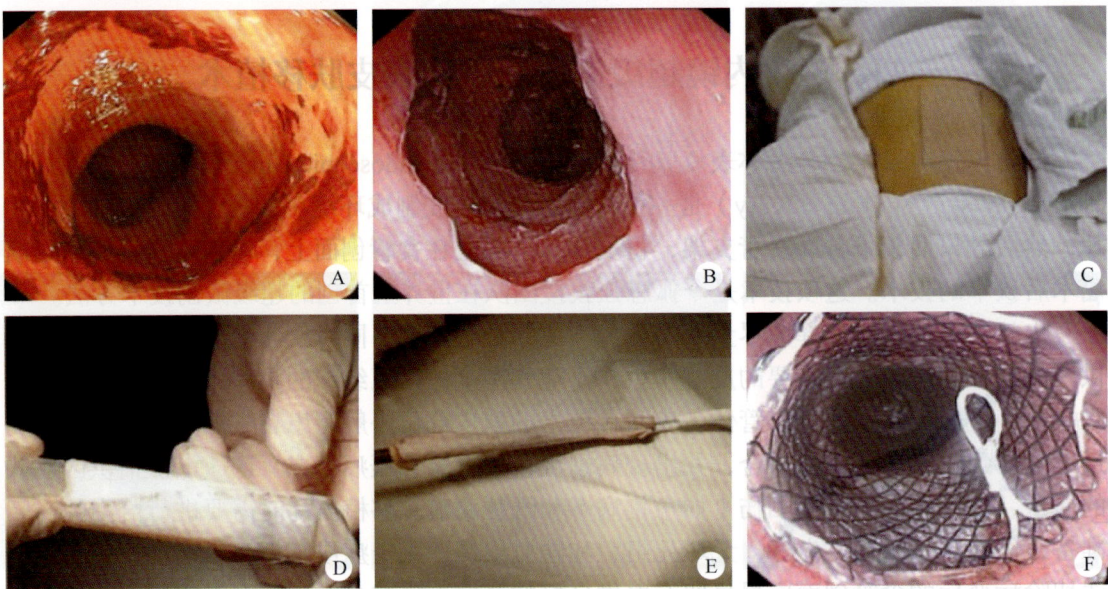

图 8-9　消化内镜超级微创食管体表皮肤移植术示意图

A. 内镜下鲁氏碘染色见食管黏膜环周拒染；B. 环周 ESTD 术后食管创面；C. 于患者右侧大腿外侧面取刃厚皮片；D. 用可吸收线将移植皮片缝合成袖套状；E. 将袖套样皮片缝合于食管全覆膜支架上；F. 将移植皮片完全覆盖在食管创面上

（2）在行食管环周 ESTD 过程中，整形外科医生进行取皮，移植皮片大小取决于食管 ESTD 术后创面。首先用滚轴取片刀于患者右侧大腿外侧面取刃厚皮片，并用可吸收线将移植皮片缝合成袖套状，然后将袖套样皮片缝合在食管全覆膜支架上，通过支架释放系统，在内镜观察下逐步释放支架，使移植皮片完全覆盖在食管创面上，为防止食管支架移位，于支架上缘用金属夹将其固定在食管壁上，最后在内镜下为患者放置三腔营养管，并对大腿创面进行加压包扎。

（3）注药支架的应用：置入方法同常规支架，通过注药孔道可进行激素持续注入治疗，以缓解狭窄。

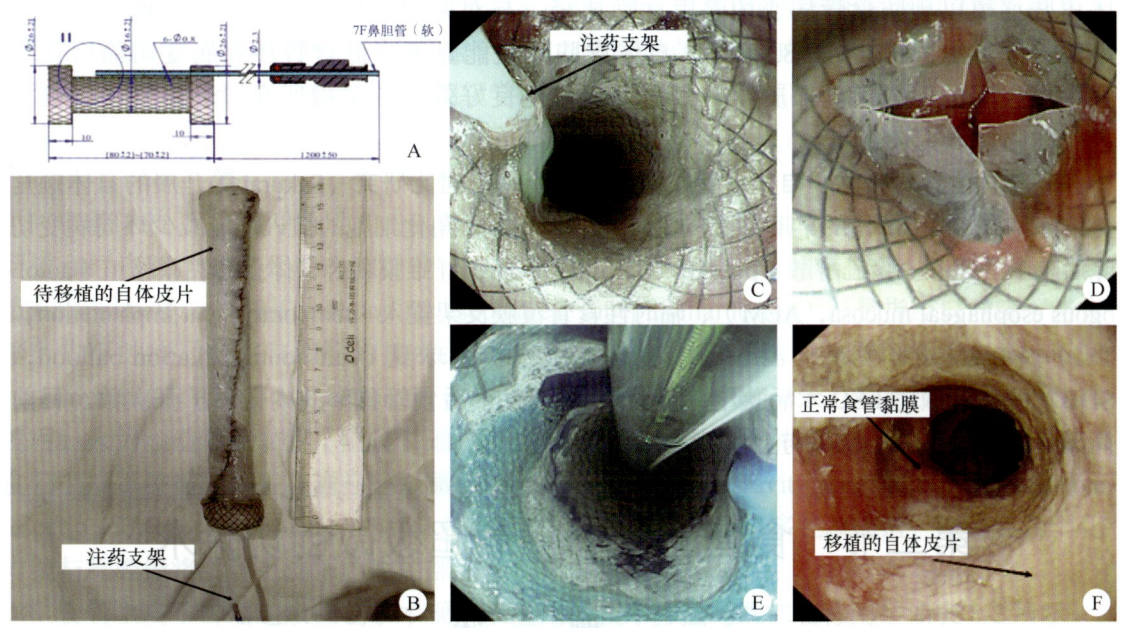

图 8-10　注药支架的结构与应用情况

A. 注药支架的设计；B. 将支架覆盖上皮片；C. 将支架置入食管环周切除后的创面；D. 注药支架的防反流阀；E. 将激素及亚甲蓝混合液注入至注药支架的储存囊中；F. 术后复查食管皮片的生长情况

（四）术后处理

术后患者禁食水 1 周，通过空肠营养管进行肠内营养，而后逐步过渡至软食。静脉滴注 PPI 至少 1 周，而后口服至少 8 周。术后常规预防性应用抗生素 3 天，术后 4 周取出支架，在取出之前，每周复查 1 次内镜，观察皮片生长情况，以及是否有出血、穿孔、感染等并发症。对于大腿创面，术后如有明显渗出，要及时换药。如无明显渗出，术后 1 周更换敷料。2 周后可拆除敷料。

（五）共识中的热点问题与研究进展

1. 仍需要大样本及相关对照研究验证自体组织预防食管内镜术后狭窄问题　目前尚无预防食管环周病变内镜切除术后狭窄的标准指南，组织工程学方法近些年来被用于预防食管内镜切除术后狭窄，有研究报道了口腔上皮、胃窦黏膜移植均具有一定的效果。大腿皮肤组织相容性好，且为复层扁平上皮，对多种理化刺激耐受性更强。目前关于自体组织预防食管内镜术后狭窄的研究所涉及的样本量较小，仍需要大样本及相关对照研究。

2. 如何确保皮片的存活率尚待研究　Chai 等对 8 例患者行食管环周 ESTD，术后取患并发症更少、住院时间更短。关于 STER 和 ESE 的比较，还需要更多的大型队列和随机试验探索。

三、食管上皮下肿瘤经隧道超级微创切除术

食管上皮下肿瘤经隧道超级微创切除术多用于固有肌层或食管壁外肿瘤的切除。最具代表性的内镜方法是隧道法内镜黏膜下肿瘤切除术（STER）。STER 是在经口内镜食管下括约肌切开术（peroral endoscopic myotomy，POEM）基础上发展而来的一项新技术，也是 ESD 技术的延伸。STER 是内镜下建立黏膜下隧道后于隧道内整块切除固有肌层肿瘤的治疗方法，是消化内镜隧道技术在固有肌层病变应用的分支技术。操作步骤：建立隧道开口、建立黏膜下隧道、切除肿瘤、处理创面和封闭隧道开口。

（一）适应证与禁忌证

1. 适应证 考虑要切除的病变会经过几个狭窄的地方和隧道宽度的限制，建议选择横向直径 ≤ 2.5cm 的 SEL。相对适应证：2.5cm ≤ 横向直径 ≤ 3.5cm 的 SEL。

2. 禁忌证
（1）严重心肺功能不全而不能进行内镜手术的患者。
（2）凝血功能明显障碍者。
（3）在隧道区域有大面积的瘢痕形成或吻合者。
（4）存在疑似恶性肿瘤者。

相对禁忌证：① SEL 黏膜表面不完整，有溃疡，这消除了建立隧道以维持黏膜完整性的重要性；由于炎症，溃疡区域有黏膜下粘连，很难形成黏膜下隧道。②肿瘤位于食管入口处，没有形成黏膜下隧道的空间。③肿瘤的横向直径 > 3.5cm，并且不能从隧道中完全切除。

（二）手术操作与技巧

1. 麻醉和体位 患者手术中常用的体位包括左侧卧位、仰卧位和右肩抬高仰卧位。从解剖学上讲，食管位于气管和心脏的后面，脊柱的前面。在食管近端后壁建立黏膜下隧道是相对安全的。如选择位置适当，则操作更安全和简单。消化内镜隧道技术的关键机制是将消化道壁分为两层（黏膜层和固有肌层），并在打开另一层进行治疗或诊断时保持一层的完整性。因此，管腔内和管腔外空间被隔离，管腔内气体或流体不能进入管腔外空间。

2. 手术操作步骤
（1）建立隧道开口（图 8-12）：胃镜行至目标部位，于距病变部位 5cm 处建立隧道入口，黏膜下注射亚甲蓝 - 生理盐水 - 肾上腺素混合液 6～8ml，而后采用倒 T 形切开建立隧道入口。这种倒 T 形入路切口与 0.8cm 的横向切口和 1.0cm 的纵向切口相结合。这种隧道切口类似于倒置的"T"形。凭借宽阔的隧道空间，可以方便内镜进入和切口术后闭合，以及向外排气和引流，从而降低隧道技术引起的气体相关并发症的发生率。

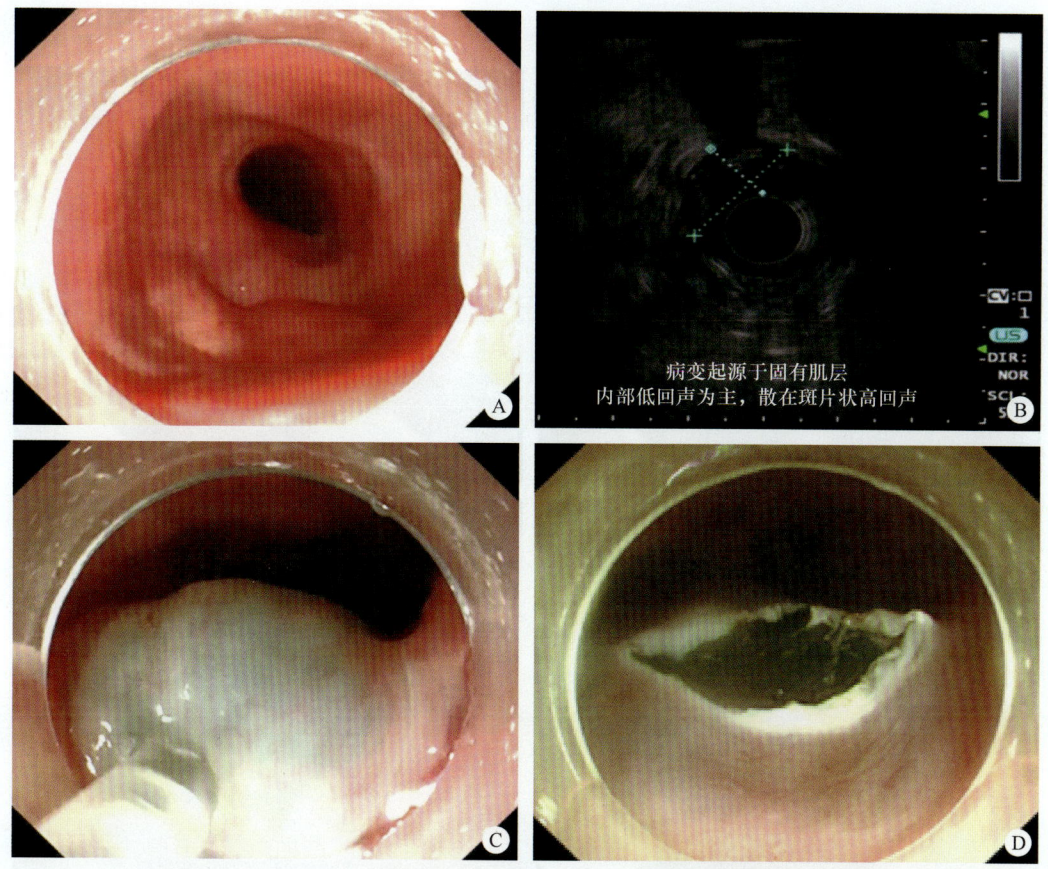

图 8-12 食管上皮下肿瘤经隧道超级微创切除术中定位与建立隧道入口
A. 胃镜定位黏膜下肿瘤；B. 超声内镜显示病变；C. 确定隧道入口后黏膜下注射；D. 建立倒 T 形切口

（2）黏膜下隧道的形成：从口侧到肛侧，在黏膜层和固有肌层之间形成一条隧道，并终止于肿瘤的远端。反复黏膜下注射有助于避免对隧道黏膜造成意外损伤。应及时处理显露的血管和小出血点，以确保获得满意的内镜视野。为了获得黏膜的完整性并减少出血，应在没有血管网的固有肌层附近进行黏膜下剥离。

（3）肿瘤切除（图 8-13）：完全显露后，使用刀或圈套器于固有肌层切除包膜完整的肿瘤。切除肿瘤后，用生理盐水冲洗黏膜下隧道。切除边缘用止血钳和氩气刀仔细处理，以减少出血，防止延迟出血和术后感染。

（4）切口部位的闭合：组织夹用于切口闭合。横向切口和倒 T 形切口闭合成纵向形状。直径 < 1.5cm 的 SEL 可通过内镜抽吸直接取出，而直径 ≥ 1.5cm 的 SEL 应使用圈套器或篮子取出。

（三）术后处理

禁食 2～3 天，随后流食 3 天，并在 2 周内逐渐恢复至正常饮食。静脉注射质子泵抑制剂 2～3 天，然后口服质子泵抑制剂 4 周。如果没有感染迹象，2～3 天后停止静脉注射抗生素，否则应使用长效抗生素或强效抗生素控制感染。在术后 3 个月、6 个月和

12个月进行内镜检查，然后每年进行1次。

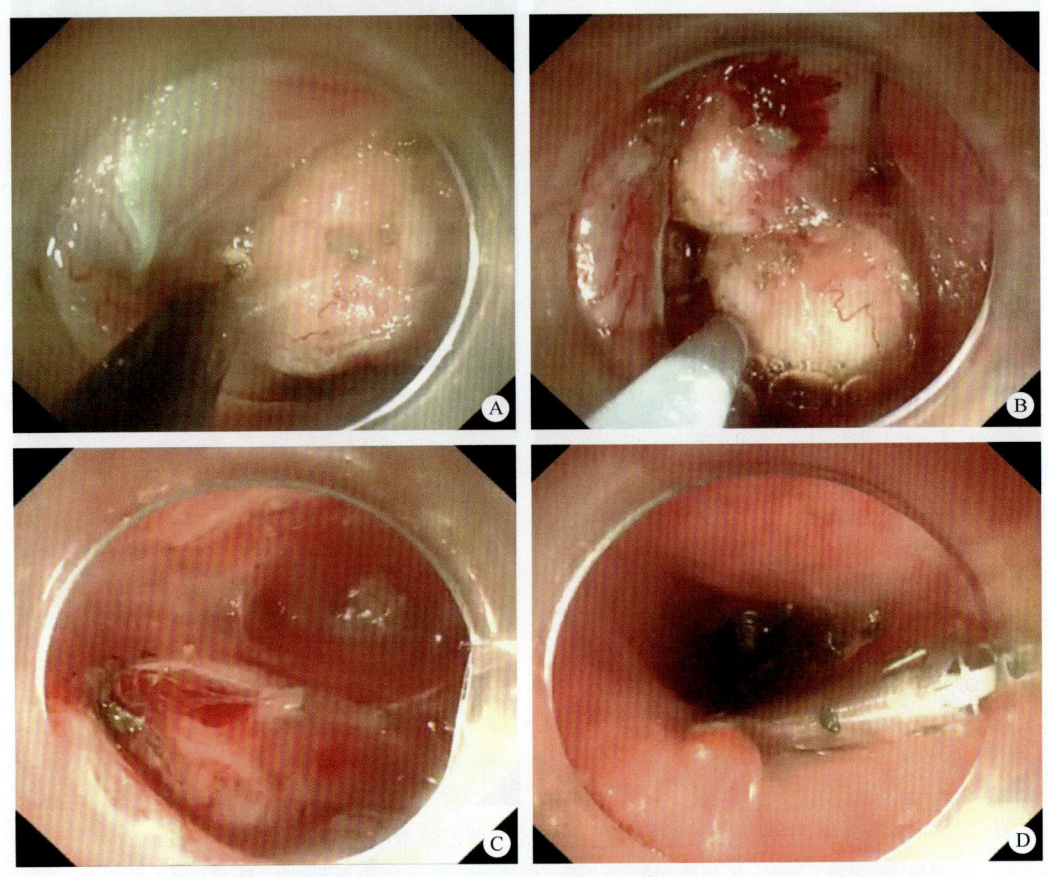

图8-13 食管上皮下肿瘤经隧道超级微创切除术中隧道内切除与创面处理
A.隧道内剥离黏膜下肿瘤；B.圈套器取出肿瘤；C.肿瘤切除后创面；D.组织夹封闭隧道入口

（四）经典案例

病史：患者，中年男性，主因"体检胃镜发现食管隆起性病变2个月余"入院。胃镜提示食管隆起性病变，考虑平滑肌瘤可能性大，起源于固有肌层。CT检查：食管上段占位性病变，伴食管周围及左锁骨上窝淋巴结略大。既往高血压、胆囊结石行胆囊切除术后、阑尾切除术后病史。入院查体未见异常。

诊断：食管上皮下肿瘤。

经充分术前评估、改善营养状态并签署手术知情同意后，对该患者开展食管上皮下肿瘤超级微创切除术（视频8-5）。

手术过程：食管距门齿25cm可见一黏膜下隆起性病变，被覆正常黏膜。用三角刀距门齿20cm切开黏膜层建立倒T形开口，内镜进入隧道内部继续应用三角刀及IT刀逐步分离黏膜下层与固有肌层，充分显露瘤体。用圈套器电凝电切病变，用止血钳处理裸露血管。用组织夹封闭隧道开口。

视频8-5

（五）共识中的热点问题与研究进展

1. 食管上皮下肿瘤行STER的适应证　STER通过在黏膜下层和固有肌层之间建立隧道保持黏膜的完整性。保持黏膜完整性可以降低穿孔、瘘管和继发感染率，并促进伤口快速愈合。有限的研究表明，与视频辅助胸腔镜剜除术相比，STER表现出某些优势，如手术时间短、失血量少、成本低及术后胸痛发生少。目前，STER已成为源自固有肌层的胃SEL的标准处理方法，特别是在我国。

与手术治疗相比，STER具有侵袭性小、术后恢复快、住院费用低、可接受性高等优点。然而，STER不能完全取代手术治疗。应根据疾病本身选择最佳治疗方法，从而使患者受益。

总之，STER并不适合所有SEL患者，医生应严格评估适应证。STER适用于直径小于3.5cm且超声内镜、CT或其他影像学检查确定的无充足血液供应的良性病变（证据等级：Ⅱ；推荐强度：A）。

STER将SEL表示为以下类别：①源自固有肌层的SEL；②表面黏膜覆盖完整的SEL；③最长直径≥10.0mm且横径≤3.5cm的SEL；④位于食管内，距食管入口、贲门、胃和直肠超过3cm的SEL。

根据Du等的经验，由于无法产生隧道，STER不适用于位于食管上部距离食管入口<3cm的SEL。隧道的内径约为3.5cm，因此，经STER处理的SEL的横径不应>3.5cm。对横径>3.5cm的SEL进行的几项研究得出结论，即使对于大肿瘤STER也是可行的。Chen等证明，STER的最长直径为7cm。然而，以前关于STER的研究针对的是直径不超过5.5cm的SEL。成功进行STER的肿瘤直径上限仍然存在争议。需要注意的是，不建议溃疡性SEL采用STER治疗，因为无法维持黏膜的完整性。此外，边缘不规则的SEL具有较高的恶性肿瘤风险，不应采用STER治疗。

2. 食管上皮下肿瘤行STER与其他技术的比较　尽管与非隧道程序相比，STER似乎是一个耗时的过程，与ESD相比，它表现出更高的整体切除率，并且可以保持黏膜的完整性。然而，为了证实这一结论，需要对STER和ESD进行前瞻性比较研究。之前的一项研究显示，对于直径<10mm的SEL，推荐使用STER以外的ESE，而对于直径>10mm的SEL，STER是首选。一项比较内镜非隧道切除术和隧道切除术的研究挑战了隧道切除术的优点，揭示了两种治疗方法均是有效和安全的，而隧道切除术消耗了更多的时间。尽管STER在保持黏膜完整性和实现高整体切除率方面表现出多种优势，但STER与其他具有较大人群规模的内镜切除方法之间的额外比较研究是必要的，进而评估STER是否提高了源自固有肌层的SEL的治疗效果。

四、食管上皮下肿瘤经多腔隙通道超级微创切除术

食管上皮下肿瘤经多腔隙通道超级微创切除术多适用于食管固有肌层肿瘤或纵隔内肿瘤等，既往名称为多镜联合治疗术。其是指内镜联合胸腔镜、腹腔镜手术，包括腔镜辅助内镜下切除术和内镜辅助腔镜切除术。前者可以在腔镜辅助下，对一些内镜视角限制不能

切除的肿瘤，通过牵拉、抓持、推挡等动作使肿瘤更好显露，且一旦出现并发症，可以及时进行缝扎修补治疗，提高了内镜治疗的安全性，而后者可以在内镜的帮助下精准定位，选择恰当的手术范围，避免不必要创伤及过度治疗。食管上、中段病变常选择内镜联合胸腔镜治疗，下段病变常选择内镜联合腹腔镜治疗。

（一）适应证与禁忌证

1. 适应证
（1）肿瘤较大，单靠内镜难以切除，发生出血及穿孔概率高者。
（2）腔镜手术时，病变较小难以找到或病变位于难确定部位。
（3）除患有消化道疾病，还患有其他部位疾病，需要联合手术。

2. 禁忌证
（1）合并严重基础疾病，不能耐受手术及麻醉者。
（2）既往有复杂胸、腹腔手术史及严重粘连者。

（二）手术操作与技巧

患者取仰卧分腿位，采用气管内插管全身麻醉。
（1）常规于脐上建立气腹，置入腔镜。
（2）术中胃镜定位黏膜下肿瘤位置，并于腔镜下观察，分别于食管内和食管外确定肿瘤位置。
（3）内镜及腔镜配合将肿瘤完整剥除后，移除肿瘤。
（4）腔镜下关闭创口。

（三）术后处理

根据术后情况，术后预防性应用抗生素、禁食水、静脉滴注 PPI 等，逐渐过渡饮食。

（四）经典案例

病史：患者，青年女性，因"嗳气、吞咽困难 1 年余"于常州市某医院就诊。胸部增强 CT：食管下段 - 贲门处管壁明显增厚，较厚处约 2.5cm，增强后可见轻度强化。超声胃镜：食管下段见黏膜下隆起，表面光滑，贲门口见一环形隆起，距门齿 37～43cm 处见低回声占位，内部回声不均匀，病变压向食管壁，与食管壁分界不清，截面大小 5.8cm×3.7cm。三维重建提示巨大瘤体包绕食管（图 8-14），且邻近主动脉；瘤体呈"马蹄"形包绕食管与贲门交界处，长轴约为 6.4cm，短轴约为 3.7cm。

诊断：食管胃结合部良性肿瘤。

治疗：通过内镜黏膜下隧道剥离肿瘤，于根部切除肿瘤，保证黏膜完整，再于腹腔镜下完整分离切除肿瘤，术后病理提示食管平滑肌瘤。最终整块切除，大小约 7cm×4cm×4cm。

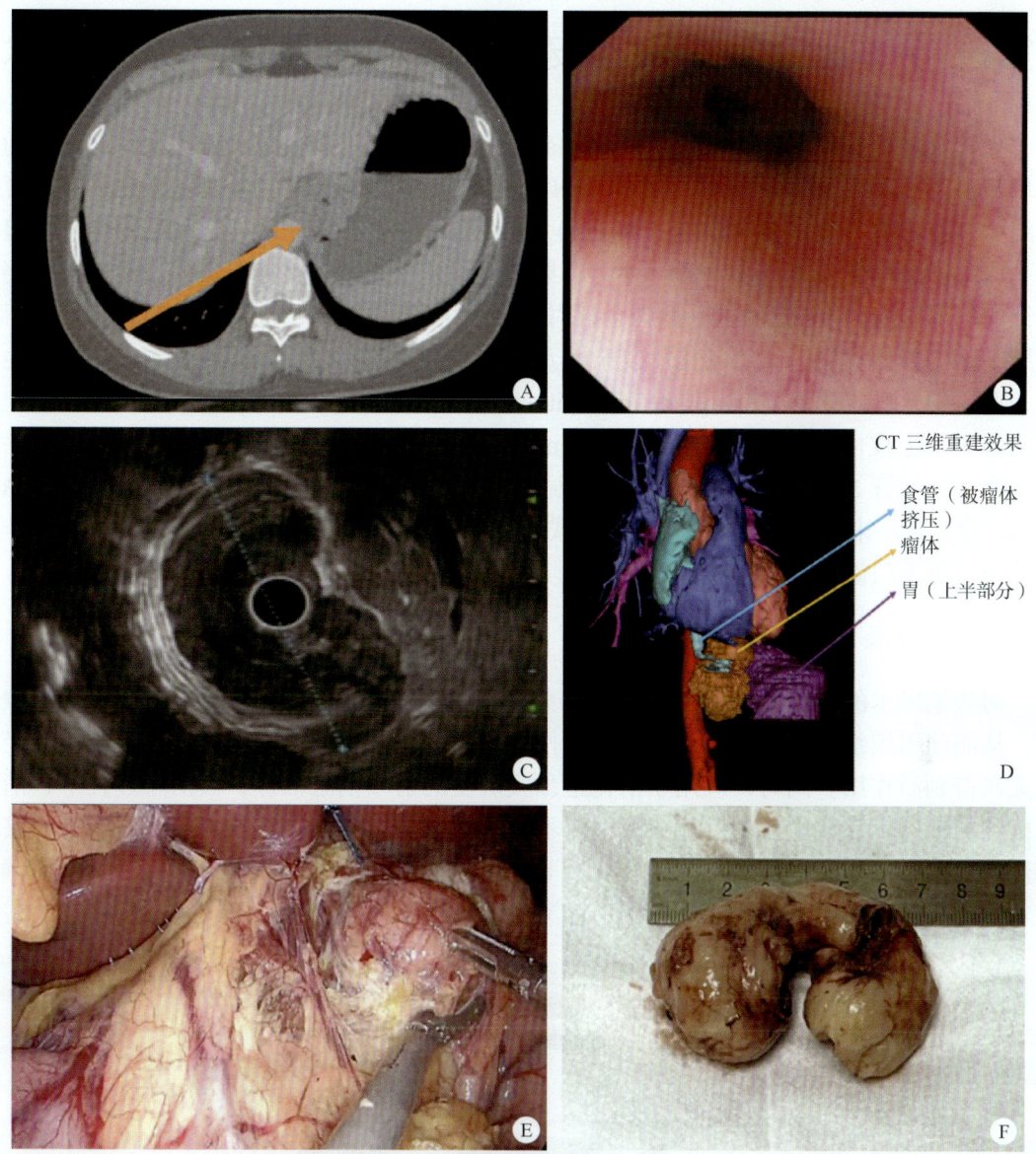

图8-14 食管上皮下肿瘤经多腔隙通道超级微创切除术的操作步骤
A. CT显示食管胃结合部肿瘤；B. 内镜下可见食管黏膜下隆起；C. 环扫超声内镜图像；D. 三维重建图像；E. 腹腔镜下手术；
F. 完整切除的肿瘤

（五）共识中的热点问题与研究进展

当肿瘤位于贲门、幽门或胃体小弯等困难位置时，腔镜手术易损坏食管括约肌，导致反流或消化道梗阻等，双镜联合不仅可以为术者提供清晰视野，也可降低术后长期并发症发生率。研究表明，双镜联合在减少术中出血量、降低术后疼痛评分、缩短术后首次排气时间、缩短进流食时间、降低住院日及并发症发生率方面均有显著优势。

第三节　食管低级别上皮内瘤变超级微创射频消融术

食管上皮内瘤变（intraepithelial neoplasia，IN）是病理学诊断术语，取代了之前的异型增生、不典型增生或原位癌等名称。IN 细胞形态和组织结构上与其起源的正常食管黏膜组织存在不同程度的不典型性（atypia）。IN 是一种形态学上以细胞和结构异常、遗传学上以基因克隆性改变、生物学行为上以易进展为具有侵袭和转移能力的浸润性食管癌为特征的癌前病变。Vienna 的国际共识会议对异型增生的诊断分类标准重新进行了分类调整，按照细胞的异型程度、组织结构的复杂性及生物学行为的特性，将轻度和中度异型增生归类为低级别上皮内瘤变（low grade intraepithelial neoplasia，LGIN），而将重度异型增生定义为高级别上皮内瘤变（high grade intraepithelial neoplasia，HGIN）。作为食管癌的癌前病变之一，食管 LGIN 可采用内镜下超级微创射频消融术（radiofrequency ablation，RFA）进行治疗。近年来，相关研究显示，该术式治疗食管 LGIN 具有安全、有效、并发症小、操作简便、可于门诊治疗等诸多优势，正逐步在临床应用中得到普及和推广。

（一）射频消融术原理

射频消融术的治疗原理，是通过高频交流电的作用引起组织内的带电粒子运动产生热量，从而使组织细胞凝固坏死。其特点是作用均匀、一次覆盖面积大，温度低、对神经肌肉无兴奋刺激作用。同时，应用于消化道黏膜病变的射频消融治疗，其消融过程中，消融电极片局部即可完成电流的回流，故电流不经过人的身体，无须贴负极板，对装有心脏起搏器的患者，也无任何影响（图 8-15，图 8-16）。此外，相关动物实验研究显示，射频消融对治疗区域周边正常组织的影响小，对深层组织的影响同样较小。这使射频消融术在某

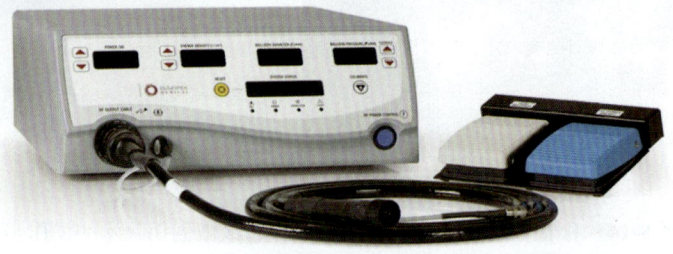

图 8-15　射频消融设备

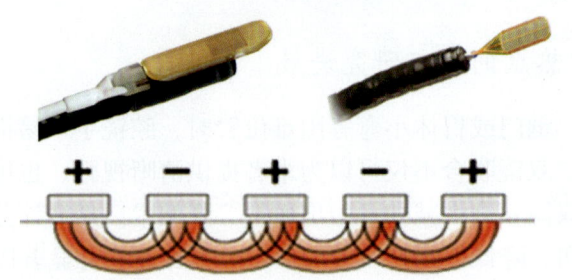

图 8-16　射频消融电极片（电极片实现电流局部回流）

些方面能够展现出独有的优势，如部分环周食管病变或花斑样食管黏膜病变，应用此方法对有效控制治疗术后的管腔狭窄将有很大的帮助。

（二）适应证与禁忌证

1. 适应证

（1）经严格而规范的放大内镜筛查+活检，按照WHO/Vienna评价标准，病理结果提示为食管LGIN（病理诊断应由2名病理科资深医师共同确定，如出现分歧，则由第3名病理科高年资医师予以最终确认）。

（2）内镜下病变的表面形态符合巴黎分型中的0～Ⅱ型。

（3）未服用抗凝药、活血药物，或虽服用此类药物，但于治疗前能够停药至少7天。

（4）无其他内镜下治疗禁忌证，并签署内镜下治疗知情同意书。

2. 禁忌证

（1）经严格而规范的内镜下筛查+活检，按照WHO/Vienna评价标准，经病理证实不符合食管LGIN（病理诊断应由2名病理科资深医师共同确定，如出现分歧，则由第3名病理科高年资医师予以最终确认）。

（2）存在内镜下治疗或检查的相关禁忌证：心肺功能不全、凝血功能障碍、肝肾功能不全等。

（3）合并胃食管静脉曲张、巨大食管憩室。

（4）孕妇或哺乳期妇女。

（5）长期服用抗凝药、活血药物不能停药。

（6）存在其他内镜下治疗禁忌证，或拒绝签署内镜下治疗知情同意书。

（三）术前准备

（1）向患者及其家属详细告知食管LGIN存在进展为HGIN甚至早期食管癌、长期维持现状或自然逆转的多种可能性，以及采用超级微创射频消融术可能带来的临床获益、风险、不良事件及术后恢复管理、复查等相关事宜，完成签署知情同意书。

（2）对患者的血常规、肝肾功能、电解质、凝血功能、血清学检测、心电图、胸部X线片（或胸部CT）、麻醉评估等内镜检查及治疗所需检查检验项目进行完善并核对；同时告知患者，需要在术前一周停用阿司匹林、硫酸氢氯吡格雷片等抗凝药及丹参、红花、三七、银杏叶等活血药物。

（3）治疗当天术前需要禁食水8h；术前15min口服含有链霉蛋白酶颗粒、西甲硅油的去泡剂和去黏液剂50～60ml并在床上转动体位10min，术前5min口含盐酸达克罗宁胶浆5～10ml、1～2min后咽下。

（四）手术操作与技巧

1. 麻醉与体位 所有患者均行静脉全身麻醉，左侧卧位，注意保暖、调节室温及输液温度，避免压疮。

2. 手术操作步骤

（1）观察及染色：治疗前需要再次进行放大内镜联合窄带成像（ME+NBI）筛查，以再次确认病变部位，明确病变是否存在边界，以及表面微结构、微血管等信息。若上述方法仍难以窥清病变，则可以考虑使用鲁氏碘液染色法进一步辅助观察。观察结束后，应再次于病变区域进行原位活检，因射频消融术后无法进行病理检测，故需要术前再次留取病理标本，以提供相关诊断证据。

（2）边界标记：如病变范围相对有限或较易识别，则可直接进行后续的射频消融治疗。如内镜下所见病变区域相对偏大，为避免后续射频消融范围覆盖不全，可于放大内镜下对病变边界进行标记，再行后续的射频消融治疗。

（3）内镜下射频消融：退出放大内镜，更换治疗内镜（GIF-Q260J/HQ290），并连接射频消融主机（设定输出功率为57W，能量密度为$10 \sim 12J/cm^2$），将射频消融导管头端的消融电极片安装在内镜头端。随后，内镜进抵病变区域后，将消融电极片紧密贴合于病变表面黏膜进行射频消融，可通过适当旋转内镜、充气及吸气等方法，使消融电极片充分贴合于病变表面。消融后，病变表面呈白色凝固性坏死（图8-17，视频8-6）。之后在同一区域内行第2次消融，重复上述步骤。对食管黏膜进行消融后，将病变表面发白的凝固性坏死组织进行刮除，这一步骤并非必需，有时坏死的黏膜组织可自行脱落；如需要刮除，则可借助消融电极片和内镜的附送水功能完成。若病变较大，单次消融无法将全部病变黏膜覆盖，则需要将消融电极片边缘与前次消融范围外边缘重合3～5mm，再次进行消融直至全部病变区域均被有效覆盖。整个消融范围应超出病变边界0.5～1cm，以确保没有遗漏。

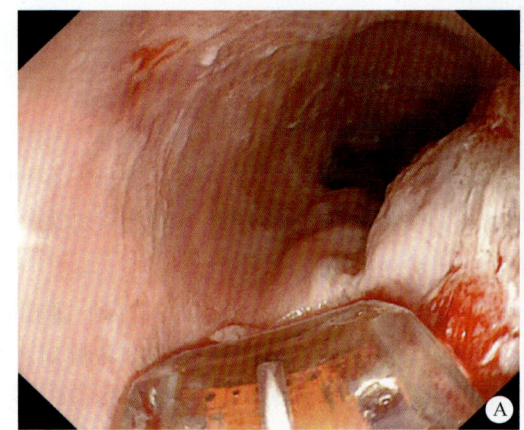 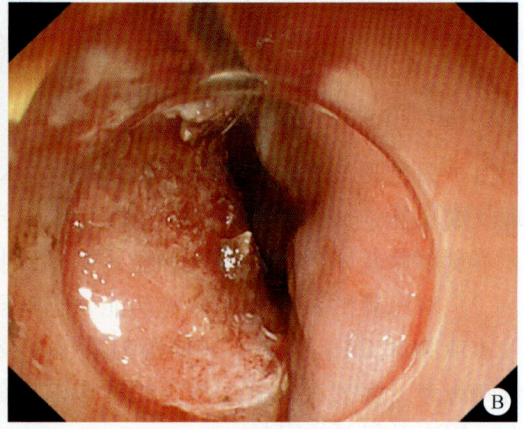

图8-17　食管低级别上皮内瘤变超级微创射频消融术
A. 射频消融后，病变表面呈现白色凝固样坏死；B. 完成射频消融、刮除病变表面坏死黏膜组织后表现

（五）术后处理

术后禁食4～6h，并适当补液；而后给予温凉流食，并逐步过渡至半流食、普食；术后口服PPI及黏膜保护剂治疗1个月。

（六）术后随访

视频8-6

射频消融术后建议进行密切电话及门诊随访以记录不良事件发生情

况。同时，告知并敦促患者在术后3个月、6个月、1年、2年、3年、4年、5年分别返院进行内镜复查，每次均采用ME+NBI的方法进行复查，并在原治疗区域取活检组织送组织病理检查。

（七）共识中的热点问题与研究进展

1. 关于食管黏膜病变射频消融术治疗适应证的拓展　射频消融术应用于单纯食管LGIN的治疗是符合目前其适应证的，但对于HGIN的治疗，是否依旧适合，尚无明确定论或共识。目前，已有部分初步研究，探讨了射频消融对部分食管HGIN的治疗效果，也取得了一定的进展。未来，这方面的前瞻性、多中心、大样本的临床研究亟待开展，以进一步拓宽射频消融术在早期食管癌中的治疗范畴。

2. 射频消融术在治疗食管环周早期癌中的应用前景　众所周知，食管环周早期癌是早期食管癌中的特殊类型，ESTD被认为是治疗的首选方案之一，但术后狭窄成为不可避免的重要并发症，严重影响患者生活质量。射频消融术对深层肌层组织损伤较小，故不易引起术后狭窄，但与此同时，治疗深度相对有限，也使其对食管HGIN或早期食管癌的治疗受到了限制。未来是否可进一步在此方面进行探索研究，如采用射频消融术治疗病变相对较浅的区域，从而尽可能减少深层肌层的损伤，或许是解决食管术后狭窄的突破口之一。

第四节　食管狭窄超级微创治疗术

一、概　述

食管狭窄（esophageal stenosis）是指标准内镜无法通过并伴有不同程度的吞咽困难，常伴有反流、胸骨后疼痛和体重减轻等。根据狭窄性质，其可分为食管恶性狭窄和食管良性狭窄。食管恶性狭窄常见于食管癌，或由非食管来源恶性肿瘤外压导致，大部分患者由于一般状况差、肿瘤远处转移等，无法进行根治性切除，可采取姑息治疗缓解吞咽困难等症状。食管良性狭窄常由食管大面积病变ESD后、外科术后吻合口狭窄、溃疡性病变、化学腐蚀或放射性损伤等原因引起。食管大面积病变通常是指预估切除范围≥3/4环周且切除长度≥3cm的病变，包括食管环周病变。既往研究报道，非环周病变内镜切除后的食管狭窄发生率不低于56%，而环周食管病变术后狭窄的发生率则高达100%（图8-18）。

（一）食管狭窄的诊断

主要通过病史、影像学检查对食管狭窄进行诊断，其中胃镜检查可以直接观察食管的情况，是诊断食管狭窄的"金标准"。内镜下评估狭窄部的直径＜1cm，或常规型号镜身（直径约1cm）不能通过，且伴有吞咽困难等症状，可诊断为食管狭窄。上消化道造影检查能够间接反映食管情况，确定是否有食管狭窄。食管良性狭窄在治疗前要明确病因，必要时行内镜下活检以排除恶性肿瘤、明确嗜酸细胞性食管炎等特殊病因。

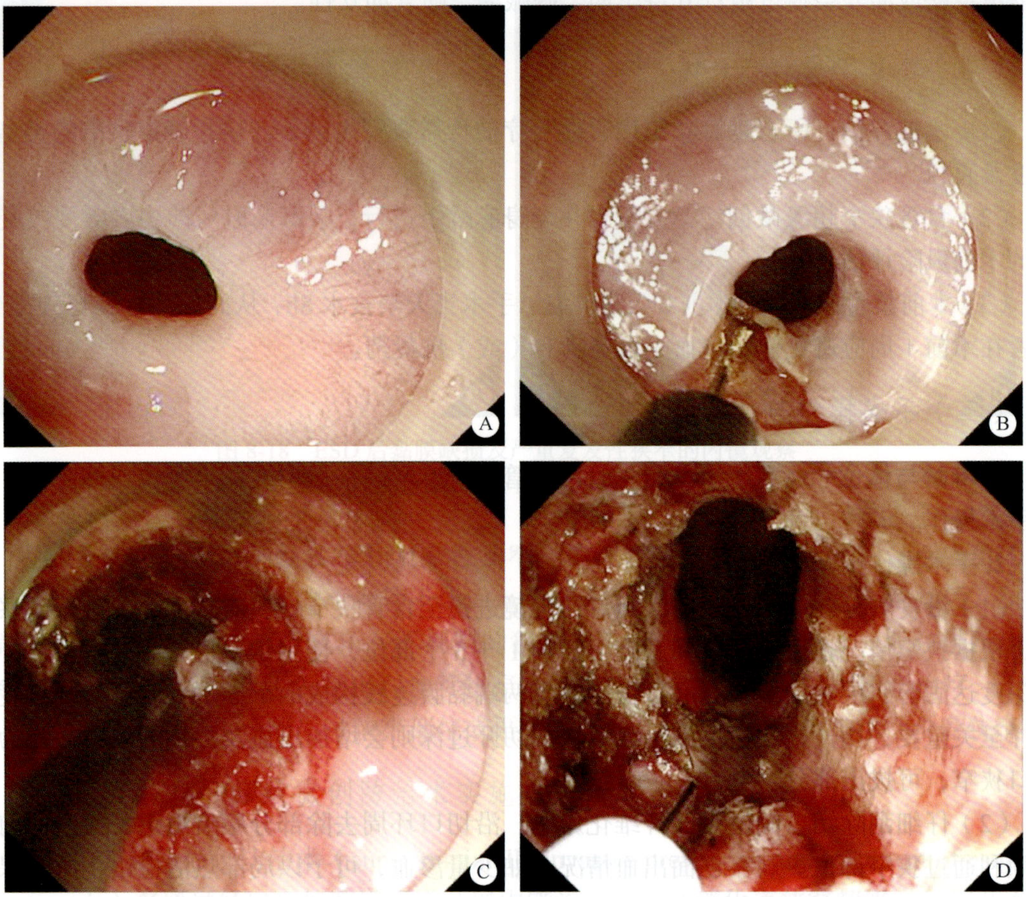

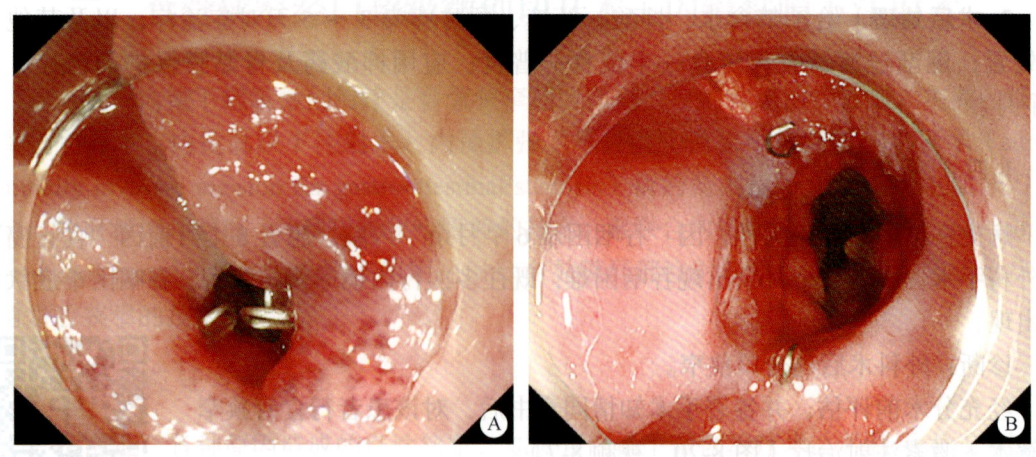

图 8-19　食管狭窄切开及黏膜下激素注射术操作步骤

A. 食管狭窄段的直径约 3mm；B. 使用勾刀沿食管管腔纵向行放射状切口；C. 沿放射状切口去除部分瘢痕组织；D. 狭窄段切开后注射激素

图 8-20　食管狭窄切开及黏膜下注射术前后对比

A. 食管癌术后吻合口狭窄，内镜无法通过；B. 狭窄段切开及注射激素 1 个月后狭窄明显缓解

（五）共识中的热点问题与研究进展

1. 难治性食管良性狭窄仍需要更积极有效的治疗方案　难治性食管良性狭窄的治疗仍是临床的一大难题，主要治疗方式包括内镜下狭窄切开、药物注射、体外自助式扩张球囊扩张、食管支架置入、再生医学技术等，各种方式均有一定的优缺点。临床工作中应根据狭窄的原因、程度和患者意愿等选择最合适的治疗方法，以达到最佳治疗效果。

2. 再生医学技术在治疗食管良性狭窄中的应用仍有待进一步研究　再生医学技术治疗食管狭窄具有广阔的应用前景，细胞组织易于获得，保留了细胞外基质，便于整合到黏膜缺损部位，促进创面愈合及预防瘢痕狭窄形成，并发症发生率低，治疗效果令人满意。但是细胞培养周期长，且制备成本高昂，目前大部分研究仍处于动物模型阶段，其长期效果及临床上使用的效果还需要进一步验证。

三、食管狭窄经口超级微创扩张术

超级微创扩张术主要包括球囊扩张术和探条扩张术，通过球囊或探条产生的机械张力使纤维瘢痕组织得到强力伸张，从而达到撑裂狭窄段黏膜肌层的效果。由于探条扩张不能在直视下进行，不易及时发现出血和穿孔，而且操作相对复杂，需要反复退出探条以逐级扩张，因此，目前临床上使用更为广泛的是内镜球囊扩张术。为了进一步提高球囊的有效性，降低患者经济负担，中国人民解放军总医院柴宁莉教授设计了一种体外自助式扩张球囊，使用此球囊扩张具有操作简单、安全性高、不影响患者饮食等特点，不仅可以预防食管大面积病变ESD后狭窄，也可以用于治疗狭窄，尤其适用于难治性食管良性狭窄。

（一）体外自助式扩张球囊

球囊的总长度、有效长度和直径分别为12cm、8cm和1.8cm（图8-21）。球囊导管的尖端固定了保护性软管，同时使用空气（30～35ml）替代水对球囊进行充气，提高其安全性及便利性。该球囊于内镜下放置后，患者可自行操作，避免了于医院反复就诊，每天使用注射器充气4～5次，每次15～20min，根据复查时创面愈合程度适时取出球囊。

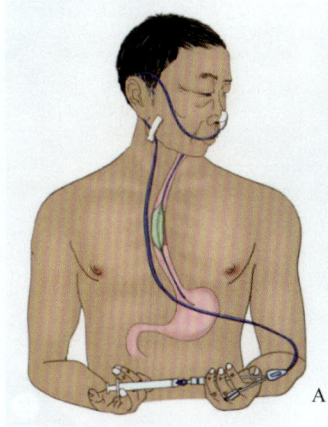
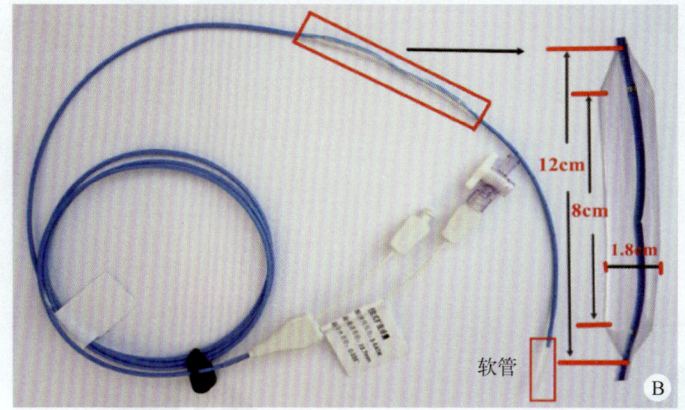

图8-21　体外自助式扩张球囊
A. 患者可自己操作球囊；B. 球囊的相关参数

（二）适应证与禁忌证

1. 适应证　①各种原因造成的良性狭窄，如食管内镜下微创治疗术、外科手术或腐蚀性等原因造成的狭窄；②标准胃镜（9～11mm）不同通过；③内镜下观察无复发；④狭窄段长度≤8cm。

2. 禁忌证　①合并凝血功能异常者；②合并食管瘘者；③精神异常者；④肿瘤等原因造成的食管恶性狭窄者；⑤合并器官功能严重障碍或不全者；⑥依从性差，不能按要求规范操作球囊者。

（三）术前准备

（1）常规完善术前检查，主要包括血常规、肝功能、肾功能、电解质、凝血功能、血清四项、心电图等，排除内镜下治疗的相关禁忌证。

（2）术前禁食8h，禁水2h；术前检查前15min口服去泡剂和去黏液剂50ml（含链霉蛋白酶1万单位，碳酸氢钠1g，西甲硅油10ml）。

（四）手术操作与技巧

1. 体位　所有患者均取左侧卧位，在麻醉或清醒状态下放置自助式扩张球囊。

2. 放置体外自助式扩张球囊操作步骤

（1）预扩张：该新型球囊的实际压力小于传统的扩张球囊，从而无法快速有效地机械性撕开食管狭窄处的黏膜，因此，在放置该球囊前，一般常规选择传统的水囊进行扩张（图8-22），或者内镜下放射状切开（图8-23），并观察及评估创面有无迟发性穿孔和出血。

（2）置入球囊：具体放置方法类似于留置胃管，用液状石蜡润滑球囊，沿选定的鼻孔插入，在患者做吞咽动作时顺势缓慢插入。在内镜观察下，调整球囊位置，确保球囊基本位于狭窄段的中央位置（图8-24A）。

（3）固定球囊：将球囊固定在患者的鼻翼处，并记录固定的位置（图8-24B）。

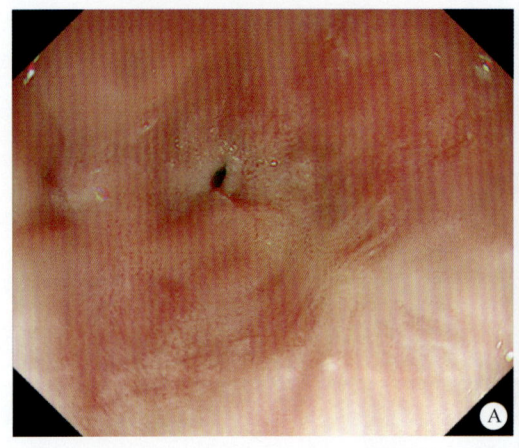
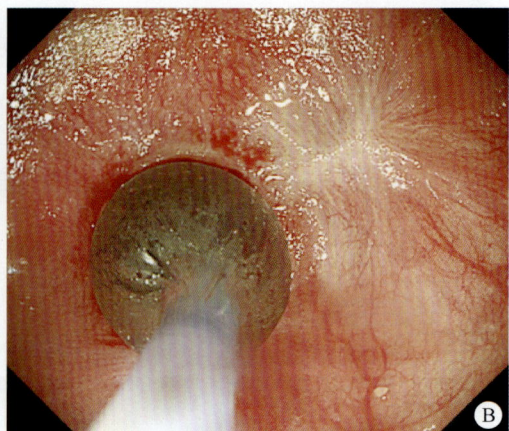

图8-22　食管狭窄传统球囊扩张

A.狭窄处直径约2mm；B.使用传统球囊进行扩张

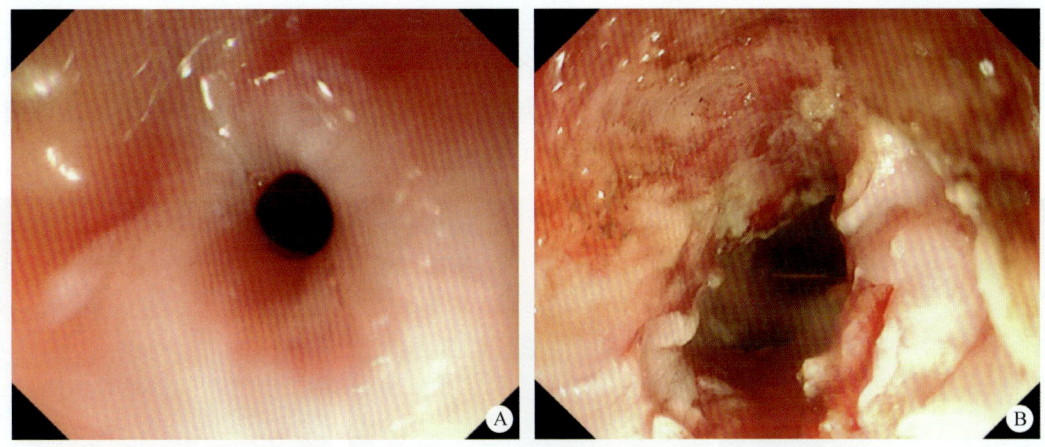

图 8-23 食管狭窄超级微创球囊扩张
A. 狭窄处直径约 3mm；B. 内镜下放射状切开

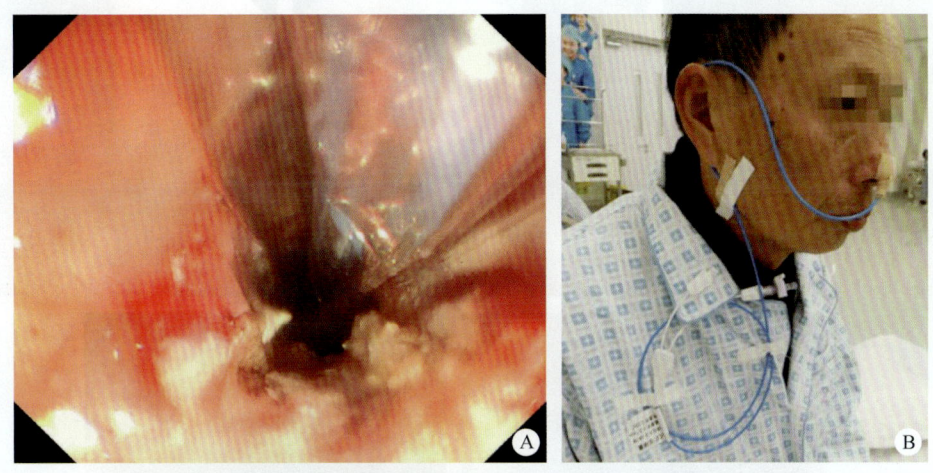

图 8-24 食管狭窄超级微创自助式扩张球囊置入术的操作步骤
A. 内镜辅助下置入自助式扩张球囊；B. 体外固定球囊

（五）术后处理

（1）由于该操作可在门诊或住院进行，一般无须使用抗生素，术后当天即可进流食，并逐步过渡至正常饮食。

（2）常规口服 PPI 或新型抑酸药物（钾离子竞争性酸拮抗剂），应持续服用至自助式扩张球囊拔出后 1～2 周，患者于术后当天开始使用自助式扩张球囊，每天扩张 4～5 次，每次 15～20min。

（3）每 2～4 周复查 1 次内镜，评估食管愈合程度，直至创面完全愈合。

（六）经典案例

病史：患者，女性，63 岁，因"早期食管癌 ESD 后狭窄 2 年余"入院。既往已行 31 次内镜球囊扩张术（EBD）+4 次内镜下放射状切开（RIC）。入院后检查结果：距门齿 24～28cm 处食管管腔狭窄，直径约为 1mm。

诊断：难治性食管狭窄。

经充分术前评估，向患者详细讲解目前各种难治性狭窄治疗手段的获益及风险，患者要求放置体外自助式扩张球囊，在签署手术知情同意书后，对该患者行内镜下传统球囊扩张，并放置自助式扩张球囊以预防食管狭窄（图8-25）。

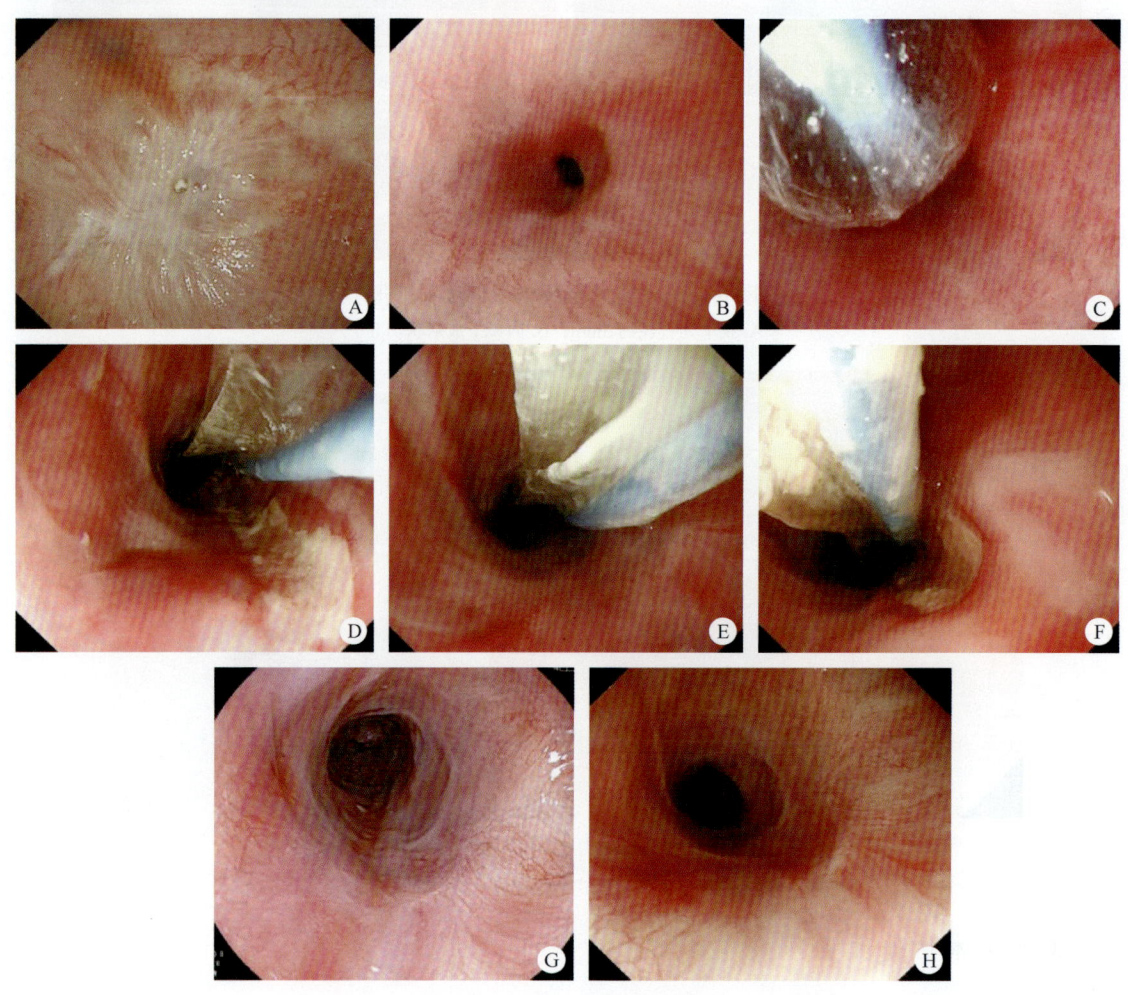

图8-25 使用自助式扩张球囊治疗难治性食管狭窄

A. 食管狭窄段最窄处直径约为1mm；B. 放置自助式扩张球囊时，狭窄段直径约为3mm；C. 采用传统EBD治疗后，放置自助式扩张球囊；D~F. 术后20天、2个月、3个月复查时，标准内镜通过顺利，局部可见浅溃疡形成；G. 术后4个月取出球囊，创面已基本愈合；H. 术后8个月，未见狭窄形成

术后当天进流食，而后逐渐恢复正常饮食。术后4个月取出球囊，术后8个月胃镜复查时未见食管狭窄形成。

（七）共识中的热点问题与研究进展

1. 食管大面积病变ESD后狭窄预防的标准措施尚未建立 目前预防措施主要包括口服或局部注射激素、应用PGA膜、置入金属支架、放置自助式扩张球囊等，此外，组织工程技术、食管黏膜移植、自体皮片移植+覆膜金属支架、羧甲基纤维素膜、水凝胶等新技术，在预防狭窄方面也有一定的效果。未来仍需要不断创新预防策略，进行多中心临床研究，不断降低狭窄的发生率，提高患者生活质量。

2. 外科术后或腐蚀性狭窄治疗效果有待提升 传统的内镜下扩张对这两类狭窄治疗效果欠佳，易发展为难治性食管良性狭窄。目前使用体外自助式扩张球囊虽可一定程度上提高患者生活质量，避免反复就诊于医院，极大降低患者的经济负担，但球囊取出后再狭窄的难题仍未得到有效解决。医工融合、生物材料的研发可能是未来重要的发展方向。

第五节 胃食管反流病超级微创治疗术

一、概 述

胃食管反流病（gastroesophageal reflux disease，GERD）是指胃内容物反流入食管、咽喉部引起的症状和（或）并发症，最常见的典型症状包括烧心、反流，也可引起包括咽喉、气管等相关食管外症状，严重影响患者生活质量。质子泵抑制剂（PPI）是治疗 GERD 的基石，但约 1/3 的患者经 PPI 治疗后症状仍不能完全缓解，尤其是反流症状。经口内镜贲门缩窄术（C-BLART）已被报道为难治性 GERD 的一种新的替代内镜治疗方法，该方法治疗 GERD 的 6 个月有效率为 74.6%，且同常规 PPI 药物治疗相比，反酸、烧心等症状及食管下括约肌（LES）压力和酸暴露时间明显改善，并且具有操作简单、耗时少（平均用时仅 8min）、花费低、可重复进行、安全性高等优势，便于临床推广使用。

（一）胃食管反流病的诊断

存在典型的反酸、烧心等症状，反流监测和胃镜等反流相关客观检查发现异常，和（或）抗反流治疗有效可以用于确诊 GERD，反流性疾病问卷量表可以作为诊断 GERD 的辅助工具。PPI 试验性治疗可作为疑似 GERD 患者的初级诊断方法。胃镜在 GERD 并发症检出、评价抗反流解剖结构、发现其他疾病方面发挥重要作用。食管反流监测，尤其是 pH-阻抗监测能够提供客观的反流参数，目前是诊断 GERD 的"金标准"。

（二）胃食管反流病超级微创治疗术实施中的技术方法与既往名称

GERD 可通过 SMIS 实现治愈的目标，通过经口自然腔道通道开展内镜治疗，包括内镜射频消融术、经口无切口胃底折叠术、抗反流黏膜切除术、C-BLART 等。

二、胃食管反流病经口超级微创射频消融术

超级微创射频消融术包括物理消融、化学消融等方法。其中，内镜射频消融术（endoscopic radiofrequency ablation，ERFA）作为一种治疗 GERD 的介入方法，通过内镜在食管下段黏膜下施加射频能量，旨在加强食管下括约肌功能，从而减少食管反流发生。ERFA 治疗的原理是在黏膜下层面通过精确控制的射频能量，使组织局部受热，促进胶原收缩和

新生，从而增强食管括约肌的功能。这种治疗方法不仅能够有效改善症状，还可以减少或消除长期使用药物，尤其适用于对药物治疗反应不佳或有手术禁忌证的患者。治疗过程需要由经验丰富的内科医生或胃肠道专家进行操作，以确保治疗的安全性和有效性。术前应充分评估患者的病史、症状及影像学检查结果，术中需要精确掌握射频能量的施加位置和强度，术后需要密切观察并给予适当的护理和随访，以确保患者康复和长期效果的稳定性。总体而言，内镜射频消融术作为一种创新的治疗选择，为 GERD 患者带来了新的希望，尤其是具有治疗效果持久且安全性高的优势，并逐渐成为临床上重要的治疗手段之一。

（一）适应证与禁忌证

1. 适应证　①年龄在 18 岁及以上患者；②有反流和（或）烧心症状 6 个月以上，且频繁发作者；③术前胃镜检查、24h 胃食管阻抗监测和食管高分辨率测压明确 GERD 诊断的患者；④药物治疗不满意而明显影响生活质量，不愿长期服用药物治疗或因药物副作用不能服药的患者；⑤拒绝外科手术治疗的患者。

2. 禁忌证　①有严重心肺疾病不能进行消化道内镜检查者；②怀疑消化道穿孔者；③消化道急性腐蚀性炎症患者；④拒绝接受该治疗的患者。

（二）术前准备

充分告知病情、手术内容及风险，签署手术相关知情同意书；术前禁食 8h。

（三）手术操作与技巧

1. 麻醉与体位　患者处于深度静脉麻醉状态，注意保暖、调节室温及输液温度，避免压疮。具体参见《中国消化内镜诊疗镇静/麻醉的专家共识意见》。

2. 手术操作步骤（图 8-26，图 8-27）

（1）环周消融

1）内镜直视下记录食管胃结合部与巴雷特食管的顶端位置，置入导丝后退出内镜。

2）通过导丝置入测量球囊导管，内镜直视下测量食管内径，测量从病灶口侧端上移 2cm 开始，间隔 2cm，直至通过贲门。

3）根据测得的食管内径选取最小内径的气囊消融导管。

4）通过导丝置入气囊消融导管后插入内镜，于内镜直视下确定消融导管在病变部位。气囊充气后，射频消融发生器传输射频能量至消融导管进行消融治疗。

5）首次消融治疗后，退出导丝、消融导管和内镜，清洗气囊消融导管上的凝结物。

6）重复上述步骤再次进行消融。

（2）局灶消融

1）将局灶消融导管置于内镜头端，与内镜一起插入食管，消融导管一般位于内镜视野的 12 点方向。

2）使消融导管紧贴病灶黏膜，启动消融治疗。

3）内镜下冲洗消融表面坏死黏膜。

4）重复上述步骤再次进行消融治疗。

5）如有多个病灶需要消融治疗，则中间应间断退出内镜清洗消融导管上的坏死凝结物。

（四）术后处理

（1）术后禁食24h，适当静脉补液，根据病情逐步恢复饮食。建议术后抑酸治疗，可应用常规剂量质子泵抑制剂，每天2次，服用2周。

（2）对于术后疼痛的患者，可按需给予对乙酰氨基酚500～1000mg，每天不超过4次，若应用对乙酰氨基酚不能缓解，可联合应用双氯芬酸50mg，每天不超过2次。如怀疑发生其他严重并发症，应及时进行相关检查（如急诊胃镜、X线摄片或CT）。

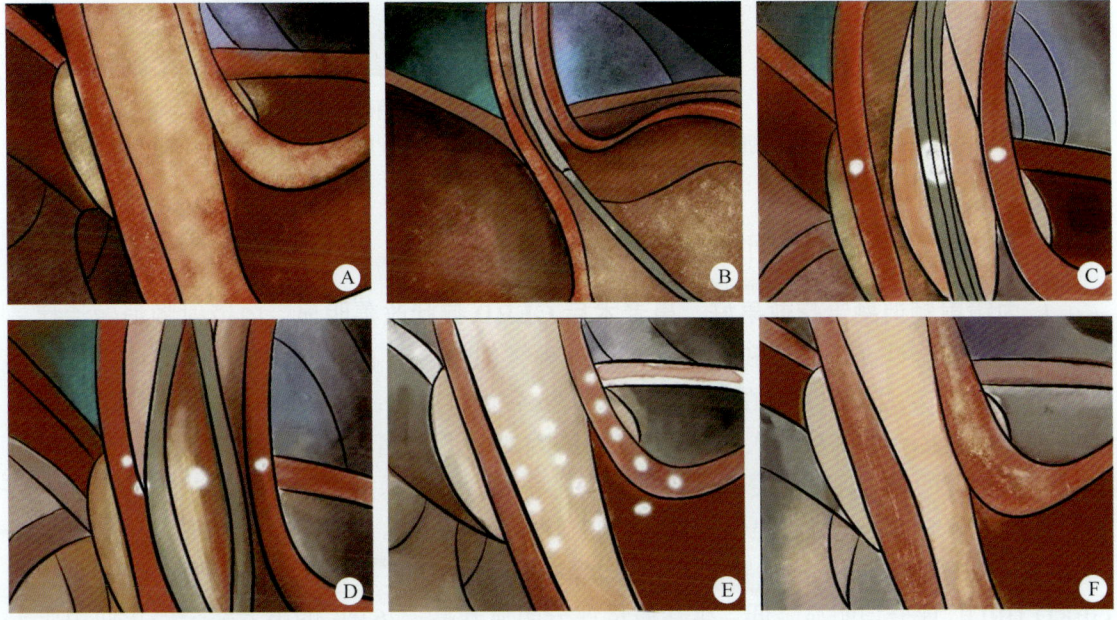

图8-26 胃食管反流病经口超级微创射频消融术操作步骤的示意图
A. 观察食管胃结合部位置；B. 通过导丝置入测量球囊导管；C. 置入气囊消融导管；D. 气囊充气后进行射频消融治疗；E. 分点进行治疗；F. 治疗后退出导丝

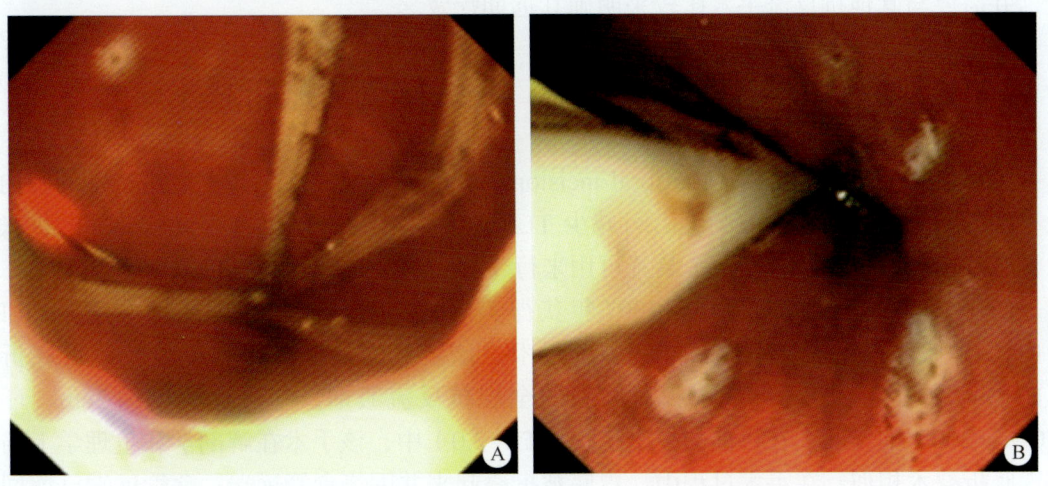

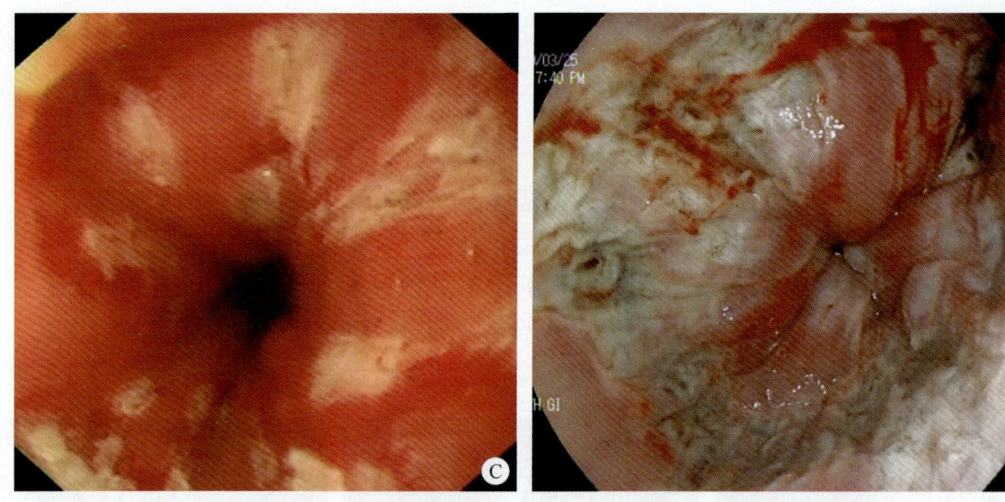

图 8-27　胃食管反流病经口超级微创射频消融术图像

A、B. 在直视下进行内镜射频消融治疗的图像；C. 在直视下进行内镜射频消融治疗后的图像；D. 传统非直接射频消融治疗后的内镜图像

（五）共识中的热点问题与研究进展

1. 内镜射频消融治疗效果好，患者术后 GERD 症状改善明显　内镜射频消融治疗是集有效性、安全性、持久性和可重复性的一种微创的内镜下治疗 GERD 的方法，且与其他 GERD 治疗方式不冲突，在胃底折叠术失败后仍可进行，能在短期内改善 GERD 患者的各项临床指标，如一项纳入 28 项研究（包括 2468 例患者）的荟萃分析提示，Stretta 射频治疗后患者的烧心评分、侵蚀性食管炎发生率和食管酸暴露量均降低，51% 的患者术后不再使用质子泵抑制剂，且患者生活质量得到提高，但 LES 压力升高无明显统计学意义。另一项对 26 例接受 Stretta 射频治疗的患者的 8 年随访研究提示，所有患者的烧心症状和 GERD HRQL 评分均明显降低，生活质量评分明显升高，76.9% 的患者完全停止使用质子泵抑制剂。

2. 内镜射频消融远期疗效待验证　目前尚缺乏关于内镜射频消融治疗的大样本对照试验，并需要与其他抗反流手术比较来明确其远期疗效。

三、胃食管反流病经口超级微创胃底折叠术

经口无切口胃底折叠术（transoral incisionless fundoplication，TIF）应用特殊的腔内装置不经外科切口进行胃食管折叠，可减少 TLESR 发生频率、降低食管胃结合部的扩张程度，有效控制反流症状。有两个装置可用来行 TIF。分别为 EsophyX 和 MUSE。

使用 EsophyX 装置的 TIF 于 2007 年获得美国食品药品监督管理局批准用于 GERD 的内镜治疗，迄今已进行了 25 000 多次手术。该装置的设计目的是在腹腔镜胃底折叠术的手术原理指导下，形成浆膜对浆膜的全层抗反流皱褶，并重建长度约 3cm、环周 270°～300° 的瓣膜。在目前的技术迭代（TIF 2.0）中，该手术在解剖学和生理学上与外科胃底折叠术相似。在手术过程中，胃底被折叠起来并围绕食管远端，食管远端已缩回到

横膈膜下方，并用聚丙烯紧固件固定。这导致收紧和加强近端胃（LES 的下部）的吊索纤，突出贲门切迹，使 His 角变陡，并重新建立瓣阀机制。

（一）适应证与禁忌证

1. 适应证 存在反流客观证据且食管胃结合部结构解剖没有明显异常（如 > 2cm 的食管裂孔疝）的 GERD 患者，特别是对 PPI 治疗有效但不能耐受长期用药的患者。

2. 禁忌证 ①体重指数（BMI）> 35kg/m²，巴雷特食管；②之前行食管肌切开术；③食管静脉曲张；④严重的结缔组织病；⑤> 2cm 的食管裂孔疝；⑥存在全身麻醉禁忌证；⑦存在胃镜检查及治疗禁忌证。

（二）手术操作与技巧

1. 麻醉与体位 所有患者均行气管内插管全身麻醉，左侧卧位，注意保暖、调节室温及输液温度，避免压疮。

2. 手术操作步骤

（1）行诊断性内镜检查，明确膈脚的解剖特征、是否存在食管裂孔疝及其大小，并确定没有恶性或其他异常黏膜改变。将 EsophyX 装置和胃镜一起在直视下经口插入胃内，充分润滑将有助于装置通过咽部。

（2）反转镜身，在内镜直视下将装置前端的铸模器反转，用螺旋形牵引针固定食管胃结合部，并回拉将组织拉进铸模器和管状复位器之间，收紧铸模器，使食管下段与胃底紧贴，将穿刺针及加固器从管状复位器的侧孔穿出，穿过肌层，穿透紧贴在一起的食管及胃壁，释放 H 型加固器，形成食管胃结合部上方 2～3cm 的折叠。

（3）旋转镜身及 EsophyX 装置从不同的角度重复这一过程，形成 200°～270° 的胃底折叠，在操作过程中抽吸胃内空气将有助于夹紧组织。在操作结束后，利用内镜观察确保折叠充分且没有穿孔或出血的证据。

（三）共识中的热点问题与研究进展

1. TIF 是难治性 GERD 内镜治疗的有效手段 目前认为 TIF 是不愿意长期使用 PPI 治疗的 GERD 患者最好的抗反流手术方式，一项纳入 20 项随机对照研究（1892 例患者）的荟萃分析提示，与使用 PPI 比较，不同术式的 TIF 均能更好改善烧心、反流症状。TIF 被认为是难治性 GERD 内镜治疗的有效手段，目前认为 TIF 2.0 用于 Hill 分级 < 3 级的 GERD 患者是一种安全有效的治疗方法，其有效性和安全性在多项研究中得到证实，一项纳入 233 例患者的随机对照试验的荟萃分析提示，与假治疗或 PPI 治疗比较，患者在 TIF 术后 3 年，其食管 pH 改善、PPI 利用率降低及生活质量方面改善显著，另一项对 TIF 术后 5 年的随访研究发现，63 例患者中，86% 的患者反流症状消失，46% 的患者完全停用 PPI，且与 GERD 健康相关的生活质量总分从 22.2 分下降至 6.8 分，提示 TIF 是一种安全的长期的可消除棘手的 GRED 症状的治疗方法。

2. TIF 的远期效果尚不明确 目前关于 TIF 的研究结果大部分是与 PPI 治疗比较，尚缺乏与金标准腹腔镜 Nissen 胃底折叠术的对比研究及大样本的长期随访研究。一项

2. 手术操作步骤（图 8-28，视频 8-8）

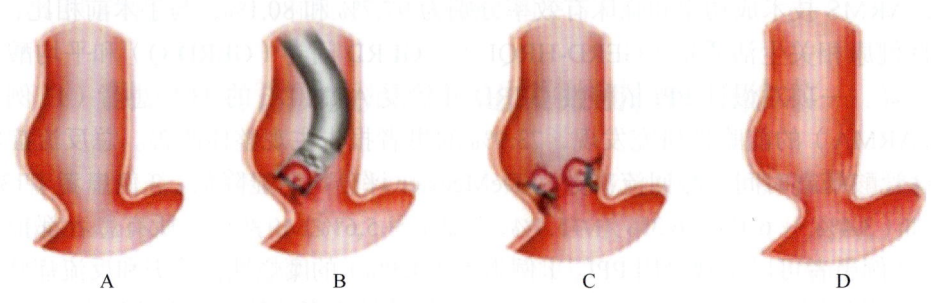

图 8-28　超级微创 C-BLART 示意图

A. 术前贲门松弛状态；B. 释放套扎环收缩贲门黏膜；C. 使用组织夹固定隆起黏膜的根部；D. 术后贲门缩窄

（1）吸引套扎：将套扎器安装于胃镜前端，经口进入食管下段，明确食管胃结合部距门齿距离，内镜下分别于 6 点和 12 点方向负压吸引贲门处黏膜至透明帽中，使用套扎器将橡皮圈套扎于黏膜上（图 8-29）。

（2）根部固定：用一次性金属软组织夹在套扎环根部固定（图 8-30）。

（四）术后处理

禁食水 3 天，给予抑酸、补液、营养支持等治疗；而后逐渐过渡饮食，流食—半流食—普食，保持流食 1 周；术后继续口服 PPI 14 天；术后 1 个月内避免食用辛辣食物。

视频 8-8

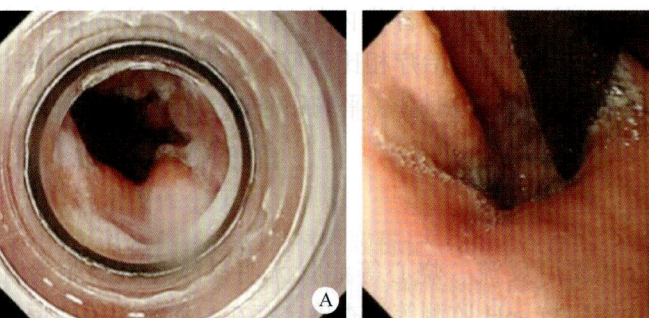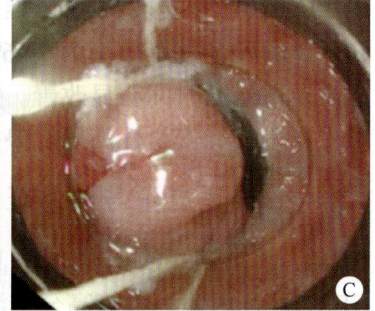

图 8-29　胃食管反流病经口超级微创贲门缩窄术中的吸引套扎步骤

A. 术前贲门松弛状态；B. 贲门处的食管裂孔疝（倒镜视图）；C. 释放套扎环收缩贲门黏膜

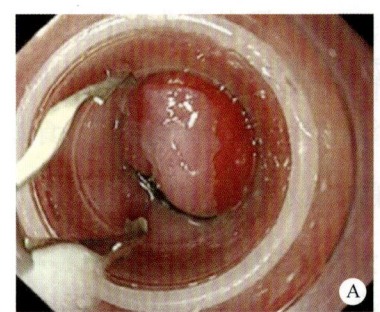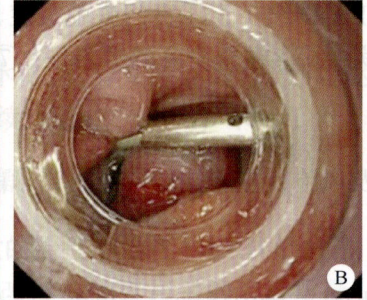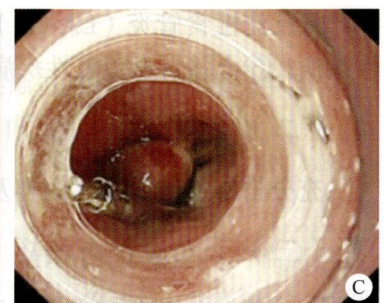

图 8-30　胃食管反流病经口超级微创贲门缩窄术中的根部固定步骤

A. 准备释放组织夹；B. 使用组织夹固定隆起黏膜的根部；C. 贲门处放置 2 个组织夹

（五）共识中的热点问题与研究进展

1. 经口内镜贲门缩窄术仍需要进一步探索 根据目前的研究结果，C-BLART 可以显著改善胃食管反流病患者反流程度，但目前对于技术的细节还没有细化明确，尤其是套扎的深度、次数等。因此，套扎深度、位置、次数等对疗效的影响有待进一步探索，以进一步提高疗效。

2. 内镜下抗反流黏膜治疗术短期疗效较好，但长期疗效仍待验证 内镜下抗反流黏膜治疗术操作简便、易于开展，主要包括抗反流黏膜切除术、抗反流黏膜消融术及 C-BLART。一项荟萃分析显示，抗反流黏膜切除术、抗反流黏膜消融术、C-BLART 临床成功率分别为 68.6%（95% CI 62.2%～74.4%）、86.7%（95% CI 78.7%～91.9%）、76.5%，并且均可以在 1 年内显著改善酸暴露时间、DeMeester 评分和裂孔疝程度。但当前缺少远期疗效的研究及大样本验证。目前，中国人民解放军总医院已牵头开展全国多中心经口内镜贲门缩窄术的治疗研究。

第六节 食管憩室经口超级微创肌切开术

食管憩室（esophageal diverticulum）是指食管壁的一层或全层向外膨出，形成的与食管腔相通的囊袋结构。食管憩室是一种罕见的疾病，在进展过程中会导致吞咽困难、反流和胸痛。食管憩室根据其在食管内的位置可分为 3 类：① Zenker 憩室，是最常见的食管憩室，位于咽-食管交界处；②食管中段憩室，位于食管中段；③膈旁憩室，在膈肌上方。

食管憩室经口超级微创肌切开术是通过经黏膜下隧道憩室间脊切开术（submucosal tunneling endoscopic septum division，STESD）实现的。STESD 是基于内镜下贲门肌切开术的最新超级微创治疗方式，该技术允许在保持黏膜完整性的同时充分显露并切开至食管正常肌层的憩室间脊。STESD 是一种安全有效的食管憩室内镜微创手术，可减少症状并提高生活质量。

（一）食管憩室的诊断

食管憩室通常会导致吞咽困难、咳嗽、厌食、口臭、胸痛、烧心、呛咳或体重减轻。食管憩室通常通过内镜或 X 线吞钡检查而做出诊断。X 线吞钡检查因其安全、简单和有效的特点，在诊断中通常优于内镜检查。

（二）适应证与禁忌证

1. 适应证 出现明显的食管憩室临床表现且内镜及 X 线吞钡检查提示食管憩室。
2. 禁忌证 ①存在全身麻醉禁忌证；②存在胃镜检查及治疗禁忌证；③无症状、较小憩室。

（三）术前准备

不需要特殊术前准备，术前 2 天进流食，尽可能排空憩室内的残留物。

（四）手术操作与技巧

1. 麻醉与体位 所有患者均行气管内插管全身麻醉，左侧卧位，注意保暖、调节室温及输液温度，避免压疮。

2. 手术操作步骤

（1）建立隧道入口（图8-31）：黏膜下注射在憩室隔膜上方3cm处进行，切开黏膜层建立隧道入口，显露黏膜下层。

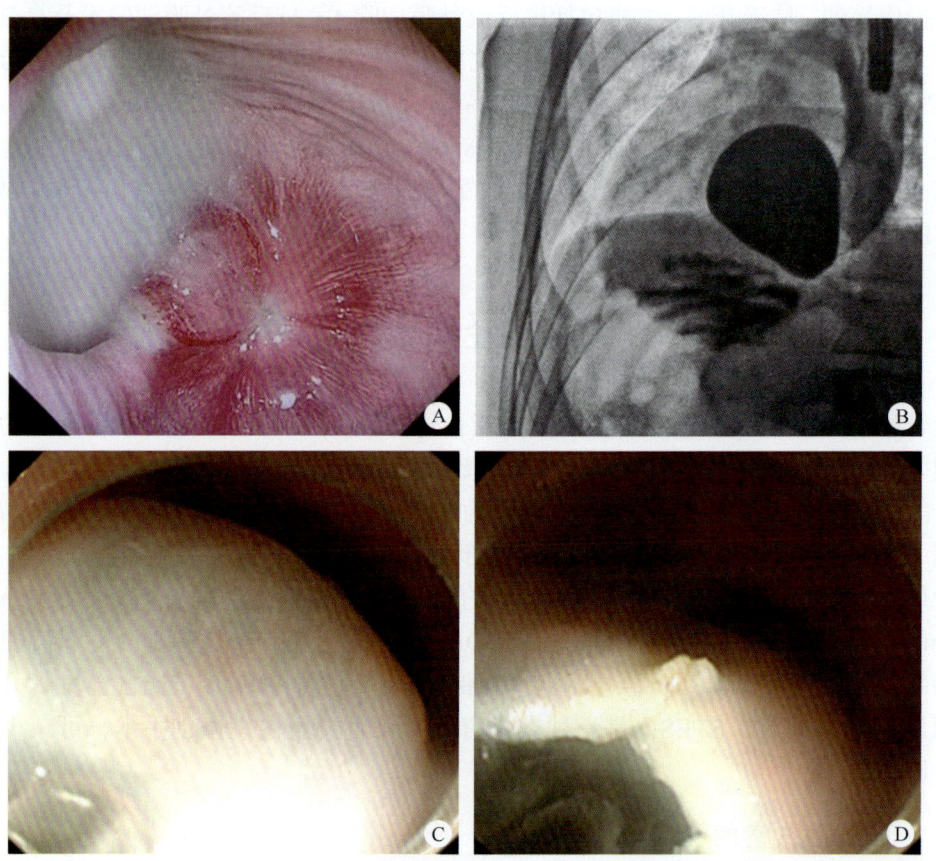

图8-31 食管憩室经口超级微创肌切开术中建立隧道入口的步骤
A. 食管下段憩室内可见液体存留；B. 造影可见食管憩室；C. 胃镜头端距憩室上方3cm，黏膜下注射；D. 建立食管隧道入口，倒T形切口

（2）黏膜下隧道（图8-32）：使用内镜黏膜下剥离技术，在黏膜层和肌层之间于黏膜下剥离建立纵向隧道，在隔膜的两侧进行，并且在憩室底部的1～2cm处终止，以确保令人满意的内镜观察和足够的空间用于肌切开术。采取预防措施以避免在隧道剥离期间损伤上覆的黏膜。

（3）横断间脊：完整显露憩室间脊，在内镜直视下用刀在间脊中间横断肌层至憩室底部。

（4）金属夹夹闭黏膜层切口：吸尽隧道内和食管管腔液体，冲洗创面，电凝出血点和小血管，检查隧道表面黏膜。退镜至隧道口，应用金属夹夹闭隧道入口。术毕可见食管管腔扩大，憩室间脊消失（图8-33）。

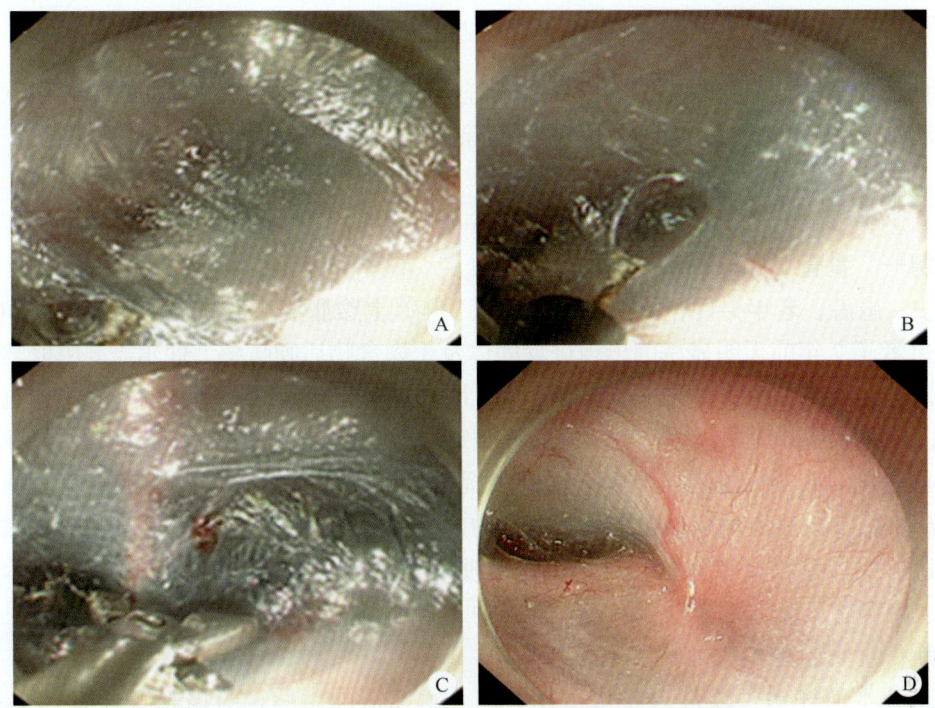

图 8-32　食管憩室经口超级微创肌切开术中的隧道内剥离的步骤
A.沿切口以透明帽顶开黏膜瓣进入隧道；B.隧道内贴近固有肌层剥离；C.对较粗血管电凝止血；D.显露憩室间脊

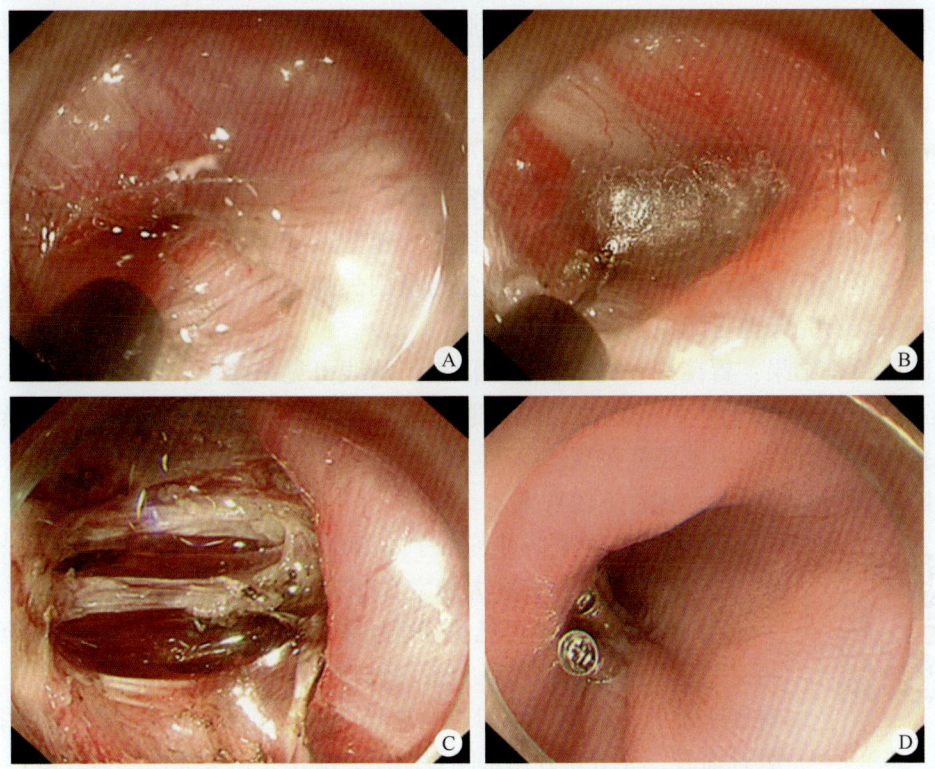

图 8-33　食管憩室经口超级微创肌切开术中的肌层切开的步骤
A.分离两侧黏膜，显露憩室间脊；B.于食管脊部进行横行切开；C.切开的憩室间脊；D.封闭隧道入口

（五）术后处理

禁食水、抑酸、补液 3～5 天，预防性应用抗生素对症处理；而后逐渐过渡饮食，流食—半流食—普食；术后应用 PPI 及胃黏膜保护剂治疗 2 个月。

（六）经典案例

病例一　食管 Zenker 憩室

病史：患者，老年男性，主因"进食哽噎 2 年，上腹胀满半年，发现食管憩室 40 余天"入院。患者于 2 年前无明显诱因出现进食固体及干燥食物后哽噎感，偶尔需要呕吐食物后才能好转，进食流食、半流食无不适，进食量无明显减少，未重视。半年前开始出现进食后上腹胀满，伴有呃逆，无明显恶心、呕吐，无腹痛，排气、排便尚通畅，进食无明显减少，体重无明显变化。40 余天前于当地医院查 CT 提示食管憩室，进一步行胃镜检查提示食管上段巨大憩室，食物残渣残留，取出憩室内食物，而后限制进食为流食，进食哽噎及腹胀均好转，但进食固体食物及较多食物后仍有进食哽噎及腹胀、呃逆。上消化道造影提示食管上段憩室、胃食管反流、胃下垂。既往有肺气肿、气管炎、白癜风病史。入院查体未见异常。

诊断：食管憩室（Zenker 憩室）。

经充分术前评估、改善营养状态并签署手术知情同意后，对该患者开展 Zenker 憩室经口内镜超级微创肌切开术（视频 8-9）。

手术过程：进镜可见食管入口巨大 Zenker 憩室，憩室食管脊位于距门齿 18cm 处，于食管脊处黏膜下注射后，应用三角刀建立黏膜下隧道至憩室底和食管。建立隧道过程中由于食管入口操作空间受限，采取边建立隧道边进行肌切开方式，隧道建立至憩室底部，应用止血钳处理血管，继续切开憩室间脊肌层，充分切开憩室间脊后，应用止血夹夹闭隧道开口。可见憩室基本消失，再次进镜。退镜观察食管腔无异常。

病例二　贲门失弛缓症合并食管下段憩室

病史：患者，青年男性，因"进食吞咽困难 3 年"入院。患者 3 年前因反复发作进食速度过快后呕吐行胃镜检查，提示食管裂孔疝与贲门失弛缓症，上消化道造影考虑食管下段巨大憩室。有先天性自闭症及癫痫病史。

入院后检查结果：胃镜检查提示食管下段至齿状线可见一憩室，内见大量液体、食物残渣及药片；贲门距门齿 40cm，普通内镜通过贲门有阻力；纵隔 CT 平扫＋增强提示食管下段扩张，符合贲门失弛缓症表现。

诊断：贲门失弛缓症；食管下段憩室。

视频 8-9～视频 8-10

经充分术前评估并签署手术知情同意书后，对该患者开展贲门失弛缓症 POEM 和食管巨大憩室 STESD 手术治疗（视频 8-10）。

手术过程：进镜可见食管全层扩张，贲门紧闭，食管下段至齿状线可见一巨大憩室，内可见大量食物与液体存留。于憩室上方 3～5cm 处黏膜下注射，应用三角刀建立黏膜下隧道至憩室底和食管，应用止血钳处理血管，充分切开憩室间脊肌层，应用止血夹夹闭隧道开口。

术后禁食水，静脉抑酸，补液5天，给予头孢哌酮钠舒巴坦钠+奥硝唑预防性抗感染2天，而后逐渐恢复正常饮食。

（七）共识中的热点问题与研究进展

Zenker 憩室也称为咽食管憩室或咽袋，从名字即可看出 Zenker 憩室是咽食管的一种获得性搏动性假性憩室。管腔内压力增加导致食管从两块强壮的咽-食管肌肉环咽肌和下咽收缩肌之间流出。该区域的下咽壁张力降低，管腔内压力增加可出现后囊形成。

胸段食管中段的憩室被归类为 Rokitansky 憩室，其是由慢性炎症和纤维化状态引起的瘢痕收缩形成的，这种状态会将食管壁向外拉，因此涉及整个食管壁（真正的憩室）。袋的顶点通常位于比其进入点更高处，所以它很少产生明显的症状。Rokitansky 憩室与肺结核具有密切的关联。在当今，不受控制的肺结核病例很少，也正因为如此出现临床症状的 Rokitansky 憩室罕见。

膈旁憩室是一种搏动性憩室，通常位于食管远端。组织学上，它们表现为缺乏肌肉层的假性憩室。它被认为继发于食管运动障碍，并与先天性食管壁无力有关。研究显示，多数膈旁憩室伴有食管运动障碍。因此，在确定干预措施之前，建议使用高分辨率测压法（HRM）评估食管动力。右侧食管壁更容易发生膈旁憩室，其原因尚不清楚。相反，自发性食管破裂通常通过左侧食管壁发生。

第七节　贲门失弛缓症超级微创肌切开术

一、概　述

贲门失弛缓症（achalasia，AC）是一种良性食管动力障碍，其特征是食管蠕动异常，食管下括约肌（LES）因神经节细胞丢失而无法松弛。从食管到胃的运动推送功能受损可能导致吞咽困难、反流、胸痛和体重减轻等症状。据估计贲门失弛缓症的发病率为 1.07～2.92 例/（100 000人·年）。自身免疫、遗传因素和病毒的作用被认为是可能的病因，但其具体的发病机制仍是未知的。

（一）贲门失弛缓症的诊断

食管贲门失弛缓症的初期症状与其他食管疾病相似，如吞咽困难、反流伴体重减轻，需要及时进行内镜检查以排除狭窄和肿瘤性食管疾病。单纯内镜检查对贲门失弛缓症诊断的准确性和特异性都有待提高，确诊贲门失弛缓症需要进行食管测压。贲门失弛缓症的诊断性测压结果为 LES 不完全松弛 [整合松弛压（integrated relaxation pressure，IRP）大于正常上限] 及食管远端 2/3 段蠕动消失。对于食管测压结果不明确的患者，食管吞钡造影有助于评估食管排空和食管胃结合部形态。此外，使用功能性腔道成像探针（functional lumen imaging probe，FLIP）测量食管胃结合部扩张性也有助于明确诊断。

根据高分辨率测压法（high-resolution manometry，HRM）所示食管增压模式的芝加哥分类4.0版（Chicago Classification version 4.0，CC-4），失弛缓症被分为下列3种亚型。

Ⅰ型（典型）贲门失弛缓症，吞咽未引起食管增压的显著改变。根据CC-4，Ⅰ型贲门失弛缓症为100%无蠕动，表现为远端收缩积分（distal contractile integral，DCI）< 100mmHg·s·cm。DCI是远端食管收缩力的指数。

Ⅱ型贲门失弛缓症，吞咽引起食管全段同时增压。根据CC-4，Ⅱ型贲门失弛缓症表现为100%无蠕动，且≥20%的吞咽后出现全段食管增压。

Ⅲ型（痉挛性）贲门失弛缓症，吞咽引起过早且通常导致管腔闭合的收缩或痉挛。根据CC-4，Ⅲ型贲门失弛缓症表现为无正常蠕动，且≥20%的吞咽后出现远端潜伏期< 4.5s及DCI > 450mmHg·s·cm的过早（痉挛性）收缩。

（二）贲门失弛缓症经隧道超级微创肌切开术实施中的技术方法

贲门失弛缓症经隧道超级微创肌切开术（per-tunnel super minimally invasive myotomy for achalasia）应用的方法是经口内镜食管下括约肌切开术（peroral endoscopic myotomy，POEM），其中可以把肌切开的方法进行细化，如环形肌切开术、全层肌切开术、渐进全层肌切开术、眼镜式肌切开术、经口内镜环形肌切开联合球囊塑形术及黏膜下层和固有肌层同时切开术。根据选用隧道的长度分为短隧道POEM和长隧道POEM。

二、贲门失弛缓症经隧道超级微创肌切开术

贲门失弛缓症经隧道超级微创肌切开术是通过POEM开展的，POEM是一种通过隧道内镜技术进行肌切开的超级微创技术，旨在治疗贲门失弛缓症。这种手术方法无须开胸，全部手术过程均在无痛状态下通过胃镜进行操作，手术时间短、创伤小、患者恢复快，手术第2天就可以进食。POEM的最大优势在于能基本保留完整的食管生理功能，术后反流性食管炎等并发症发生率非常低。随着内镜技术不断提高，POEM已经基本取代了传统的扩张和支架置入术，成为治疗贲门失弛缓症的首选治疗方法。该手术的开展，不仅显著克服了传统治疗的疗效不确定性，而且恢复快，疗效可靠，充分体现了超级微创治疗的优越性。

（一）术前准备

详细告知患者POEM的获益及风险，完善麻醉评估，签署相关知情同意书。术前禁食24～48h，禁水6h，手术当天再次行胃镜检查，必要时使用生理盐水冲洗食管腔，确保食管内无内容物潴留等，为手术提供良好的视野，同时防止术中发生误吸。术前应对患者进行内镜检查，判定贲门失弛缓症的Ling分型（表8-3），评估手术难度，制订个体化手术方案。设备需求：CO_2气泵等。

表 8-3 贲门失弛缓症的 Ling 分型

分型	内镜下表现
Ⅰ	管腔轻度扩张，管壁平滑无迂曲
Ⅱ	管腔扩张，充分注气后出现环状或半月形结构
Ⅱa	呈细环状，无半月形结构
Ⅱb	出现半月形结构，不超过管腔 1/3
Ⅱc	出现半月形结构，超过管腔 1/3
Ⅲ	管腔扩张明显，伴有憩室样结构形成
Ⅲl	憩室样结构位于左侧
Ⅲr	憩室样结构位于右侧
Ⅲlr	左、右侧均可见憩室样结构

（二）手术操作与技巧

1. 麻醉与体位　所有患者均行气管内插管全身麻醉，注意保暖、调节室温及输液温度，避免压疮。选择合适的体位，结合食管的解剖结构，选择食管近后壁建立黏膜下隧道相对安全。常用的体位包括左侧卧位、仰卧位和仰卧右肩抬高位。其中仰卧右肩抬高位具有很多优势，为通常选择的体位。

2. 手术操作步骤

（1）常规 POEM

1）明确黏膜下注射位置：根据贲门失弛缓症的 Ling 分型，选择标准隧道或短隧道，建议于食管后壁相对平坦处开始建立隧道。

2）倒 T 形井口：在选定的隧道开口位置注射亚甲蓝及生理盐水混合液形成液体垫后，使用三角刀或海博刀切开黏膜层建立开口（图 8-34）。

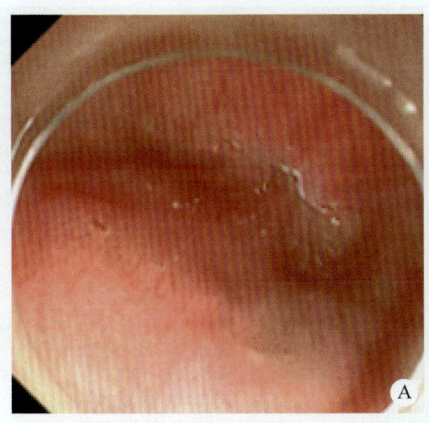
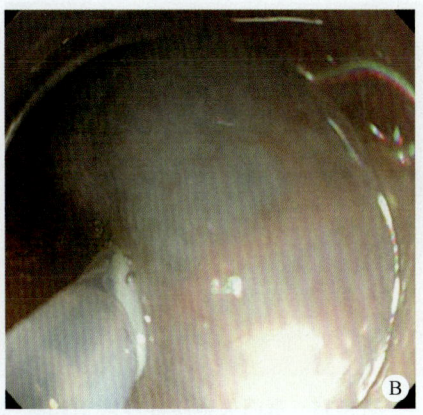

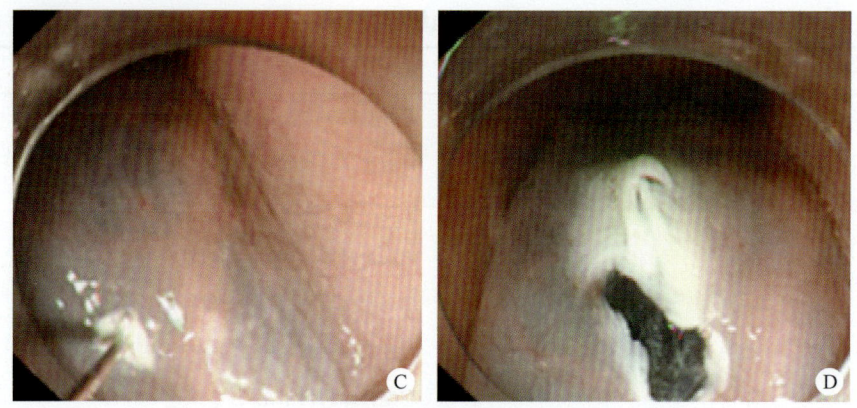

图 8-34 贲门失弛缓症经隧道超级微创肌切开术中建立隧道入口的步骤

A. 贲门失弛缓症患者内镜下贲门狭窄；B. 于狭窄上方行黏膜下注射；C. 应用三角刀建立隧道开口；D. 纵行切开建立隧道入口

3）建立黏膜下隧道：自上而下边注射边分离黏膜下层，形成隧道空间，剥离至食管胃结合部下 2～3cm，需要充分拓宽隧道的宽度，防止隧道"打偏"，如有出血或黏膜层缺损，应及时处理（图 8-35）。

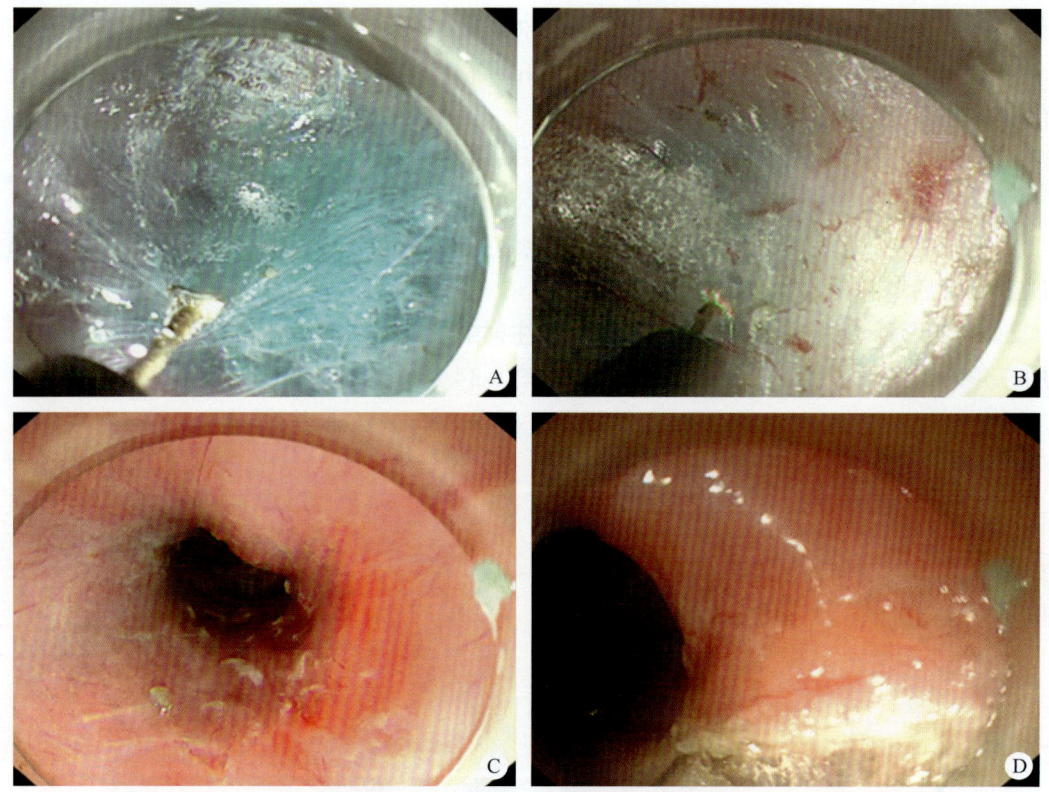

图 8-35 贲门失弛缓症经隧道超级微创肌切开术中建立黏膜下隧道的步骤

A. 进入隧道后沿黏膜下层剥离；B. 近贲门处沿黏膜下层剥离；C. 隧道建立完成；D. 行浅肌层切开

4）渐近式肌切开：自贲门收缩环以上 4cm 处开始进行环形肌切开，切开长度约为

2cm，自贲门以上2cm至贲门以下2cm行全肌层切开。完成渐进式肌切开术，可使胃镜再次通过，确认贲门通过阻力的大小。

5）封闭创面：自隧道的肛侧至口侧，对潜在出血点和小血管进行充分止血，吸尽隧道内气体和液体后，使用软组织夹自肛侧至口侧依次封闭创面（图8-36）。

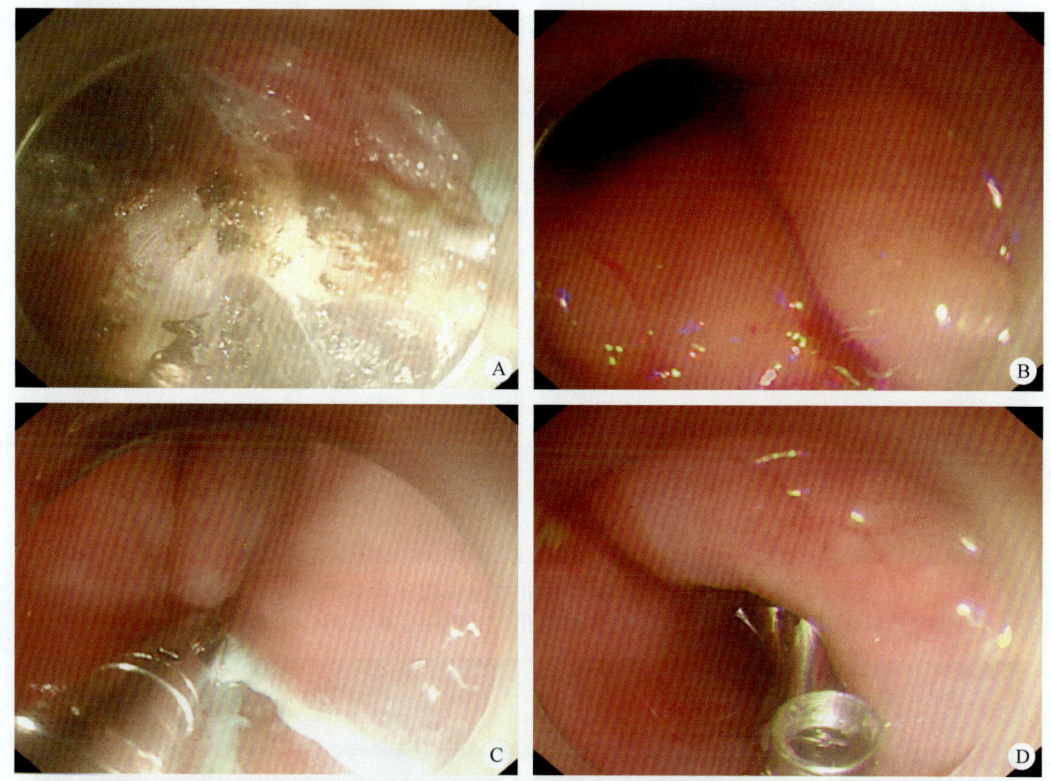

图8-36　贲门失弛缓症经隧道超级微创肌切开术中肌肉切开与隧道入口封闭的步骤
A.继续切开至贲门下方2cm；B.退出隧道经食管进入胃腔通畅；C.封闭隧道入口；D.隧道入口封闭完成

（2）困难POEM：对于有治疗史（肉毒杆菌注射、球囊扩张、POEM或腹腔镜Heller肌切开术）或较长病程的贲门失弛缓症患者，黏膜炎症反应较重，隧道的建立过程中可存在严重的黏膜下粘连，无法建立隧道至贲门下。2014年令狐恩强教授提出了同时切开黏膜层和肌层的POEM（POEM-SSMD simultaneous submucosal and muscle dissection）手术方案。针对黏膜下层粘连的患者，可以采取此POEM手术方案获得成功。

1）隧道入口建立：进行黏膜下注射，形成液体垫，然后建立倒T形切口，黏膜下注射后使用IT刀持续分离并建立隧道。

2）隧道建立：黏膜下隧道尽可能分离延伸，直至严重的黏膜下层粘连处，此时隧道并未抵达贲门以下2cm处（图8-37）。

3）全层肌切开：在当前隧道的基础上直接行全层肌切开术，从粘连的隧道尽头同时切开黏膜下层和肌层直至贲门下2～3cm，此时内镜位于纵隔内，应用三角刀向外侧先挑切开肌层，后切开黏膜下层，相应的表层黏膜保持完整（图8-38）。

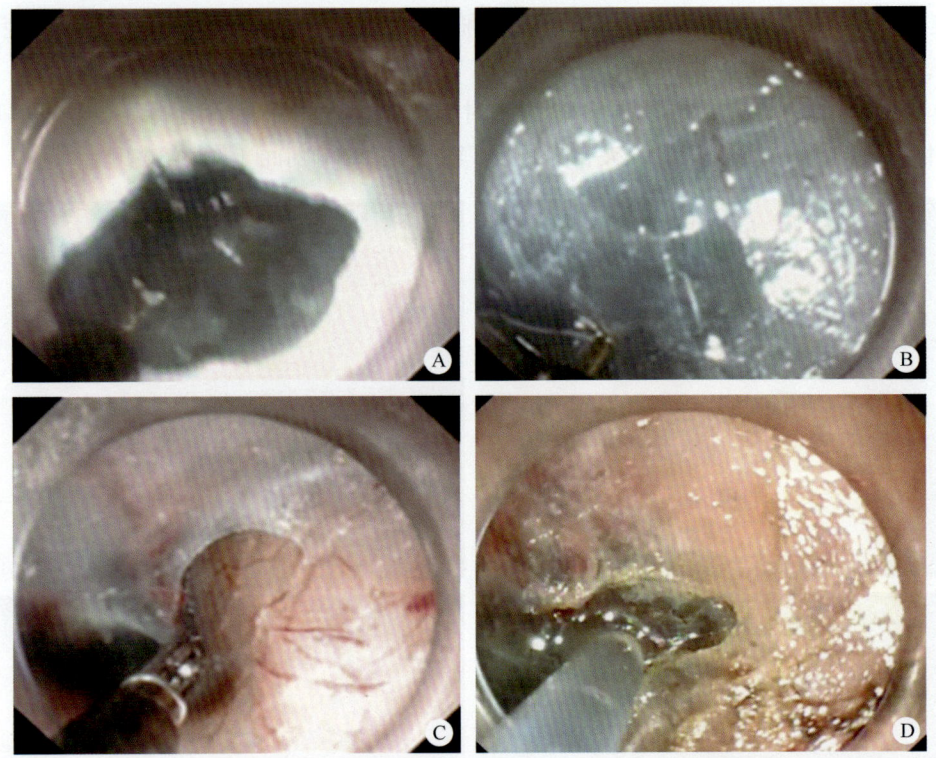

图 8-37　贲门失弛缓症经隧道超级微创肌切开术中建立隧道的步骤
A. 建立倒 T 形隧道开口；B. 钻入黏膜下层剥离；C. 裸化血管并止血；D. 原手术部位粘连较严重区域补充注射

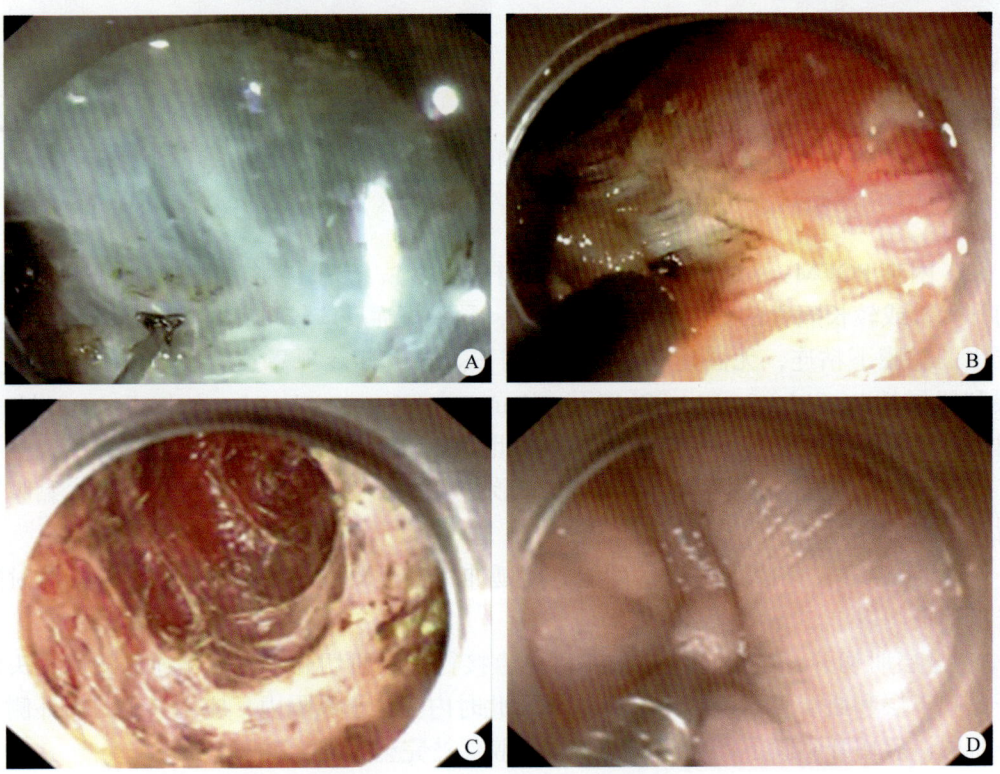

图 8-38　贲门失弛缓症经隧道超级微创肌切开术中肌层切开与隧道入口封闭的步骤
A. 于原手术粘连较严重区域沿肌层表面剥离；B. 切开环形肌；C. 全层肌切开至隧道末端；D. 封闭隧道入口

4）隧道内止血及封闭入口：应用止血钳完全止血，内镜可以很容易地通过贲门，然后用金属夹闭合隧道开口（图8-38，视频8-11）。

（三）术后处理

视频8-11~视频8-12

术后禁食水72h，第4天进流食，并逐步过渡到正常饮食。禁食水期间给予静脉抑酸、预防性应用广谱抗生素、营养支持等治疗，第4天开始口服PPI，持续8周。

（四）经典案例

病史：患者，中年男性，主因"进食不畅30年，再发2年"入院。患者于30年前无明显诱因出现进食不畅，严重时饮水不畅伴胸骨后疼痛，于当地医院就诊考虑贲门失弛缓症，并于1994年行Heller手术治疗，术后症状缓解，近2年，再发进食不畅，程度较轻，缓慢进食或用水送服能缓解，外院行食管造影考虑贲门失弛缓症，为进一步诊治，就诊于笔者所在医院门诊，食管测压检查提示贲门失弛缓症（Chicago Ⅱ型）。既往对青霉素过敏。入院查体未见异常。

诊断：贲门失弛缓症（Chicago Ⅱ型）Heller术后。

经充分术前评估、改善营养状态并签署手术知情同意书后，对该患者开展贲门失弛缓症POEM（视频8-12）。

手术过程：气管内插管全身麻醉，右肩抬高位。进镜见食管管腔扩大、扭曲，可见环形结构，超过管腔1/3，食管黏膜水肿、呈颗粒样改变。贲门口紧，贲门口上方黏膜可见数条条状溃疡糜烂，距门齿约39cm，内镜通过贲门有阻力。距门齿约32cm黏膜下注射亚甲蓝-肾上腺素-生理盐水溶液，应用三角刀切开黏膜形成倒T形开口，建立短隧道至贲门下3cm。隧道内粘连明显，从距门齿36cm开始应用三角刀进行渐进式肌切开，距门齿38cm开始全层切开肌层至隧道底部，应用热止血钳处理隧道腔内及肌肉断端的出血点。内镜退出隧道，再次通过贲门无阻力，应用数枚组织夹封闭隧道入口。术毕，吸气退镜。检查结果：贲门失弛缓症POEM（Ling Ⅱc型，黏膜炎症分级E级，粘连度分级2级）。

（五）共识中的热点问题与研究进展

1. POEM的治疗效果有赖于术前的诊断分型及准确制订手术计划 为了提高POEM的治疗效果及减少并发症发生，需要在术前对患者进行准确的诊断分型及完善手术计划。需要在符合适应证、避免禁忌证的基础上，确定隧道黏膜开口类型、隧道长度、肌切开方式类型等。有充分的证据显示，倒T形开口可以较横切口及纵切口减少钛夹的使用数量、降低不良事件发生。隧道长度：分为标准隧道和短隧道，其中标准隧道长度为10~12cm（食管胃结合部口侧端8~10cm+肛侧端2~3cm），适用于Ling Ⅰ型和Ling Ⅱa型；短隧道长度为7~8cm（食管胃结合部口侧端5~6cm+肛侧端2cm），适用于Ling Ⅱc型和Ling Ⅲ型。同标准隧道相比，短隧道具有相同的疗效，但可显著缩短手术时间，降低术中不良事件的发生率。对于肌切开方式，目前临床上应用较为广泛的为全层肌切开和渐进式全层肌切开。渐进式全层肌切开的优势是在不影响POEM有效性的同时，降低了术后胃食管反流病发生率。可通过术前测量门齿到贲门的距离、根据血管形态走行判定、观察肛侧黏膜发白的位置、LES 附近的阻力变化等一系列方法判定隧道终点。

2. POEM 术后并发症的防治仍是研究的热点问题

（1）黏膜损伤：据文献报道黏膜破损的发生率为 2.8%～4.8%，穿孔的发生率为 0.2%～0.7%，易发生于贲门等部位。术中完成隧道内肌切开和充分止血后，使用金属夹封闭损伤创面，同时可喷洒生物蛋白胶，必要时留置胃肠减压管；术后迟发性穿孔者，可发生纵隔或腹腔感染，感染较局限或患者一般状况较好时，可选择保守治疗或内镜下治疗，必要时可联系外科会诊。

（2）气体相关并发症：包括皮下气肿、气胸、纵隔积气及气腹等，发生率分别为 7.5%、1.2%、1.1% 及 6.8%。术中使用 CO_2 气体可有效减少严重气体相关并发症，必要时可行 X 线检查，评估积气量。严重的可进行腹腔排气。

（3）迟发性出血：严重出血的发生率为 0.2%～0.5%，应立即行内镜下止血治疗。拔除隧道入口的金属夹，内镜进入隧道冲洗清理隧道腔，同时应用止血钳电凝出血点，止血成功后再次夹闭隧道入口。

（4）感染：主要包括肺部感染、隧道内感染和纵隔感染。感染发生后，应仔细评估感染的具体部位、严重程度，合理选用抗生素，必要时加强引流。其中较严重的为纵隔脓肿，多由术后较早进食，或创面封闭不完全，食糜进入隧道并通过肌切口处进入纵隔引起感染。应及时行内镜下治疗，清理隧道及纵隔污物，纵隔内留置引流管，经鼻腔引出体外，不封闭隧道入口，必要时可使用生理盐水反复冲洗，延长禁食水时间，联合静脉应用抗生素，抗生素的选择依据药敏试验结果，同时行肠外营养治疗，待充分引流纵隔脓肿后拔除引流管。

（5）消化道瘘：发生率较低，术中保持隧道食管侧黏膜完整是预防消化道瘘的关键，因此应尽量避免损伤食管黏膜层。一旦发生食管瘘，可使用食管金属支架封闭瘘口，同时可行胸腔闭式引流及升级抗生素处理。

3. POEM 手术是否在贲门失弛缓症治疗中代替外科 Heller 肌切开术 针对贲门失弛缓症的治疗，POEM 或腹腔镜 Heller 肌切开术联合胃底折叠术对缓解患者的吞咽困难效果相近，但由于 Heller 肌切开术可以同时进行胃底折叠，可以有效减少术后的胃食管反流。一项纳入 221 例贲门失弛缓症成人患者的随机试验显示，POEM 组与腹腔镜 Heller 肌切开术联合胃底折叠术组的临床成功率差异无统计学意义（83% vs 82%）；临床成功定义为 2 年时 Eckardt 评分 ≤ 3 分且未采取其他治疗。相比腹腔镜 Heller 肌切开术组，POEM 组的严重不良事件发生率更低（2.7% vs 7.3%），但 2 年时反流性食管炎的发生率更高（44% vs 29%）。

超级微创 POEM 治疗贲门失弛缓症效果与外科 Heller 肌切开术相近，但避免了开胸手术，患者创伤极小，术后恢复快，生活质量高，患者容易接受。高度体现了超级微创手术的优势。术后预防反流也非常重要，渐进性肌切开的方式可以有效减少反流发生，同时患者也可以术后选择超级微创贲门缩窄术治疗反流。

4. 初始肌内剥离术的选择 严重黏膜下纤维化与手术持续时间延长、围术期并发症增加，甚至 POEM 失败相关。最近，Madkour 等提出了一种新颖且成功的初始肌内夹层方法，用于2例无法建立黏膜下隧道的严重黏膜下纤维化患者。在黏膜切口水平上首次报道的IIMD（"Madkour技术"）在长期贲门失弛缓症患者中由于严重的黏膜下纤维化而无法建立黏膜下隧道的情况下，可以作为一种挽救性选择。

参 考 文 献

艾克拜尔·艾力，玉素江·图苏托合提，克力木·阿不都热依木，2023. 胃食管反流病的微创手术治疗现状. 外科理论与实践，28（3）：208-214.

国家消化内镜专业质控中心，国家消化系统疾病临床医学研究中心，国家消化道早癌防治中心联盟，等，2019. 中国早期食管癌及癌前病变筛查专家共识意见（2019年，新乡）. 中华消化内镜杂志，36（11）：793-801.

国家消化内镜专业质控中心，国家消化系统疾病临床医学研究中心，国家消化道早癌防治中心联盟，等，2020. 中国消化道疾病内镜下射频消融术临床应用专家共识（2020，上海）. 中华消化内镜杂志，37（2）：77-82.

胡海清，令狐恩强，2017. 胃食管反流病内镜治疗现状. 中华胃肠内镜电子杂志，4（1）：36-40.

季坤，蔡习强，谢燕东，等，2021. 内镜黏膜下剥离术后食管狭窄预防的研究进展. 现代消化及介入诊疗，26（12）：1481-1486.

李隆松，令狐恩强，王赞滔，等，2021. 体外自助式扩张球囊预防食管大面积病变内镜黏膜下剥离术后狭窄的长期疗效分析. 中华消化内镜杂志，38（9）：712-717.

令狐恩强，2017. 消化内镜隧道技术专家共识（2017，北京）解读. 中华胃肠内镜电子杂志，4（4）：159-161.

令狐恩强，冯佳，马晓冰，等，2015. 内镜下射频消融术治疗食管和胃低级别上皮内瘤变的临床研究. 中华胃肠内镜电子杂志，2（1）：14-17.

令狐恩强，李惠凯，王向东，等，2011. 猪源纤维蛋白封堵经口内镜下肌切开术中隧道漏口一例报道. 中华腔镜外科杂志（电子版），4（5）：407-408.

刘金燕，项英，袁颖，等，2022. 内镜透明帽辅助黏膜切除术与内镜黏膜下剥离术治疗Ⅰ型胃神经内分泌肿瘤的对照研究. 现代消化及介入诊疗，27（9）：1084-1089.

陆翠钦，郭少山，李达周，等，2023. 透明帽辅助的内镜下全层切除术与黏膜剥离术治疗胃黏膜下小肿瘤的临床效果比较. 中国当代医药，30（13）：62-66.

任书瑶，王其立，朱宏斌，等，2022. 抗反流黏膜切除术治疗难治性胃食管反流病的进展. 中华消化内镜杂志，39（10）：848-851.

时强，钟芸诗，姚礼庆，2013. 以消化内镜为主的双镜联合治疗在消化道肿瘤治疗中的新进展. 中华普通外科杂志，28（10）：813-815.

谭彬，2023. 黏膜下注射法及透明帽辅助法内镜下黏膜切除术治疗大肠无蒂息肉的效果与安全性. 中国现代药物应用，17（14）：41-43.

田野，杜观祥，阚敬保，等，2022. 改良多隧道法内镜黏膜下剥离术治疗长度大于8cm食管全周浅表癌的临床研究. 中华消化内镜杂志，39（12）：983-987.

王楠钧，令狐恩强，翟亚奇，等，2013. 经口内镜下肌切开术术后一过性菌血症发生率的临床研究. 中华腔镜外科杂志（电子版），6（6）：430-435.

消化内镜学名词审定委员会，2021. 消化内镜学名词. 北京：科学出版社.

于新颖，王贵齐，2015. 早期食管癌的内镜下治疗. 中华胃肠外科杂志，18（9）：860-863.

中华医学会消化病学分会，2020. 2020年中国胃食管反流病专家共识. 中华消化杂志，40（10）：649-663.

中华医学会消化内镜分会NOTES、外科学组，中国医师协会内镜医师分会消化内镜专业委员会，中华医学会外科学分会胃肠外科学组，2023. 中国消化道黏膜下肿瘤内镜诊治专家共识（2023版）. 中国实用外科杂志，43（3）：241-251.

中华医学会消化内镜学分会，中国医师协会内镜医师分会，北京医学会消化内镜学分会，2020. 中国食管良恶性狭窄内镜下防治专家共识意见（2020，北京）. 中华胃肠内镜电子杂志，7（4）：165-175.

中华医学会消化内镜学分会，中国医师协会内镜医师分会，北京医学会消化内镜学分会，等，2018. 消化内镜隧道技术专家共识（2017，北京）. 中华消化内镜杂志，35（1）：1-14.

钟梓尤，张斌，郭绍举，等，2021. 抗反流黏膜切除术治疗难治性胃食管反流病的研究进展. 国际消化病杂志，41（6）：409-413.

邹家乐，柴宁莉，令狐恩强，等，2019. 自体皮片移植术预防食管环周早癌内镜黏膜下隧道剥离术后食管狭窄的临床研究 [J]. 中华消化内镜杂志，36（5）：5.

Adler D G，Siddiqui A A，2017. Endoscopic management of esophageal strictures. Gastrointest Endosc，86（1）：35-43.

Andreou A，Watson D I，Mavridis D，et al.，2020. Assessing the efficacy and safety of laparoscopic antireflux procedures for the management of gastroesophageal reflux disease：a systematic review with network meta-analysis. Surg Endosc，34（2）：510-520.

Anikhindi S A，Ranjan P，Sachdeva M，et al.，2016. Self-expanding plastic stent for esophageal leaks and fistulae. Indian J Gastroenterol，35（4）：287-293.

ASGE Technology Committee，Lo S K，Fujii-Lau L L，et al.，2016. The use of carbon dioxide in gastrointestinal endoscopy. Gastrointest Endosc，83（5）：857-865.

Bell R C W，Freeman K，Heidrick R，et al.，2021. Transoral incisionless fundoplication demonstrates durability at up to 9 years. Therap Adv Gastroenterol，14：1-11.

Chai N L，Li H K，Linghu E Q，et al.，2019. Consensus on the digestive endoscopic tunnel technique. World J Gastroenterol，25（7）：744-776.

Chai N L，Zhang X B，Xiong Y，et al.，2017. Ling classification applied in the preoperative safety and effectiveness assessment of POEM. Surg Endosc，31（1）：368-373.

Chang C M，Huang H H，2015. Oesophageal diverticulum. Arab J Gastroenterol，16（2）：76-77.

Chou C K，Chen C C，Chen C C，et al.，2023. Positive and negative impact of anti-reflux mucosal intervention on gastroesophageal reflux disease. Surg Endosc，37（2）：1060-1069.

Cui J X，Gao Y H，Xi H Q，et al.，2018. Comparison between laparoscopic and open surgery for large gastrointestinal stromal tumors：a meta-analysis. World J Gastrointest Oncol，10（1）：48-55.

D'Journo X B，Ferraro P，Martin J，et al.，2009. Lower oesophageal sphincter dysfunction is part of the functional abnormality in epiphrenic diverticulum. British Journal of Surgery，96（8）：892-900.

de Schipper J P，Pull ter Gunne A F，Oostvogel H J M，et al.，2009. Spontaneous rupture of the oesophagus：boerhaave's syndrome in 2008. Dig Surg，26（1）：1-6.

De Witt J M，Al-Haddad M，Stainko S，et al.，2024. Transoral incisionless fundoplication with or without hiatal hernia repair for gastroesophageal reflux disease after peroral endoscopic myotomy. Endosc Int Open，12（1）：E43-E49.

Du C，Enqiang L H，2017. Submucosal tunneling endoscopic resection for the treatment of gastrointestinal submucosal tumors originating from the muscularis propria layer. J Gastrointest Surg，21（12）：2100-2109.

Du C，Ma L J，Chai N L，et al.，2018. Factors affecting the effectiveness and safety of submucosal tunneling endoscopic resection for esophageal submucosal tumors originating from the muscularis propria layer. Surg Endosc，32（3）：1255-1264.

Dughera L，Rotondano G，De Cento M，et al.，2014. Durability of stretta radiofrequency treatment for GERD：results of an 8-year follow-up. Gastroenterol Res Pract，2014：531907.

Early Diagnosis and Treatment Group of the Chinese Medical Association Oncology Branch, 2022. Chinese expert consensus on early diagnosis and treatment of esophageal Carcinoma. Zhonghua Zhong Liu Za Zhi, 44 (10): 1066-1075.

Fan X T, Wu Q, Li R, et al., 2022. Clinical benefit of tunnel endoscopic submucosal dissection foresophageal squamous cancer: a multicenter, randomized controlled trial. Gastrointest Endosc, 96 (3): 436-444.

Fass R, Cahn F, Scotti D J, et al., 2017. Systematic review and meta-analysis of controlled and prospective cohort efficacy studies of endoscopic radiofrequency for treatment of gastroesophageal reflux disease. Surg Endosc, 31 (12): 4865-4882.

Feng X X, Linghu E Q, Chai N L, et al., 2018. Endoscopic submucosal tunnel dissection for large gastric neoplastic lesions: a case-matched controlled study. Gastroenterol Res Pract, 2018: 1419369.

Garg R, Mohammed A, Singh A, et al., 2022. Anti-reflux mucosectomy for refractory gastroesophageal reflux disease: a systematic review and meta-analysis. Endosc Int Open, 10 (6): E854-E864.

Gerson L, Stouch B, Lobonţiu A, 2018. Transoral incisionless fundoplication (TIF 2.0): a meta-analysis of three randomized, controlled clinical trials. Chirurgia, 113 (2): 173.

Gonzalez J M, Debourdeau A, Philouze G, et al., 2018. Laparoscopic and endoscopic cooperative surgery for difficult resection of posterior esophagogastric junction gastrointestinal stromal tumors. Endoscopy, 50 (2): 178-179.

Guetner G C, Werner S, Barrandon Y, et al., 2008. Wound repair and regeneration. Nature, 453 (7193): 314-321.

Haito-Chavez Y, Inoue H, Beard K W, et al., 2017. Comprehensive analysis of adverse events associated with per oral endoscopic myotomy in 1826 patients: an international multicenter study. Am J Gastroenterol, 112 (8): 1267-1276.

Hanaoka N, Ishihara R, Takeuchi Y, et al., 2012. Intralesional steroid injection to prevent stricture after endoscopic submucosal dissection for esophageal cancer: a controlled prospective study. Endoscopy, 44 (11): 1007-1011.

Harvey P R, Thomas T, Chandan J S, et al., 2019. Incidence, morbidity and mortality of patients with achalasia in England: findings from a study of nationwide hospital and primary care data. Gut, 68 (5): 790-795.

Hochberger J, Koehler P, Wedi E, et al., 2014. Transplantation of mucosa from stomach to esophagus to prevent stricture after circumferential endoscopic submucosal dissection of early squamous cell. Gastroenterology, 146 (4): 906-909.

Hu H Q, Li H K, Xiong Y, et al., 2018. Peroral endoscopic cardial constriction in gastroesophageal reflux disease. Medicine, 97 (15): e0169.

Hu W Y, Yu J, Yao N, et al., 2022. Efficacy and safety of four different endoscopic treatments for early esophageal cancer: a network meta-analysis. J Gastrointest Surg, 26 (5): 1097-1108.

Inoue H, Ito H, Ikeda H, et al., 2014. Anti-reflux mucosectomy for gastroesophageal reflux disease in the absence of hiatus hernia: a pilot study. Ann Gastroenterol, 27 (4): 346-351.

Inoue H, Tianle K M, Ikeda H, et al., 2011. Peroral endoscopic myotomy for esophageal achalasia: technique, indication, and outcomes. Thorac Surg Clin, 21 (4): 519-525.

Inoue H, Yamamoto K, Shimamura Y, et al., 2024. Pilot study on anti-reflux mucoplasty: advancing endoscopic anti-reflux therapy for gastroesophageal reflux disease. Dig Endosc, 36 (6): 690-698.

Ishihara R, Arima M, Iizuka T, et al., 2020. Japan Gastroenterological Endoscopy Society Guidelines Committee of ESD/EMR for Esophageal Carcinoma. Endoscopic submucosal dissection/endoscopic mucosal resection guidelines for esophageal Carcinoma. Dig Endosc, 32 (4): 452-493.

Jacobs C, Yang D, Draganov P V, 2020. Peroral endoscopic myotomy for achalasia: does myotomy position matter. Gastrointest Endosc, 91（2）: 298-300.

Jeon H H, Kim J H, Youn Y H, et al., 2017. Clinical characteristics of patients with untreated achalasia. J Neurogastroenterol Motil, 23（3）: 378-384.

Jin X F, Gai W, Du R L, et al., 2019. Multiband mucosectomy versus endoscopic submucosal dissection and endoscopic submucosal excavation for GI submucosal tumors: short and long term follow-up. BMC Cancer, 19（1）: 893.

Katz P O, Dunbar K B, Schnoll-Sussman F H, et al., 2022. ACG clinical guideline for the diagnosis and management of gastroesophageal reflux disease. American Journal of Gastroenterology, 117（1）: 27-56.

Kim S, Lee B I, 2024. The role of cap-assisted endoscopy and its future implications. Clin Endosc, 57（3）: 293-301.

Kitagawa Y, Ishihara R, Ishikawa H, et al., 2023. Esophageal Carcinoma practice guidelines 2022 edited by the Japan esophageal society: part 1. Esophagus, 20（3）: 343-372.

Law R, Katzka D A, Baron T H, 2014. Zenker's Diverticulum. Clin Gastroenterol Hepatol, 12: 1773-1782, quiz e111-2.

Li H K, 2013. New endoscopic classification of achalasia for selection of candidates for peroral endoscopic myotomy. World J Gastroenterol, 19（4）: 556.

Li H, Linghu E, Wang X, 2012. Fibrin sealant for closure of mucosal penetration at the cardia during peroral endoscopic myotomy（POEM）. Endoscopy, 44（S02）: E215-E216.

Li L S, Chai N L, Linghu E Q, et al., 2019. Safety and efficacy of using a short tunnel versus a standard tunnel for peroral endoscopic myotomy for Ling type Ⅱc and Ⅲ achalasia: a retrospective study. Surg Endosc, 33（5）: 1394-1402.

Li L S, Linghu E Q, Chai N L, et al., 2019. Clinical experience of using a novel self-help inflatable balloon to prevent esophageal stricture after circumferential endoscopic submucosal dissection. Dig Endosc, 31（4）: 453-459.

Li L, Wang W, Yue H, et al., 2019. Endoscopic submucosal multi-tunnel dissection for large early esophageal cancer lesions. Acta Gastroenterol Belg, 82（3）: 355-358.

Libânio D, Pimentel-Nunes P, Bastiaansen B, et al., 2023. Endoscopic submucosal dissection techniques and technology: European society of gastrointestinal endoscopy（ESGE）technical review. Endoscopy, 55（4）: 361-389.

Linghu E Q, 2019. New classifications of intraoperative bleeding and muscularis propria injury in endoscopic resection. Chin Med J（Engl）, 132（15）: 1856-1858.

Liu S Z, Chai N L, Zhai Y Q, et al., 2020. New treatment method for refractory gastroesophageal reflux disease（GERD）: C-BLART（clip band ligation anti-reflux therapy）—a short-term study. Surgical Endoscopy, 34（10）: 4516-4524.

Lu D, Bi C S, Wei X, et al., 2021. A retrospective study of the safety and efficacy of endoscopic radiofrequency therapy under direct vision in 59 patients with gastroesophageal reflux disease from 2 centers in Beijing, China using the gastroesophageal reflux disease questionnaire. Med Sci Monit, 28: e933848.

Lv W F, Li B W, Li Z K, et al., 2023. Giant esophageal diverticulum: a case report and literature review. Asian J Surg, 46（4）: 1817-1818.

Madkour A, Elfouly A, Sayed H, et al., 2024. Initial intramuscular dissection as a rescue therapy during peroral endoscopic myotomy for achalasia patients with severe submucosal fibrosis. Endoscopy, 56（S01）: E118-E119.

Nabi Z, Reddy D N, 2019. Update on endoscopic approaches for the management of gastroesophageal reflux disease. Gastroenterology & Hepatology, 15（7）: 369-376.

Ohki T, Yamato M, Ota M, et al., 2012. Prevention of esophageal stricture after endoscopic submucosal dissection using tissue-engineered cell sheets. Gastroenterology, 143（3）: 582-588, e2.

Ono S, Fujishiro M, Niimi K, et al., 2009. Predictors of postoperative stricture after esophageal endoscopic submucosal dissection for superficial squamous cell neoplasms. Endoscopy, 41（8）: 661-665.

Parikh M P, Gupta N M, Sanaka M R, 2019. Esophageal third space endoscopy: recent advances. Curr Treat Options Gastroenterol, 17（1）: 63-75.

Park S H, Lee H J, Kim M C, et al., 2022. Early experience of laparoscopic resection and comparison with open surgery for gastric gastrointestinal stromal tumor: a multicenter retrospective study. Sci Rep, 12: 2290.

Ponte Neto F L, de Moura D T H, Sagae V M T, et al., 2021. Endoscopic resection of esophageal and gastric submucosal tumors from the muscularis propria layer: submucosal tunneling endoscopic resection versus endoscopic submucosal excavation: a systematic review and meta-analysis. Surg Endosc, 35（12）: 6413-6426.

Pressman A, Behar J, 2017. Etiology and pathogenesis of idiopathic achalasia. J Clin Gastroenterol, 51（3）: 195-202.

Sadowski D C, Ackah F, Jiang B, et al., 2010. Achalasia: incidence, prevalence and survival. A population-based study. Neurogastroenterol Motil, 22（9）: e256-e261.

Sakurai T, Miyazaki S, Miyata G, et al., 2007. Autologous buccal keratinocyte implantation for the prevention of stenosis after EMR of the esophagus. Gastrointest Endosc, 66（1）: 167-173.

Samo S, Carlson D A, Gregory D L, et al., 2017. Incidence and prevalence of achalasia in central Chicago, 2004–2014, since the widespread use of high-resolution manometry. Clin Gastroenterol Hepatol, 15（3）: 366-373.

Sato H, Takahashi K, Mizuno K I, et al., 2018. Esophageal motility disorders: new perspectives from high-resolution manometry and histopathology. Journal of Gastroenterology, 53（4）: 484-493.

Sato H, Takeuchi M, Hashimoto S, et al., 2019. Esophageal diverticulum: New perspectives in the era of minimally invasive endoscopic treatment. World J Gastrointest Oncol, 25（12）: 1457-1464.

Schick A, Yesner R, 1953. Traction diverticulum of esophagus with exsanguination: report of a case. Ann Intern Med, 39: 345-349.

Schlemper R J, 2000. The Vienna classification of gastrointestinal epithelial neoplasia. Gut, 47（2）: 251-255.

Smith C D, 2015. Esophageal strictures and diverticula. Surg Clin North Am, 95（3）: 669-681.

Soares R, Herbella F A, Prachand V N, et al., 2010. Epiphrenic diverticulum of the esophagus. from pathophysiology to treatment. J Gastrointest Surg, 14（12）: 2009-2015.

Sturgeon C T, 1929. Esophageal diverticula. JAMA, 92（5）: 379.

Su Y F, Cheng S W, Chang C C, et al., 2020. Efficacy and safety of traction-assisted endoscopic submucosal dissection: a meta-regression of randomized clinical trials. Endoscopy, 52（5）: 338-348.

Sui X K, Gao X P, Zhang L, et al., 2022. Clinical efficacy of endoscopic antireflux mucosectomy *vs.* stretta radiofrequency in the treatment of gastroesophageal reflux disease: a retrospective, single-center cohort study. Ann Transl Med, 10（12）: 660.

Tanaka S, Kawara F, Toyonaga T, et al., 2018. Two penetrating vessels as a novel indicator of the appropriate distal end of peroral endoscopic myotomy. Dig Endosc, 30（2）: 206-211.

Tedesco P, Fisichella P M, Way L W, et al., 2005. Cause and treatment of epiphrenic diverticula. Am J Surg, 190（6）: 902-905.

Thrumurthy S G, Chaudry M A, Thrumurthy S S D, et al., 2019. Oesophageal Carcinoma: risks,

不一，尤其在鉴别 T1a 和 T1b 方面具有一定局限性，其对浸润深度的诊断准确度与病变形态及术者操作水平等有关。人工智能的应用可能有助于提高 EUS 诊断的准确性。

CT 检查主要有助于判定病变周围器官和淋巴结情况以辅助判定分期。早期胃癌病变在常规 CT 检查中难以发现，因而需要 CT 检查中通过气或水充盈等手段保障胃腔充分扩张，同时多期增强扫描，结合多平面重建图像进行诊断，可以更好判定病变部位、病变深度、病变与周围器官和血管关系、淋巴结情况。

（二）早期胃癌超级微创切除术实施中的技术方法

早期胃癌可通过超级微创手术（SMIS）实现治愈的目标，多通过经口自然腔道通道、经隧道通道和经多腔隙通道开展内镜治疗。具体包括：早期胃癌经口超级微创切除术（per-oral super minimally invasive resection for early gastric carcinoma），是指经口内镜下将早期胃癌局部完整切除的技术；早期胃癌经隧道超级微创切除术（per-tunnel super minimally invasive resection for early gastric carcinoma），是指经隧道内镜下将早期胃癌局部完整切除的技术；早期胃癌经多腔隙通道超级微创切除术（per-multiple cavity super minimally invasive resection for early gastric carcinoma），是指经腹部皮肤穿刺与经口自然腔道联合开展的内镜治疗，应用消化内镜与腹腔镜同期或序贯开展早期胃癌的局部完整切除技术。

早期胃癌超级微创手术现阶段应用的技术方法与既往名称列举如表 9-1 所示。

表 9-1　早期胃癌超级微创手术技术与既往名称列举

序号	超级微创手术（SMIS）	技术方法	既往名称
1	早期胃癌经口超级微创切除术	超级微创非全层切除术	内镜黏膜下剥离术
			牵引辅助内镜黏膜下剥离术
			透明帽辅助内镜黏膜切除术
			内镜黏膜切除术
2	早期胃癌经口超级微创切除术	超级微创全层切除术	内镜全层切除术
			牵引辅助内镜全层切除术
3	早期胃癌经隧道超级微创切除术	超级微创非全层切除术	隧道法内镜黏膜下剥离术
			牵引辅助内镜黏膜下剥离术
4	早期胃癌经多腔隙通道超级微创切除术	经多腔隙通道超级微创切除术	多镜联合治疗术

二、早期胃癌经口超级微创非全层切除术

早期胃癌经口超级微创非全层切除术（per-oral super minimally invasive surgery by non-full thickness rection for early gastric carcinoma）可通过内镜黏膜下剥离术、牵引辅助内镜黏膜下剥离术、透明帽辅助内镜黏膜切除术等方法实现胃癌灶黏膜层、黏膜肌层与黏膜下层的精准切除。

（一）适应证与禁忌证

1. 适应证 ①无合并溃疡的分化型黏膜内癌（cT1a）；②病灶大小≤3cm、有溃疡的分化型黏膜内癌（cT1a）；③胃黏膜高级别上皮内瘤变（high-grade gastric intraepithelial neoplasia，HGIN）；④病灶大小≤2cm、无溃疡的未分化型黏膜内癌（cT1a）。

2. 禁忌证 ①存在全身麻醉禁忌证，如麻醉药物过敏、严重心肺疾病等；②凝血功能障碍或不能中断抗血小板药物或抗凝药导致操作出血风险高；③进展期癌或影像学检查提示远处转移；④妊娠或存在其他内镜下诊治禁忌。

（二）术前准备

（1）向患者及其家属充分告知超级微创切除术的风险和获益，签署知情同意书。

（2）完善血常规、血生化、凝血功能、血清八项、血型、心电图、胸部X线片或CT、腹部CT及麻醉评估等内镜检查及治疗所需检查检验项目并核对结果。

（3）核实抗凝药或抗血小板药物或活血药物应用情况，根据患者情况停用或过渡治疗。

（4）治疗当天禁食水至少8h，术前口服去泡剂和去黏液剂。

（三）术后处理

（1）术后严格卧床休息24h，避免大幅度活动，观察有无发热、心悸、出冷汗、腹痛、呕血、便血等感染及出血并发症。

（2）术后禁食48～72h，然后改为温凉流食（米汤、面汤、牛奶等），逐渐过渡到半流食（软面条、粥等），禁食粗糙辛辣食物，半个月内避免重体力活动，出血且创面较大的患者延长禁食时间，术后常规应用质子泵抑制剂；结合创面、操作时间、操作术式、并发症有无或其他相关感染风险等综合评估是否应用抗生素。

（3）对于合并幽门螺杆菌感染的患者，术后建议进行根除治疗。

（4）治愈性切除和相对治愈性切除患者，建议分别于术后第3个月、6个月、12个月进行内镜随访，此后每年复查1次胃镜，并进行肿瘤标志物及CT等相关影像学检查。非治愈性切除，由于大多情况下存在较高的复发或淋巴结转移风险，建议追加外科手术治疗。

Ⅰ. 内镜黏膜下剥离术

内镜黏膜剥离下术（endoscopic submucosal dissection，ESD）是一种内镜下确定病变边界，进行标记，黏膜下注射，充分抬举病变，电刀逐渐分离病变黏膜肌层与固有肌层之间的组织，将病变黏膜及黏膜下层完整剥离，并回收病变，最后处理创面的技术，是治疗早期胃癌的内镜治疗方式之一，属于超级微创切除术，与内镜黏膜切除术相比，具有更高的整体切除率、完整切除率及更低的局部复发率。

（一）手术操作与技巧

1. 麻醉与体位 所有患者均行气管内插管全身麻醉，左侧卧位，注意保暖、调节室温及输液温度，避免压疮。

2. 手术操作步骤

（1）环周标记：通过放大内镜评估病变后，结合化学染色或电子染色内镜明确病变边界，距离病变边界 3～5mm 处，使用电刀或氩气刀等进行电凝环周标记，两个标记点间隔 2～5mm。

（2）黏膜下注射：按先远侧后近侧的顺序，于病变周围分多点黏膜下注射生理盐水-亚甲蓝-肾上腺素混合液，使黏膜下层与固有肌层分离，病变充分抬举。

（3）环形切开：病变充分抬举后，使用电刀沿标记点外约 3mm 处，环周切开病变黏膜。一般由远端开始切开，过程中一旦出现出血，应冲洗以明确出血点，然后使用电刀或电凝钳止血（图 9-1）。

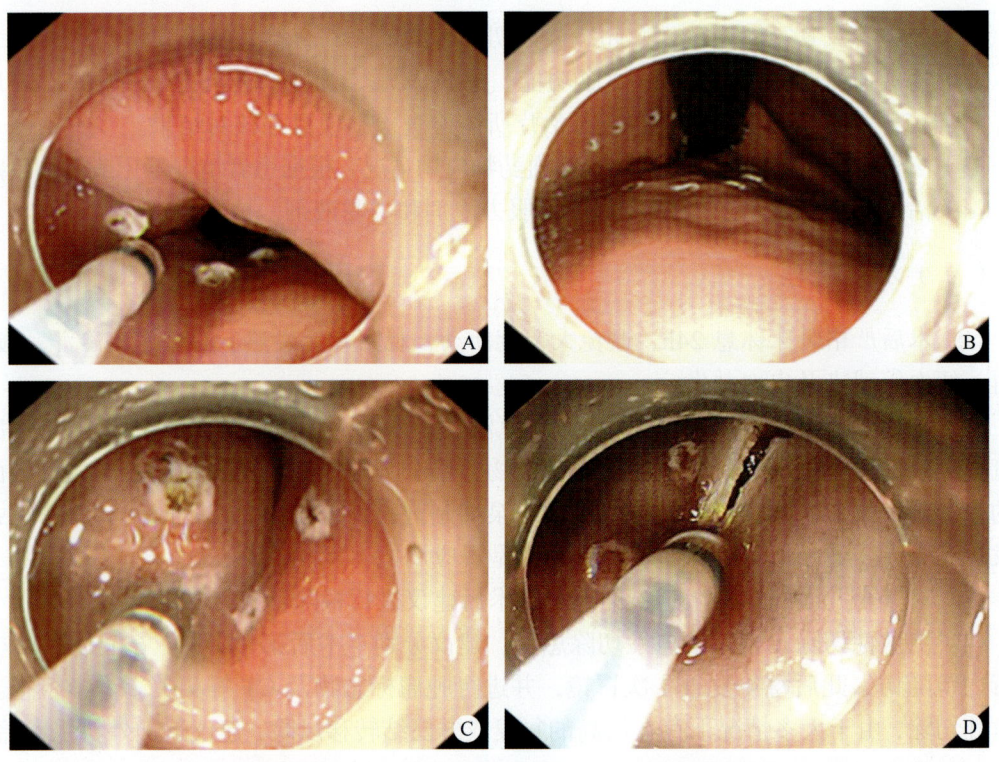

图 9-1 早期胃癌经口超级微创非全层切除术中标记与环周切开的步骤
A. 标记病变（口侧）；B. 标记完成；C. 黏膜下注射；D. 切开边缘

（4）黏膜下剥离：使用电刀于病变下方行黏膜下剥离，直至完全剥离病变。剥离过程中，及时进行黏膜下注射以保证黏膜下抬举充分，同时用电刀或电凝钳及时处理显露的血管（图 9-2，视频 9-1）。

（5）创面处理：使用电凝钳或氩气刀等对创面尤其是切缘周围显露血管进行充分电凝处理，必要时可喷洒生物蛋白胶、黏膜保护剂等保护创面；如存在固有肌层损伤等，必要时应用组织夹封闭损伤。

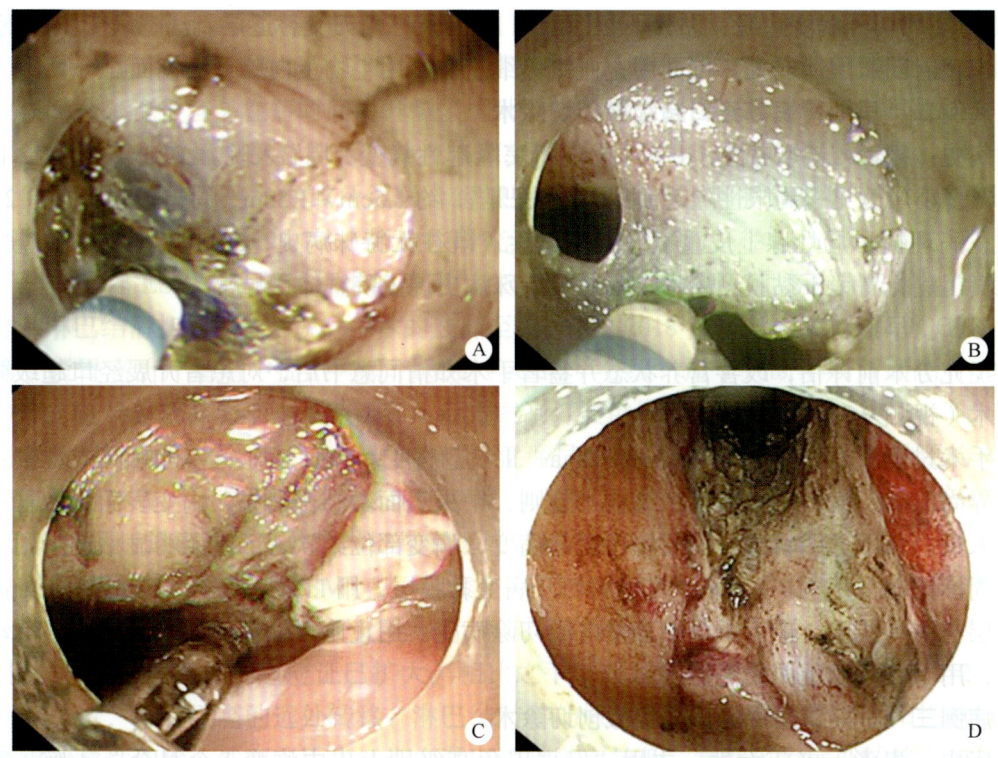

图 9-2　早期胃癌经口超级微创非全层切除术中剥离与创面处理的步骤
A. 沿黏膜下层剥离；B. 依靠病变重力牵拉切除最后部分；C. 创面预防性止血；D. 观察创面完整无潜在出血点及肌层损伤

（二）经典案例

病例一　早期胃体癌经口超级微创切除术

病史：患者，老年女性，主因"反酸烧心 2 年，发现胃体隆起 1 年余"入院。2022 年 3 月体检时行腹部 CT 发现胃体小弯侧黏膜隆起，大小约 4.0cm×2.5cm，2023 年 2 月 27 日行腹部 CT 平扫+增强提示胃体小弯侧可见 25cm×40mm 软组织肿块突向腔内。2023 年 4 月 26 日行胃镜检查提示胃体大弯近后壁可见一黏膜隆起，表面结节样不平伴充血，未见明确溃疡，触之较软，局部活检组织 6 块，组织弹性尚可。病理回报：胃（体大弯）柱状上皮黏膜慢性炎症，部分腺体呈中 - 重度异型增生。小探头超声内镜粗略观察胃体隆起处：病变内部回声不均匀，高回声为主，病变似起源于黏膜层，局部胃壁结构层次欠清，两侧可见固有肌层连续，中央后方固有肌层观察受限，测量所见截面大小 2.48cm×1.33cm。高血压、糖尿病、冠心病既往史。入科查体未见异常。

视频 9-1

诊断：早期胃体癌。

经充分术前评估，改善营养状态并签署手术知情同意书后，对患者开展经口超级微创切除术（视频 9-2）。

手术过程：进镜后可见胃体大弯近后壁有一隆起，表面结节样不平伴充血，未见明确溃疡。用氩气刀沿病变环周标记病变，黏膜下注射亚甲蓝 - 生理盐水溶液，病变抬举良好。

（2）环周标记：通过放大内镜评估病变后，结合化学染色或电子染色内镜明确病变边界，距离病变边界3～5mm处，使用电刀或氩气刀等进行电凝环周标记，两个标记点间隔约2mm。

（3）黏膜下注射：按先远侧后近侧的顺序，于病变周围分多点进行黏膜下注射，使黏膜层与固有肌层分离，病变充分抬举。

（4）环形切开：病变充分抬举后，使用电刀沿标记点外约3mm处，环周切开病变黏膜。一般由远端开始切开，过程中一旦出现出血，应冲洗以明确出血点，而后使用电刀或电凝钳止血。

（5）黏膜下剥离：当黏膜切开后，沿黏膜下层自上而下分离，分离中反复进行黏膜下注射，逐层剥离病变至部分脱离创面，用带线金属夹夹住切缘，向口侧牵拉细线即可提供牵引力，获得足够的手术视野，逐渐调整牵引方向，病变黏膜层与固有肌层逐渐分界清晰，继续剥离至病变完全脱离创面。

（6）创面处理：使用电凝钳或氩气刀等对创面尤其是切缘周围显露血管进行充分电凝处理，必要时可喷洒生物蛋白胶、黏膜保护剂等保护创面；如存在固有肌层损伤等，必要时应用组织夹封闭损伤。

（7）牵引的不同方法

1）橡皮圈牵引法：对于面积大的早期胃癌，可应用橡皮圈-组织夹进行多方向牵引，以充分显露视野。部分剥离病变后，应用橡皮圈-组织夹固定于已剥离黏膜层，另一端应用组织夹固定于病变对侧的正常黏膜上，可根据剥离情况选择多组牵引，以达到最佳牵引效果。牵引过程中注意橡皮圈牵引的力度，以免胃壁过度牵拉（图9-3）。

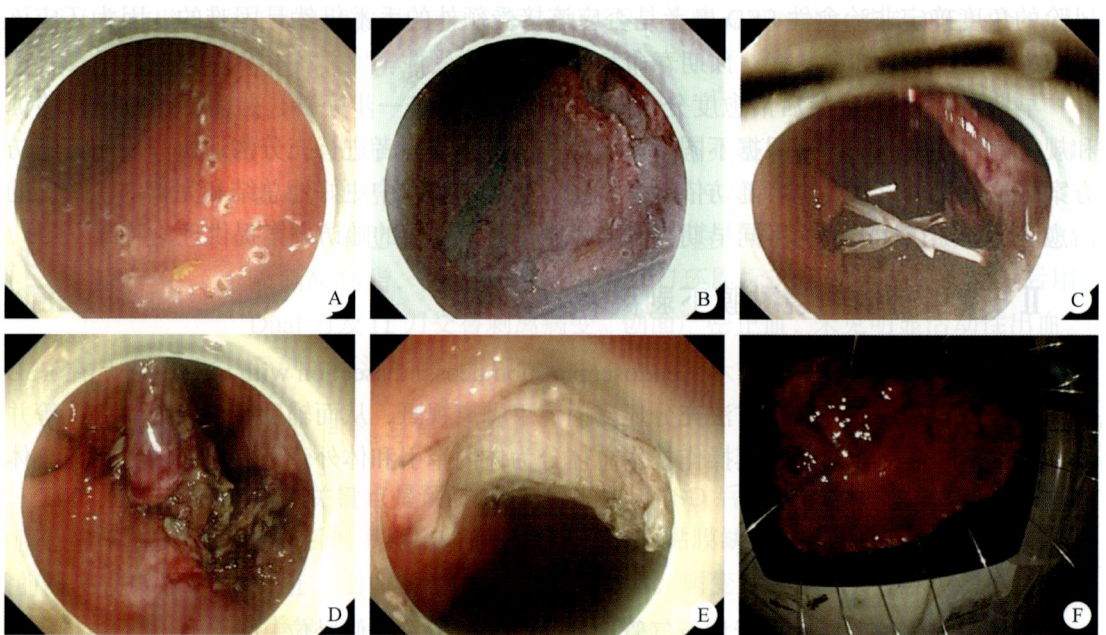

图9-3 早期胃癌牵引辅助内镜黏膜下剥离术中的橡皮圈牵引法步骤

A.标记后的早期胃癌；B.环周切开病变；C.用两组橡皮圈-组织夹进行多方向牵引；D."8"形环-组织夹牵引；E.牵引后将黏膜层与肌层清晰分开；F.术后创面

2）组织夹 - 牙线单角度牵引法：部分剥离病变后，应用组织夹 - 牙线固定于已剥离黏膜侧，另一端从口腔拉出，体外给予一定牵引力量（图9-4）。

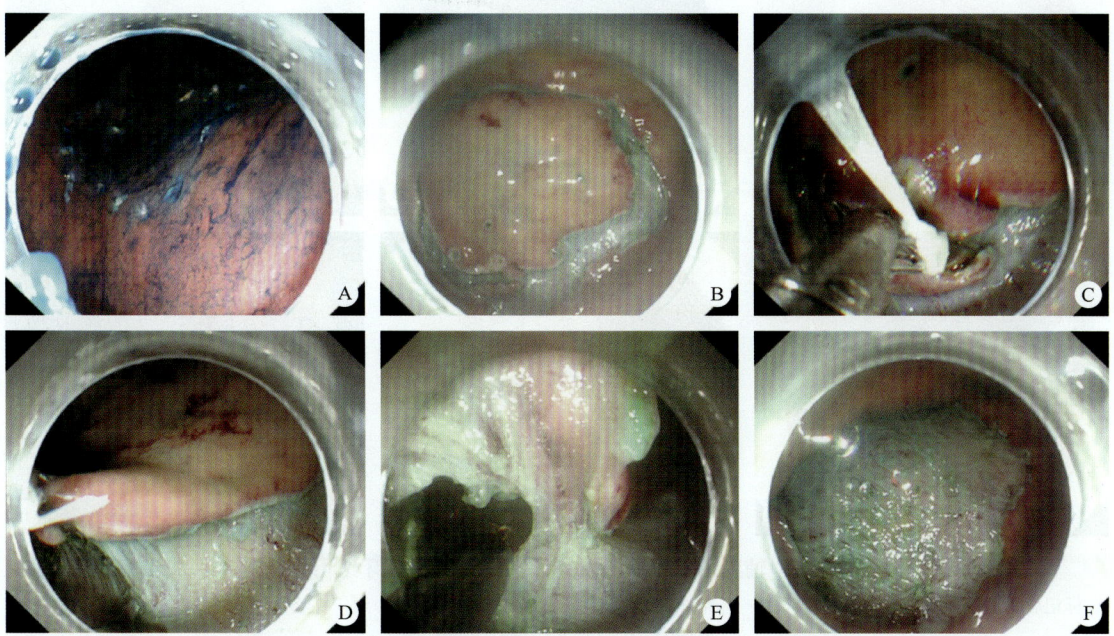

图9-4 早期胃癌牵引辅助内镜黏膜下剥离术中的组织夹 - 牙线单角度牵引法步骤
A. 标记后的早期胃癌；B. 环周切开病变；C. 组织夹 - 牙线固定于已剥离黏膜侧；D. 组织夹 - 牙线将病变吊起；E. 牵引后将黏膜层与肌层清晰分开；F. 术后创面

3）组织夹 - 牙线可变角度牵引法：如单角度牵引后未获得良好的手术视野，则可应用组织夹于病变对侧牵引，形成滑轮，随着病变剥离，2枚固定组织夹逐渐靠近（图9-5）。

4）早期胃癌磁锚定牵引式SMIS（图9-6）：在近年来的研究中有报道利用磁力介导的磁锚定技术辅助超级微创技术（MAG-SMIS），原理上通过磁力的灵活角度控制提供良好的手术视野，适用于大面积或特殊部位的早期胃癌。

早期胃癌磁锚定牵引式SMIS的操作步骤：①牵引式SMIS的术前准备及评估、标记、注射、切开病变边缘的操作与超级微创SMIS-ESD的常规操作保持一致；②使用牙线将磁力小锤连接于软组织夹，软组织夹固定病变及稍游离的黏膜层，此时实现磁力的锚定步骤；③使用体外磁体吸引体内的磁力小锤，通过内镜下调整角度和两者位置，实现可变角度的磁力牵引，从而为早期胃癌的超级微创剥离提供更好的视野。

磁锚定技术使内镜下剥离治疗更加简便易行，但在临床实践中有以下几点尚待优化：外部磁体需要进一步小型且精准化，使其更便于术中控制腔内的磁体位置，以适应临床需要；患者的腹壁厚度对磁力会产生影响，过度肥胖的患者不适于接受磁锚定辅助治疗，这也对所选用磁体的耦合强度提出了现实要求；磁场对人体可能存在潜在影响，且会与体内铁磁性异物相互作用。因此，磁锚定禁用于装有心脏起搏器、金属支架等患者，术前需要对患者进行严格筛选。

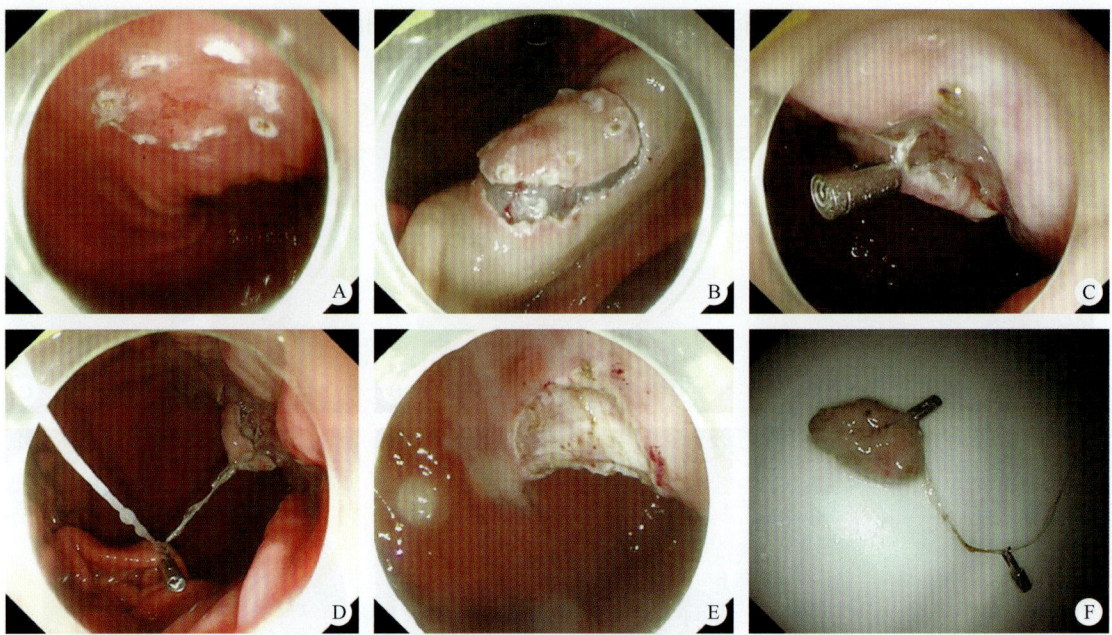

图 9-5　早期胃癌牵引辅助内镜黏膜下剥离术中的组织夹 - 牙线可变角度牵引法步骤

A. 标记后的早期胃癌；B. 环周切开病变；C. 组织夹 - 牙线固定于已剥离黏膜侧；D. 组织夹将牙线固定于病变对侧黏膜；E. 术后创面；F. 组织夹 - 牙线 - 组织标本

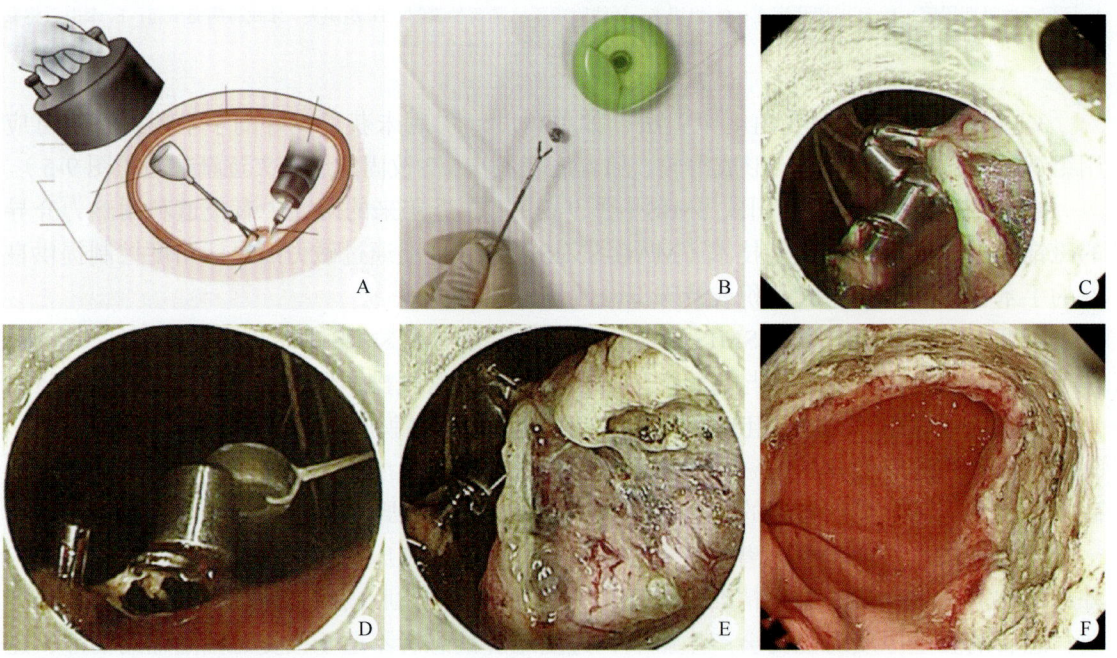

图 9-6　早期胃癌牵引辅助内镜黏膜下剥离术中的磁锚定牵引法步骤

A. 胃磁锚定牵引 SMIS 示意图；B. 所使用的磁力辅助器械；C、D. 体内牵引；E. 牵引后黏膜层与固有肌层分界清晰；F. SMIS 术后创面

（二）经典案例

病史：患者，中年男性，主因"恶心10余年，体检发现胃黏膜病变23天"入院。2024年6月5日胃镜检查：胃角黏膜充血水肿明显，表面糜烂，累及胃窦前壁，接触易出血。病理：（胃角）胃黏膜高级别上皮内瘤变，小灶细胞散在、乳头状排列，形态符合腺癌。免疫组化结果：p53+，CK广谱+，CK7部分+，Ki-67 70%+，HER-2（0）。既往体健。入科查体未见异常。

诊断：早期胃窦癌。

经充分术前评估，改善营养状态并签署手术知情同意书后，对患者开展组织夹-牙线牵引辅助ESD（视频9-5）。

手术过程：胃窦小弯近胃角见一隆起性病变，累及胃窦前后壁，中央略凹陷，部分表面糜烂。靛胭脂染色，而后用电刀环周标记病变，黏膜下注射后，病变抬举，用电刀环周划开黏膜，组织夹-牙线定位于肛侧中央，继续沿两侧边注射边切开黏膜，逐层剥离至病变中央，拉起组

视频9-5

织夹-牙线牵引，而后继续剥离至病变脱离创面，局部可见肌层与黏膜层穿支血管，予以电凝处理后应用组织夹封闭，创面仔细止血。

（三）共识中的热点问题与研究进展

1. 牵引辅助内镜黏膜下剥离术是否适合早期胃癌治疗　由于解剖学特点，目前大多数牵引辅助内镜黏膜下剥离术研究聚焦于食管及结直肠病变，研究表明，牵引与较短的手术时间、较低的不良事件发生率和较低的穿孔率有关，但对R0切除率无明显影响，且在亚组分析中，食管和结直肠ESD的效果及获益程度更高。在胃部，常规牵引的优势不太明确，但它可以在位于上中1/3的病变中发挥作用，特别是在大弯侧。从解剖学角度来看，这些结果似乎是合理的，因为除非病变位于大弯侧，组织夹-牙线牵引法很难提供垂直牵引。

据报道，进行ESD最具挑战性的部位为幽门部和十二指肠球部，对这两个部位进行ESD具有较高的并发症风险。对于位于幽门口、延伸至十二指肠并且需要大范围环周切开的肿瘤，完全切除率会降低。而牵引辅助内镜黏膜下剥离术可在实现整块切除的同时缩短手术时间。在治疗早期胃癌方面，牵引辅助内镜黏膜下剥离术与常规ESD相比的安全性、有效性及优势仍需要进一步验证。

2. 最佳牵引方式及牵引方向的选择　在牵引辅助内镜黏膜下剥离术操作过程中，大多数牵引方法及牵引方向受到限制，导致在某些情况下牵引效果不足。根据病变部位选择合适的牵引方法以获得合适的牵引方向至关重要，但对其影响的研究却很少。垂直牵引可能是胃ESD的最佳牵引方向，虽然其他内牵引方法，包括滑轮、双镜和磁锚方法，可能能够提供垂直牵引，但它们在胃ESD中的可行性尚不清楚，需要进行评估。

牵引系统的主要限制之一是牵引力在ESD开始时最大，但随着ESD进行，黏膜下纤维的弹性减弱导致牵引力逐渐减小，另外还有牵引强度的调节能力、牵引装置与内镜之间的干扰及是否需要专门的装置等。在胃ESD手术中常用的牵引方法包括组织夹-牙线牵引法、内牵引法、鞘牵引法，每种牵引方法都有优缺点。双孔道内镜牵引法利用"一镜双孔"

的优势，无须退出内镜安装牵引所需设施，但牵引方向受到限制。组织夹-牙线牵引法由于不需要额外的特殊设备配件，操作简便，其是目前应用最广的牵引技术，但需要退出内镜，安装带线夹子，牵引方向无法随心所欲调整。其中S-O夹辅助ESD属于一种内牵引法，可提供任意方向的牵引力，有研究表明S-O夹辅助ESD可缩短胃ESD手术时间，另外有团队研究了自适应牵引系统（ATRACT）以改善牵引力减小的问题。然而，这些研究对器械要求较高，多为单中心研究，缺乏外部有效性评估。

目前我国最常用的还是牙线牵引法，其他外部圈套器牵引、磁力牵引等都有小范围应用。总而言之，牵引方法各有利弊，理想的牵引方法应该具备简单、经济、方便、有效的特点，不需要过于复杂的设备及配件，技术操作容易掌握，未来的技术发展也应着眼于此，探索更方便实现牵引力的设备，更容易调整牵引力大小及方向的方法，更快速掌握的牵引技术，从而安全、高效、高质量地完成ESD，进一步普及ESD在临床应用。

三、早期胃癌经口超级微创全层切除术

超级微创手术（SMIS）是目前治愈早期胃癌的有效手段之一，包括内镜下非全层切除术（即黏膜下剥离术）和全层切除术（EFTR）。目前EFTR被认为是治疗胃肠道间质瘤的一种有效且安全的手术方式，同样可以拓展至治疗早期胃癌。但传统的EFTR多采用穿孔术后封闭的方法，通常会导致气腹或腹腔感染等并发症。笔者报道了1例SMIS-EFTR完整切除早期胃癌的病例，SMIS-EFTR将有助于提高早期胃癌的治愈率并降低复发率。

（一）病例特点

1. 病史　患者，中年男性，主因"发现胃体上部溃疡性病变13天"入院。患者于2023年7月25日于外院体检行胃镜检查：胃体上部大弯侧近后壁见一溃疡性病变，大小约0.6cm×0.6cm，中央覆薄苔，周边围堤样改变，黏膜纠集。病理提示中低分化腺癌。患者无腹痛、腹胀、呃逆、嗳气、恶心、呕吐等不适。无体重下降，大小便正常。就诊于笔者所在医院消化科，以"胃溃疡：早期癌？"收入笔者所在科室。既往有高血压、肠息肉内镜切除术后病史。吸烟30年，约20支/天，无酗酒史。无冶游史和外科手术病史。家族史：父亲因"直肠癌"去世。

2. 检查　放大胃镜+NBI检查显示胃体上部大弯侧近后壁见一处黏膜凹陷，约0.6cm×0.6cm，表面黏液附着，周边黏膜纠集并呈结节状围堤样隆起，可见皱襞中断；放大观察可见清晰边界，表面微血管结构不规则，腺管结构缺失（图9-7A～图9-7C）。病理提示中低分化腺癌。超声胃镜显示病变累及黏膜下层，局部似侵及固有肌层（图9-7D）。PET/CT显示胃壁未见异常代谢征象，肝胃间隙多个淋巴结影，未见代谢增高，双颈部及双肺门稍高代谢小淋巴结，多考虑反应性改变。腹部增强CT、双侧颈部+锁骨上窝+腋下+腹股沟区超声未见肿瘤及转移征象。血常规、血生化、肿瘤标志物、凝血功能、粪便常规+隐血等检查未见明显异常。

3. 术前准备　经过消化内科、普通外科、肿瘤科、影像科多学科会诊，进行充分术前讨论，并签署SMIS手术知情同意书，而后实施胃镜下超级微创早期胃癌全层切除术。

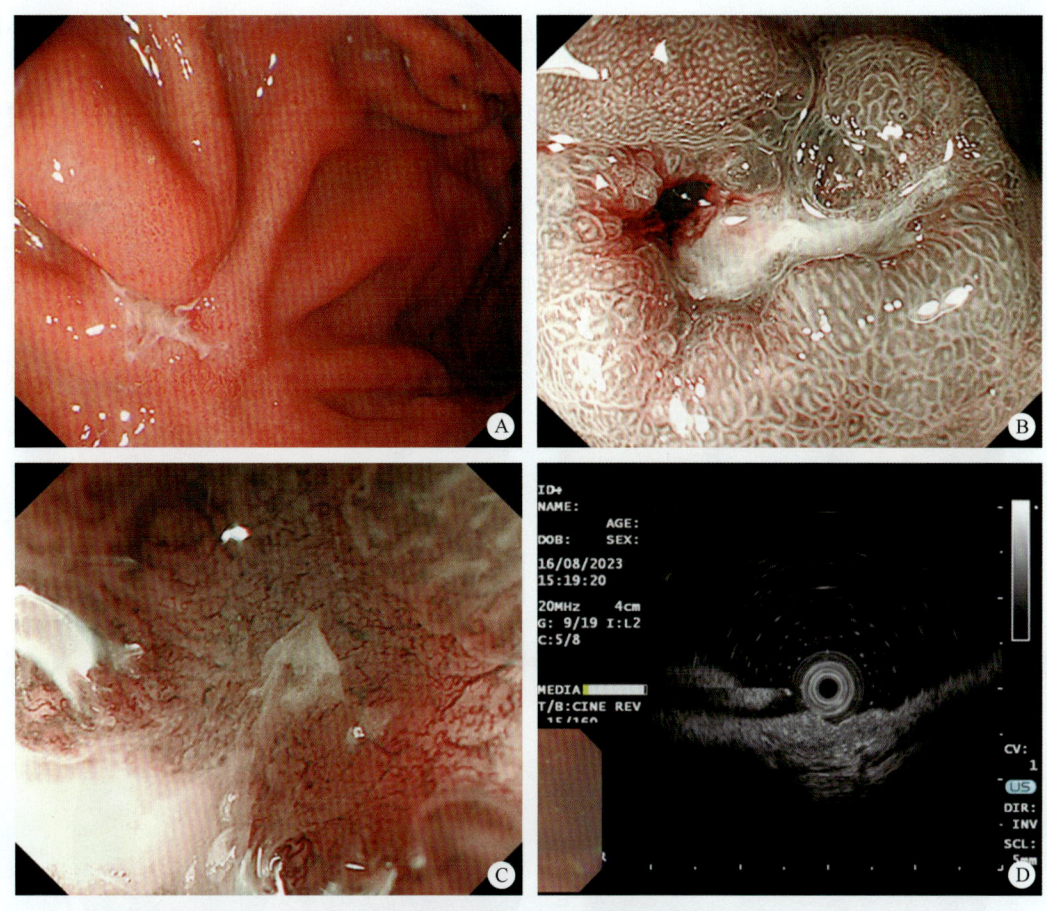

图 9-7 早期胃癌的内镜下表现

A. 早期胃癌内镜下表现为溃疡性病变；B. NBI 观察可见明确边界；C. 放大内镜观察到异常微血管和腺管缺失；D. 小探头超声内镜见病灶侵及黏膜下层

（二）手术操作与技巧

1. 麻醉与体位 所有患者均行气管内插管全身麻醉，左侧卧位，注意保暖、调节室温及输液温度，避免压疮。

2. 手术过程（图 9-8、图 9-9，视频 9-6）

（1）标记病变：喷洒靛胭脂染色显示病灶边界；用氩气刀距离病变 0.5cm 处环周标记内圈；用氩气刀距离病变 1cm 处环周标记外圈，口侧再标记一点。

（2）黏膜下注射和剥离：黏膜下注射后病变边缘抬举，环周划开标记的外圈黏膜，而后边注射边进行黏膜下剥离。

（3）牵引病变，完成外圈 ESD：应用 2 套组织夹 - 牙线牵引病变，使黏膜层与固有肌层分界清晰，边黏膜下注射边环周黏膜下剥离至第一圈标记处。

（4）定位后全层切开：将牵引线连同固有肌层一并拉起，应用 1 枚组织夹定位并封闭标记的第一圈固有肌层，然后进行全层切开。

（5）边封闭边全层切开：主动穿孔后，边应用组织夹封闭，边全层切开，直至第一圈病灶完全脱离创面。

（6）创面处理：创面仔细止血，补充组织夹严密封闭创面，喷洒生物蛋白胶再次覆盖创面。

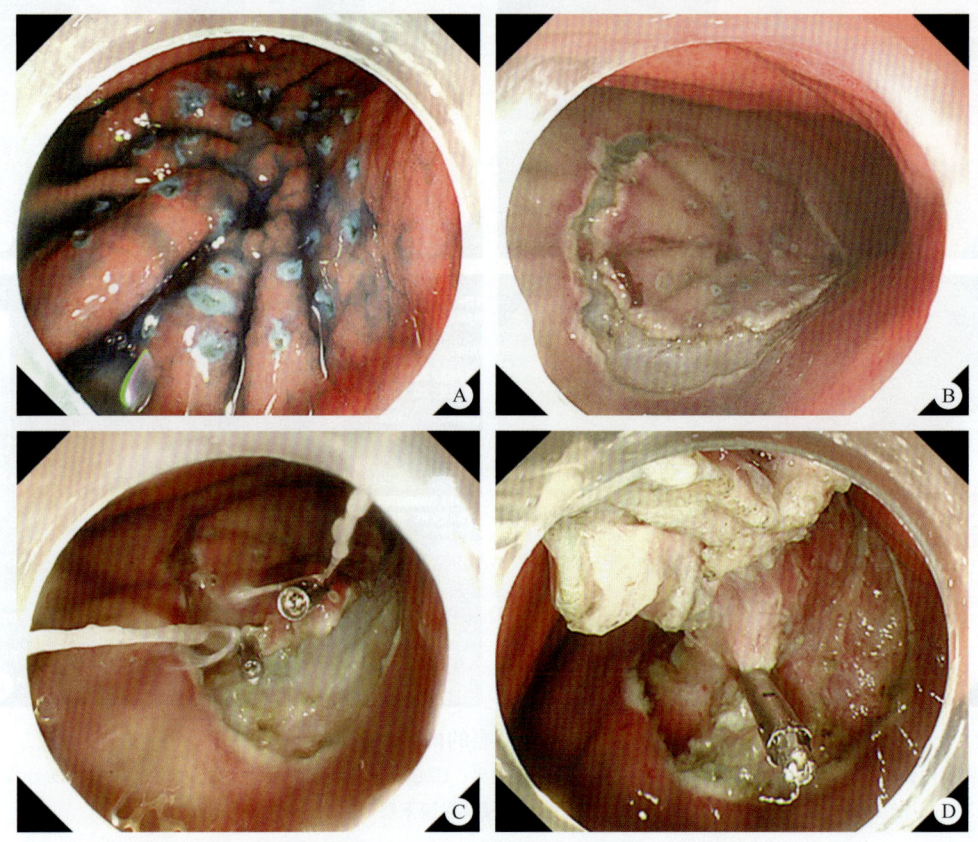

图 9-8　早期胃癌经口超级微创全层切除术中外圈操作步骤

A. 环周标记病变；B. 环周切开外圈黏膜；C. 应用组织夹-牙线牵引病变；D. 锚定第一枚组织夹以便定位

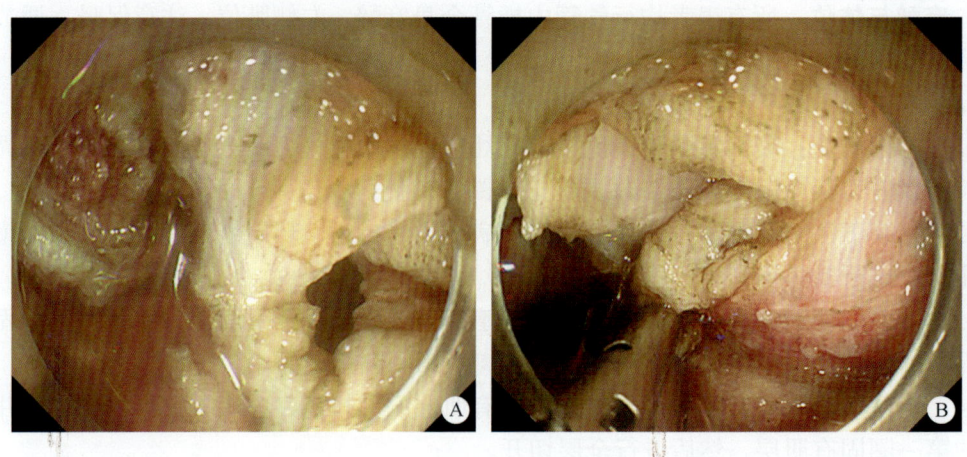

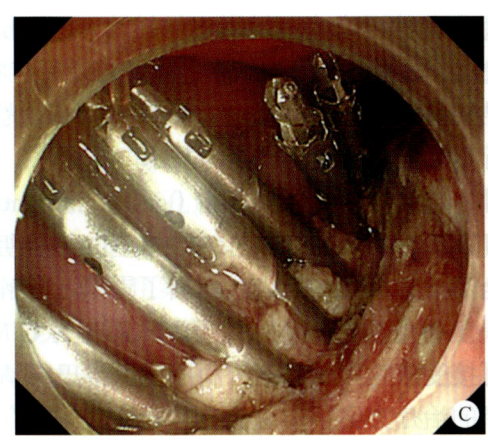
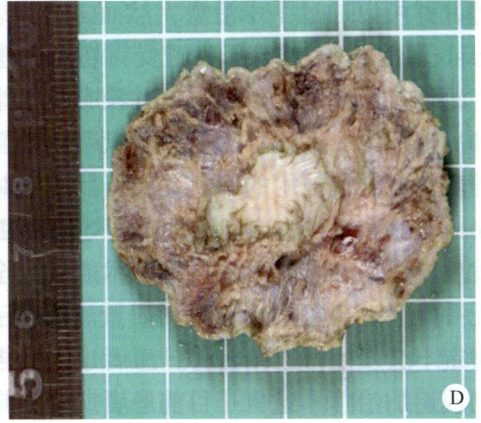

图 9-9　早期胃癌经口超级微创全层切除术中内圈操作步骤
A. 全层切开可见穿孔；B. 边全层切开边应用组织夹封闭创面；C. 全层切除后，应用组织夹封闭肌层的创面；
D. 切除后标本的浆膜面

（三）术后处理

（1）术后给予胃管持续减压 2～3 天，禁食水 3～4 天、抑酸（泵入 PPI）3～4 天、补液 3～4 天、抗感染 2 天后，逐渐过渡饮食，1 周出院。

视频 9-6

（2）整块切除标本病理结果：胃（体）中 - 低分化腺癌（位于 S9、S12～16），镜下测量病变大小 1.7cm×1.2cm，癌组织侵犯黏膜下层（黏膜下浸润深度 1300μm，黏膜下层外 1/3），未见血管、淋巴管侵犯，水平及基底切缘未见癌。这一病例做到了整块切除与治愈性切除，符合早期胃癌内镜下扩大适应证治疗的标准，无须追加外科手术或化疗。需要在 3 个月、6 个月、1 年进行短期随访，检查内容包括胃镜或放大胃镜、胸部 CT 平扫、腹盆腔 CT 平扫 + 增强、浅表淋巴结超声或 PET/CT、肿瘤标志物等检查。术后 2 周随访患者，生活质量较前无差异。

（四）共识中的热点问题与研究进展

治疗理念与手术方式在"治愈疾病、减少创伤"的治疗学目标下进行了一系列改进，由传统开放式手术、微创手术（MIS）向超级微创手术（SMIS）发展。传统外科通过"切除部分或整个器官、解剖结构重建"去除疾病，但这种方式会导致人体正常结构缺失，必然会对个体产生负面影响。2016 年，令狐恩强教授逐渐意识到了传统开放手术、微创手术的弊端，遂提出了在保持原始解剖结构不变的前提下去除疾病、保留器官，术后恢复到生病前正常状态的全新手术模式。随着消化内镜设备的进步和手术技艺的提升，这种理想的手术模式正在消化疾病领域广泛开展。

手术治疗仍是治愈胃癌的最有效手段。但术式选择仍是临床一大难题。胃癌根治性切除术和淋巴结清扫术的确强化了局部区域疾病的控制，也提高了患者的生存率。但是，对淋巴结清扫的必要范围一直存在争论。最近，在西方国家也推荐可切除胃癌患者常规进行 D2 淋巴结清扫术，因为它具有长期生存获益。然而，常规 D2 手术也与术后死亡率、发病率和再手术率显著升高有关。同时，随着内镜诊断技术的进步，胃癌的早期发现已经成膜层与固有肌层分离，病变充分抬举。

（3）黏膜切开：按照先肛侧后口侧的顺序，使用电刀沿着标记切开肛侧及口侧黏膜（1.5～2.0cm）。

（4）建立隧道：从口侧开口处行黏膜下剥离，边注射边剥离，建立1条由口侧开口至肛侧开口的黏膜下隧道。建立隧道过程中注意观察两侧标记点，并保证隧道建立方向同病变形态及走行一致，避免黏膜过多剥离。

（5）病变切除：用电刀沿边界同步切开两侧黏膜，直至病变完整切除。

（6）创面处理：使用电凝钳或氩气刀等对创面尤其是切缘周围显露血管进行充分电凝处理，必要时可喷洒生物蛋白胶、黏膜保护剂等保护创面；如存在固有肌层损伤等，必要时应用组织夹封闭损伤。

（三）共识中的热点问题与研究进展

1. 早期胃癌行 ESTD 的适应证 目前早期胃癌内镜下治疗的共识指出，ESTD 主要适用于切除病变横径 ≥ 3cm 的大面积早期胃癌，以及伴有溃疡、严重纤维化的病变。但目前无针对溃疡及纤维化病变的个案报道及相关研究。同时，如早期胃癌 ESD 后复发，原切除创面瘢痕形成，粘连明显，黏膜下注射效果多不理想，再次 ESD 相对困难，且具有一定的出血和固有肌层损伤风险，可探究 ESTD 治疗原位复发早期胃癌的疗效。

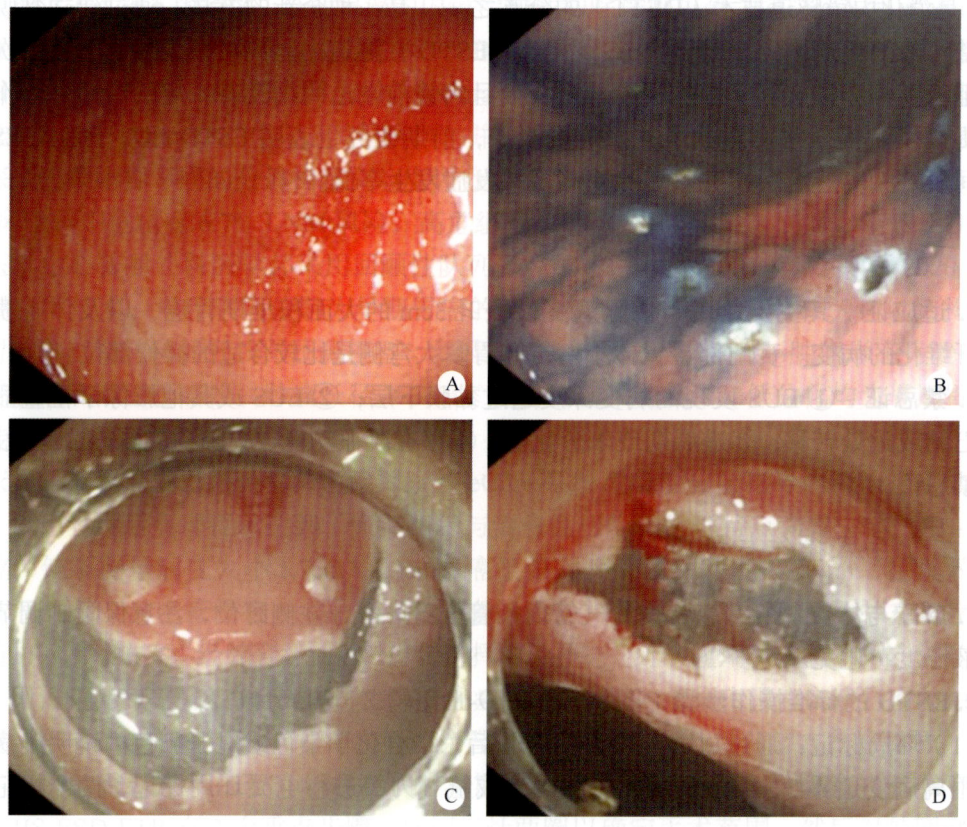

图 9-10 早期胃癌经隧道超级微创切除术中确定病变与两侧切开步骤

A. 放大内镜确定病变；B. 靛胭脂染色显示边界后标记病变；C. 黏膜下注射后，切开肛侧黏膜；D. 黏膜下注射后，切开口侧黏膜

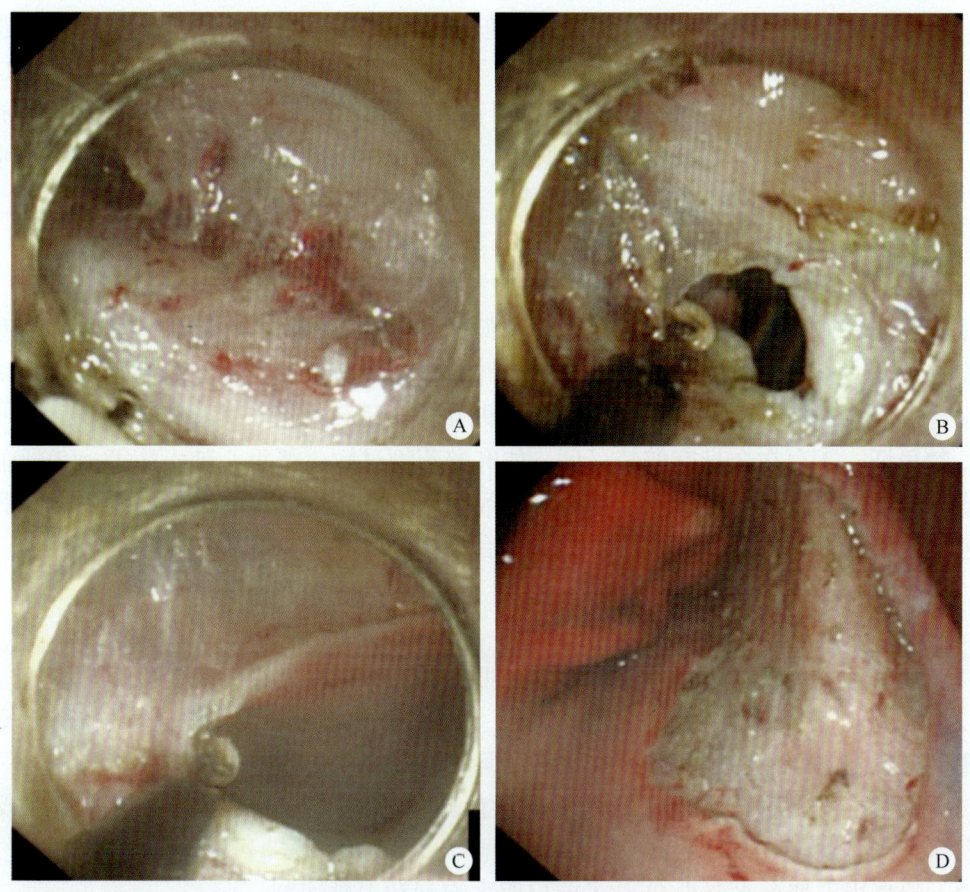

图 9-11 早期胃癌经隧道超级微创切除术中隧道建立与黏膜切除步骤

A. 边注射边剥离，建立自口侧至肛侧的黏膜下隧道；B. 剥离至肛侧隧道切口；C. 两侧黏膜切开；D. 病变完整剥离，用电凝钳处理创面

2. 建立胃黏膜下隧道的难点与 ESTD 获益的平衡 由于胃的特殊解剖和生理特点，如大而不直的管腔、不固定的位置和高度的灵活性，建立胃黏膜下隧道在技术上比食管困难，位于幽门环或穹窿的较大曲度的病变很难形成黏膜下隧道。由于 ESTD 和 STER 具有相同的第三间隙内镜概念，贲门、胃体小弯侧和胃窦大弯侧是建立黏膜下隧道的最佳位置，对于横径 > 3cm 的病变，可尝试 ESTD。既往研究证明贲门、胃体下段小弯侧病变可采用 ESTD 治疗，但缺乏不同部位早期胃癌 ESTD 治疗的大规模相关研究。ESD 与 ESTD 之间病变长度和宽度的最佳截断点还需要在更多的病例中进一步探讨。

共识提出，ESTD 及牵引辅助 ESTD 均适用于胃大弯侧病变，可缩短手术时间。但目前无相关研究比较 ESTD 及牵引辅助 ESTD 治疗胃特殊部位的早期癌灶（如胃大弯侧），这为后期科研提供了一个方向。

五、早期胃癌经多腔隙通道超级微创切除术

早期胃癌经多腔隙通道超级微创切除术是通过腹腔镜内镜双镜联合手术（LECS）实

现的。LECS 结合内镜与腹腔镜的优势，可进行胃部局部切除和区域淋巴结清扫，进一步扩大内镜治疗的适应证，在确保根治的前提下，最大限度保留了正常胃的解剖结构和功能。最初 LECS 通过在内镜下识别病变，然后进行整块全层胃壁切除，最后腹腔镜下封闭胃壁缺损，在这个过程中，需要打通胃腔和腹腔，增加了肿瘤播散和种植风险，后续各种改良 LECS 不同程度上避免了 LECS 术中打通胃腔和腹腔所带来的风险。

（一）适应证与禁忌证

1. 适应证　①满足 ESD 绝对手术适应证但单纯胃镜下操作存在困难的早期胃癌患者，如肿瘤直径 > 3cm、肿瘤位于胃体大弯侧或胃前壁、肿瘤呈现严重的溃疡改变；②高龄、无法耐受根治性手术、对肿瘤根治性要求不高的早期胃癌患者。

2. 禁忌证　①存在全身麻醉禁忌证，如麻醉药物过敏、严重心肺疾病等；②凝血功能障碍或不能中断抗血小板药物或抗凝药物导致操作出血风险高；③进展期癌或影像学检查提示远处转移；④妊娠或存在其他内镜下诊治禁忌。

（二）术前准备

（1）向患者及其家属充分告知超级微创切除术的风险及获益，签署知情同意书。

（2）完善血常规、血生化、凝血功能、血清八项、血型、心电图、胸部 X 线片或 CT、腹部 CT 及麻醉评估等内镜检查及治疗所需检查检验项目并核对结果。

（3）核实抗凝药物或抗血小板药物或活血药物应用情况，根据患者情况停用或过渡治疗。

（4）治疗当天禁食水至少 8h，术前口服去泡剂和去黏液剂。

（5）按外科手术进行术前准备。

（三）手术操作与技巧（图 9-12）

1. 经典暴露式 LECS　结合了腹腔镜胃壁切除和 ESD 的术式，通过在内镜下直接识别病变，并在内镜和（或）腹腔镜下以整块全层方式切除，最后腹腔镜下使用闭合器或缝合线关闭胃壁缺损，因考虑病变可能存在播撒或种植风险，限制了其在早期胃癌中的应用。

2. 倒置 LECS　先于内镜下确定黏膜面切开线，内镜下完成黏膜下剥离，通过内镜和腹腔镜进行全层切除过程中，肿瘤始终突向胃腔且周边胃壁组织始终保持上提状态，使用闭合器闭合胃壁全层切口，最后将肿瘤标本于内镜下经口取出，但是术中也需要切开胃壁全层进而打通胃腔与腹腔，仍存在胃液污染和肿瘤细胞播散至腹腔的风险。

3. 非暴露双镜联合简单缝合全层切除术（non-exposure endolaparoscopic full-thickness resection with simple suturing technique，NESS-EFTR）　为腹腔镜辅助内镜全层切除术，该技术包括胃壁内翻的腹腔镜浆肌层缝合、胃壁内翻的内镜全层切除术（EFTR）及使用内镜环和夹子的内镜下黏膜缝合。

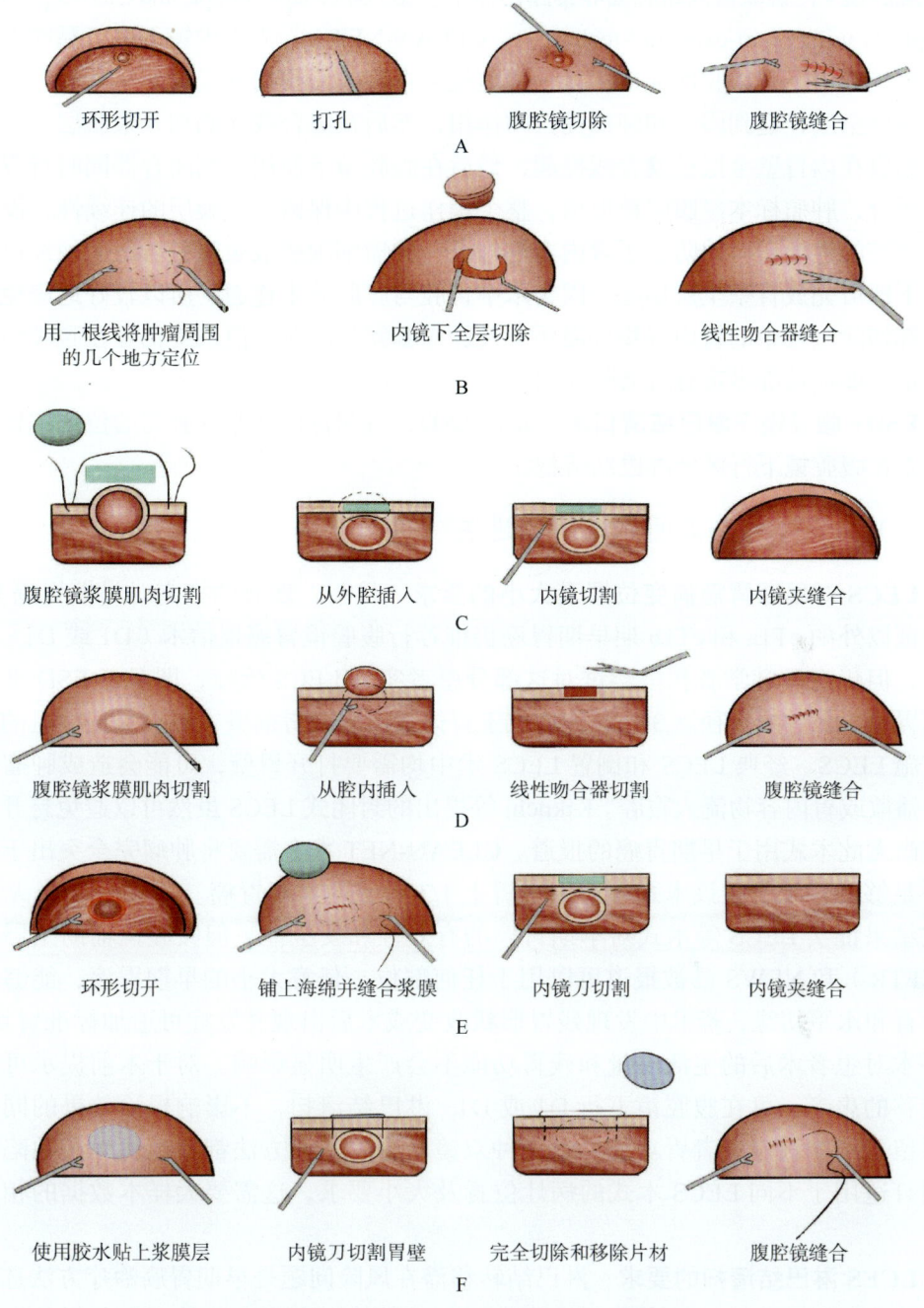

图 9-12　LECS 的 6 种不同类型手术操作

4. 非暴露内镜下壁内翻转术（non-exposed endoscopic wall-inversion surgery，NEWS）首先于内镜下在病灶周围进行黏膜标记并确定预切开线，其次于内镜指示下通过腹腔镜行浆膜面标记，再于内镜下黏膜下注射液体形成液体垫，然后腹腔镜下切开浆肌层，并应用缝合线缝合，病灶被内翻转到胃腔内部后行 ESD，操作步骤多、技术要求高、手术时间长，而且肿瘤标本由内镜下经口取出，一般认为并不适用于 3cm 以上的病变。

5. 腹腔镜-内镜联合入路肿瘤非暴露切除术（combined laparoscopic and endoscopic approach for neoplasia with a non-exposure technique，CLEAN-NET） 先于内镜下进行黏膜面标记，并可在内镜指引下行浆膜面标记，再于腹腔镜下在浆膜面预切开线的4个方位以4条缝合线贯穿胃壁全层，起到固定和辅助提拉的作用，然后在缝合线外侧切开浆肌层，包括病灶和周边黏膜在内胃壁全层被缝合线提起，最后在腹腔镜下使用切割闭合器同时行胃壁全层切割和闭合，肿瘤标本经腹腔镜取出，整个操作过程中保留了黏膜层的连续性，没有造成胃腔与腹腔的连通，有效防止了胃内容物外溢和肿瘤细胞播散至腹腔。在无须经过特意人造穿孔下即可完成胃壁全层切除，因为术中胃腔与腹腔并未连通，所以较好地避免了早期胃癌局部切除过程中的胃内容物外溢污染及肿瘤暴露的问题。但最终仍是在腹腔镜下的浆膜面确定，如何精准界定有时会较为困难。

6. ESD+腹腔镜下淋巴结清扫术 先行ESD，后期再根据原发肿瘤的位置和胃的淋巴引流关系在腹腔镜下行区域淋巴结清扫。

（四）共识中的热点问题与研究进展

1. LECS对早期胃癌病变位置及大小的要求 目前，现有的指南对早期胃癌ESD绝对适应证以外的cT1a和cT1b期早期胃癌仍推荐行腹腔镜胃癌根治术（D1或D1+淋巴结清扫），但仍有日韩学者积极尝试对这部分患者实施LECS治疗，即对于ESD难以处理的早期胃癌，如肿瘤直径＞3cm、肿瘤位于胃体大弯侧或胃前壁、肿瘤呈现严重的溃疡改变，实施LECS。经典LECS和倒置LECS术中均需要打开胃壁，可能会造成肿瘤细胞在腹腔中播散或胃内容物流入腹腔。Kikuchi等提出的封闭式LECS虽然可以避免打开胃壁，但目前尚无此术式用于早期胃癌的报道。CLEAN-NET术中需要将肿瘤完全突出于胃壁外以保证足够的切缘，故该术式不适用于胃上1/3后壁的早期胃癌。尽管目前尚无大型临床研究结果证实LECS等术式对早期胃癌的有效性和安全性，但腹腔镜辅助全层切除术（LAEFTR）和NEWS已被报道可以用于任何部位、任意大小的早期胃癌，能够保证足够的垂直和水平切缘，若术中发现残胃形状改变或术后出现并发症可追加标准胃切除术，追加手术对患者术后的生活质量和残胃功能不会产生明显影响。对于术前提示可能有淋巴结转移的患者，可在腹腔镜下行D1或D1+淋巴结清扫，不影响根治效果的同时最大限度保留了早期胃癌患者胃功能。每一种双镜联合的治疗方法都存在优势及缺陷，目前尚未制订适用于不同LECS术式的病灶位置及大小要求，这需要大样本数据的相关研究支撑。

2. LCES淋巴结清扫的要求 淋巴结转移潜在风险问题是早期胃癌治疗方法选择中需要考虑的重要问题之一，双镜联合可通过ESD切除病变联合腹腔镜下保留胃的淋巴结清扫术，充分体现超级微创保留胃解剖结构和功能完整性的理念。Li等研究表明，ESD联合腹腔镜下前哨淋巴结清扫术可以不必要进行胃切除和过度淋巴结清扫，同时发现黏膜下浸润、肿瘤直径＞2cm和淋巴血管浸润是术后出现病理阳性淋巴结转移的潜在风险因素。

韩国淋巴结导航定制手术（sentinel node navigation orient tailored approach，SENORITA）研究组对前哨淋巴结导航手术（sentinel node navigation surgery，SNNS）应用于早期胃癌

的可行性进行了开拓性探索，短期结果已经证实，局部切除+前哨淋巴结引流区清扫治疗早期胃癌的手术安全性非劣于传统腹腔镜胃切除术。而理论上，局部切除术将有利于患者术后的胃功能保留，从而获得更好的营养状况和生活质量。但目前评估仍然基于外科手术标本的回顾性大数据统计，且现阶段 SNNS 存在术中淋巴结示踪操作略显烦琐和有一定失败率等，术中淋巴结活检存在一定比例的假阴性率等，限制了其在早期胃癌手术治疗的临床应用。对于联合治疗补充淋巴结清扫的最佳适应证和最佳示踪方法尚需要进一步研究；将来采用大数据分析探索早期胃癌淋巴结转移规律，从而指导个体化淋巴结清扫方案制订，也将为早期胃癌患者带来更多希望。

第二节　胃低级别上皮内瘤变超级微创治疗术

一、概　　述

胃低级别上皮内瘤变（low grade intraepithelial neoplasia，LGIN）是指细胞形态和组织结构上与其起源的正常胃黏膜组织存在不同程度的不典型性，包括轻度和中度异型增生，属于胃癌的癌前病变之一，表现为胃腺体细胞轻度拥挤，但大小、形态类似，基底排列规律，仅有轻度至中度核深染，内镜下多见于平坦隆起、表面光滑、黏膜发白的病变。可采用内镜下超级微创射频消融术（radiofrequency ablation，RFA）进行治疗。临床大样本（253例）研究显示，该术式的短期（1年）治愈率为91.5%，长期（3年）治愈率为88.5%，术后仅有短期（≤14天）的轻微上腹痛，尚未见出血、穿孔、感染等并发症，有望在未来逐步成为治疗胃 LGIN 的主流术式。

（一）胃低级别上皮内瘤变的诊断

胃 LGIN 的临床诊断主要根据内镜下活检病理组织学检查，并依据 WHO/Vienna 评价标准。但活检本身具有一定的随机性和局限性，其结果与病变整体的真实性质存在不同程度的偏差，即便是结合放大内镜（ME）+窄带成像（NBI）的精细辅助筛查，也不能完全规避。因此，在条件允许的情况下，适时诊断性切除可疑病变以获得大体标本，从而对病变整体性质进行完整的病理学诊断，也是值得考虑的。

建议对所有活检病理诊断为 LGIN 的病变均应再次进行规范化内镜下精细评估，具体包括病变大小、表面形态、表型及色泽，特别是应用 ME+NBI 对病变边界和表面微结构（必要时可结合色素内镜，如靛胭脂、醋酸等染色）进一步观察。若病变＞2cm 和（或）存在明确边界且表面微结构存在异常，提示最终有病理升级可能，应视为 LGIN 的高危因素，有必要进行内镜下干预治疗。

（二）胃低级别上皮内瘤变超级微创治疗术实施中的技术方法与既往名称

胃 LGIN 可通过超级微创手术（SMIS）实现治愈的目标，通过经口自然腔道通道开展内镜治疗，包括内镜射频消融术、氩等离子体凝固术、钬激光治疗术等。

二、胃低级别上皮内瘤变经口超级微创射频消融术

胃低级别上皮内瘤变经口超级微创射频消融术既往称为内镜射频消融术（endoscopic radiofrequency ablation，ERFA）。ERFA 是一种内镜下将射频消融电极接触到目标病变处，利用射频电流使局部组织发生凝固性坏死，以期达到消除病变目的的技术，其治疗有效率达 91.3%，且无严重并发症发生，治疗 LGIN 的短期有效率与 ESD 无明显差异。

（一）适应证与禁忌证

1. 适应证　①经严格而规范的放大内镜筛查+活检，按照 WHO/Vienna 评价标准，病理诊断为胃 LGIN；②内镜下病变的表面形态符合巴黎分型中的 0～Ⅱ型。

2. 禁忌证　①经严格而规范的内镜下筛查+活检，按照 WHO/Vienna 评价标准，经病理证实或不除外 HGIN/早期胃癌；②存在内镜下治疗或检查的相关禁忌证，如严重心肺功能不全、凝血功能障碍不能纠正等；③合并其他器官或系统的恶性肿瘤；④妊娠妇女；⑤长期服用抗凝药物不能停药。

（二）术前准备

（1）向患者及其家属详细告知胃 LGIN 存在进展为 HGIN 甚至早期胃癌、长期维持现状或自然逆转的多种可能性，以及采用超级微创射频消融术可能带来的临床获益、风险、不良事件和术后恢复管理、复查等相关事宜。

（2）术前血常规、血生化、血清学等常规检测；心电图、胸部 X 线片（或胸部 CT）检查、麻醉评估和其他必要检验项目完善、核对；术前一周停用抗血小板药物或抗凝药物。

（3）术前空腹，至少禁食水 8h；术前 15min 口服含有链霉蛋白酶颗粒、西甲硅油的去泡去黏液剂 50～60ml 并在床上转动体位 10min，术前 5min 口含盐酸达克罗宁胶浆 5～10ml、1～2min 后咽下。

（三）手术操作与技巧

1. 麻醉与体位　所有患者均行静脉全身麻醉，左侧卧位。连接监护仪器、吸氧。也可对患者实施镇静，静脉给咪达唑仑和哌替啶。

2. 手术操作步骤（图 9-13，视频 9-7）

（1）观察及染色：治疗前需要再次进行放大内镜（ME）联合窄带成像（NBI）筛查，以再次确认病变部位，明确病变边界，以及表面微结构、微血管等信息，并排除 HGIN 或早期胃癌。若上述方法仍难以窥清病变，可以考虑使用靛胭脂染色法进一步辅助观察。观察结束后，应再次于病变区域进行活检，以提供相关诊断证据。

（2）边界标记及黏膜下注射：内镜下所见病变区域相对偏大，为避免后续 ERFA 范围覆盖不全，可于 ME 下对病变边界进行标记。此外，可于部分病灶边缘进行黏膜下注射，应注意采用多点注射的方式，每点注射 2～3ml 生理盐水，使病变区域的黏膜充分抬起。

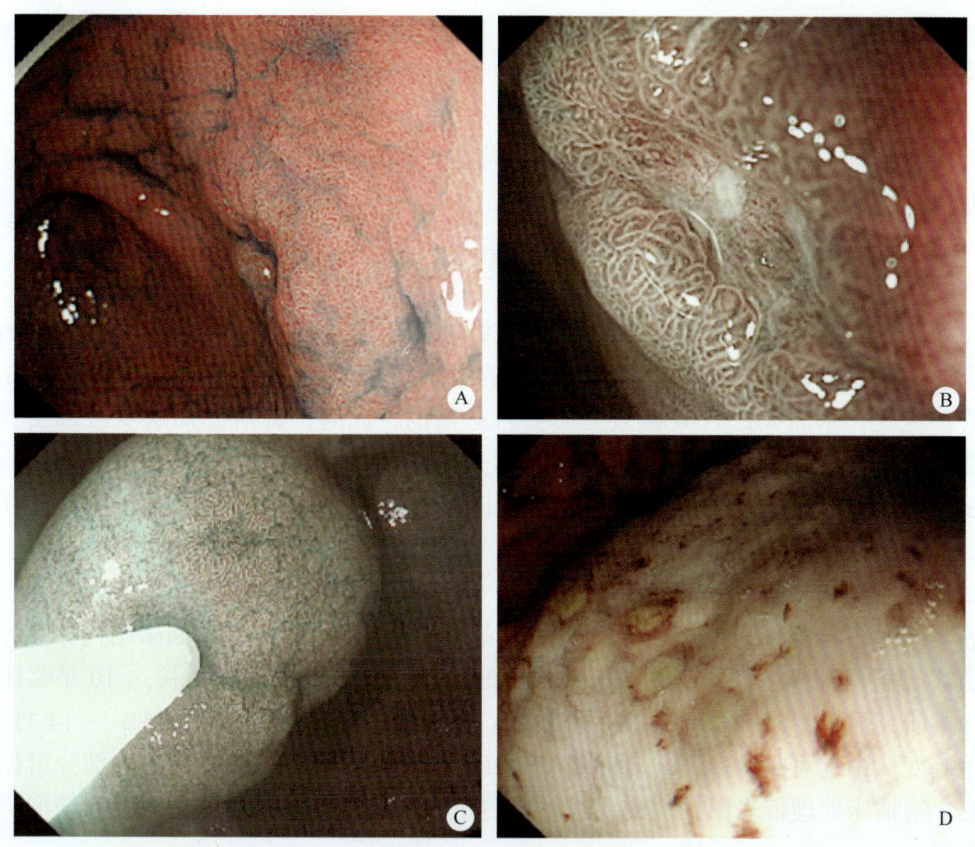

图 9-13　ERFA 操作步骤
A. 靛胭脂染色；B. 染色后放大内镜再次观察；C. 黏膜下注射使病变抬起；D. ERFA 范围超出边界 0.5～1cm

（3）内镜下射频消融：退出放大内镜，更换治疗内镜（GIF-Q260J/HQ290），并连接好射频消融主机（设定输出功率为 57W，能量密度为 15J/cm^2），将射频消融导管头端的消融电极片安装在内镜头端（可依据病变在胃腔内的具体部位，适当调整消融电极片的安装点位）。随后，内镜进抵病变区域后，将消融电极片紧密贴合于病变表面黏膜进行 RFA，可通过适当旋转内镜、充气及吸气等方法，使消融电极片充分贴合于病变表面。消融后，病变表面呈现发白样凝固性坏死。完成第 1 次 RFA 后，应将病变表面发白的凝固性坏死组织刮除，可借助消融电极片和内镜的附送水功能完成。之后在同一区域内行第 2 次 RFA，重复上述步骤，累计完成 3 次 RFA。若病变较大，单次 RFA 无法将全部病变黏膜覆盖，则需要将 RFA 电极片边缘与前次 RFA 范围处边缘重合 3～5mm，再次进行 RFA 直至全部病变区域均被有效覆盖。整个 RFA 范围应超出病变边界 0.5～1cm，以确保没有遗漏。

视频 9-7

（四）术后处理

（1）术后禁食 4～6h，并适当补液。
（2）然后给予温凉流食，并逐步过渡至半流食、普食。

（3）术后口服 PPI 及胃黏膜保护剂治疗 1 个月。建议在超级微创 RFA 术后采取密切电话及门诊随访来记录不良事件的发生。

（4）同时，告知并敦促患者在术后 3 个月、6 个月、1 年、2 年、3 年、4 年、5 年分别进行内镜复查，每次均采用 ME+NBI 的方法进行复查，并在原治疗区域取组织进行组织病理学检查。

（五）共识中的热点问题及研究进展

1. 如何更加精准地把握胃 LGIN 行 ERFA 的适应证 单纯胃 LGIN 采用 ERFA 治疗符合适应证，但由于 ERFA 术后无法获取病变的组织病理，因此在术前精准诊断胃 LGIN 至关重要。为此，术前 ME+NBI 检查是必要且必需的，同时，针对已知病变区域及其他可疑病变区域的多点靶向活检也十分重要。如一旦发现高度可疑的或无法充分排除的潜在的 HGIN/早期胃癌，选择 ERFA 治疗须十分谨慎，此时应充分考虑内镜下切除治疗（如 EMR、ESD），甚至外科手术。

2. LGIN 行 ERFA 术后管理及随访策略 LGIN 具有一定的癌变潜能，应进行规范化内镜下精细评估。若 LGIN 病变 > 2cm 和（或）存在明确边界，且表面微结构存在异常，提示最终有病理升级可能，应视为 LGIN 中的高危因素。国内一项最长达 10 年临床随访的大样本研究显示，51.0%～78.7% 的 LGIN 患者可发生逆转，另有 0.45%～14.3% 的患者发生癌变。由此可见，LGIN 长期临床转归存在两种可能的结果，其中一部分可能发展为病变，给临床处理带来困扰。需要进一步讨论在什么情况下需要监测，什么情况下需要积极干预。

专家共识提出，对于高清内镜下发现的伴有清晰边界的 LGIN，建议直接行内镜下微创治疗，术后 1 年进行随访；若边界不清，则在药物治疗同时行内镜下监测和随访，应 1 年内复查胃镜；对于边界清晰、未行内镜治疗的 LGIN，建议每 6 个月复查 1 次高清染色胃镜。对于存在病理升级高危因素的 LGIN，建议 3 个月后再次进行内镜精细评估及精准活检，若再次活检病理仍诊断为 LGIN，建议行内镜下诊断性完整切除；对于暂不存在病理升级高危因素的 LGIN，仍建议在初次发现 LGIN 3 个月后再次进行内镜精细检查并于可疑病变处取材再次活检。若再次活检病理仍诊断为 LGIN，推荐行内镜下毁损治疗（如 RFA、氩等离子体凝固术）或胃镜密切随访（3 个月后）。

3. 在 ERFA 消融区域是否需要行黏膜下注射 ERFA 术后的主要并发症为腹痛、出血和穿孔，发生率低。笔者前期的研究显示，ERFA 术后 1 个月复查胃镜，无黏膜下注射组与黏膜下注射组的总瘢痕形成率及完全愈合率相当，但无黏膜下注射组以红色瘢痕形成为主，黏膜下注射组以白色瘢痕形成为主，且黏膜下注射组患者疼痛评分较低。因此，黏膜下注射液体在胃 LGIN 毁损过程中，在维持治疗效能的同时，可发挥保护黏膜下层及固有肌层的作用，减轻患者术后疼痛，促进组织愈合，减少瘢痕形成及纤维性粘连，降低对日后追加 ESD 治疗的不利影响。此外，对于一些特殊部位，如胃角、胃体小弯等，黏膜下注射后病变抬起，可与电极片贴合更紧密，更利于操作。

三、胃低级别上皮内瘤变经口超级微创氩等离子体凝固术

胃低级别上皮内瘤变经口超级微创氩等离子体凝固术，既往名称为氩离子凝固术（argon plasma coagulation，APC）。APC 是一种非接触毁损方法，其原理是将离子化的氩气喷射至靶黏膜，从而将高频电能传递至组织，使其在高温的条件下凝固。国外文献报道，APC 治疗早期胃癌及胃异型增生的短期局部复发率为 4%～10%；而国内的研究则显示，APC 术后 1 个月的复查结果提示其治疗有效率为 81.8%。

（一）手术操作与技巧

（1）治疗前需要再次进行放大内镜联合窄带成像（ME+NBI）筛查，以再次确认病变部位，明确病变边界，以及表面微结构、微血管等信息。

（2）经内镜钳道插入 APC 导管，并伸出镜外 1cm 左右，距病变 0.3～0.5cm 环周标记病变。

（3）将氩等离子体凝固装置贴近于病变区域表面进行凝固治疗。

（二）共识中的热点问题及研究进展

1. APC、RFA 及内镜下切除治疗（EMR、ESD）在治疗胃 LGIN 方面的优劣势 现阶段，关于 RFA 治疗胃 LGIN 的临床大样本研究已经初步明确了 RFA 具有令人较为满意的疗效及安全性。而关于 RFA 与 APC 治疗胃 LGIN 的对比研究，目前也初步证实了 APC 的治疗效果略低于 RFA，且更适用于较小面积（≤2cm）的病变。此外，有单中心的研究数据显示，RFA 与 ESD 相比，其治疗胃 LGIN 的短期疗效相当，远期疗效稍逊于后者，但尚不具备明显的统计学差异；另有回顾性研究表明，APC 组复发率高于 ESD 组，但是，所有患者通过追加 APC 治疗并随访无进一步复发。虽然 ESD 治疗的有效率高，但其并发穿孔、出血高于 APC，且操作时间也明显长于 APC。同时，RFA、APC 相比于 ESD，具有操作简便、易于学习、安全性好、创伤小、术后恢复快、可于门诊治疗等诸多优势，这是其有望在未来进一步临床推广普及的基础所在，还需要延长随访周期，探究 APC 及 RFA 治疗 LGIN 的长期疗效。但关键要精准掌握应用的适应证。

2. 胃 LGIN 选择 APC 治疗的适应证 一项回顾性研究表明，对于胃 LGIN 病变＜10mm 且无瘢痕的情况，APC 是替代内镜切除的良好治疗方式，也有研究提出 APC 治疗适用于＜20mm 的病变。因此，当病变较大时，应仔细选择 APC，并密切监测。但对于 APC 治疗胃 LGIN 的适应证、病变大小界限目前尚未达成共识，需要大样本的临床研究支持。另外，老年患者群体通常基础疾病多，甚至难以耐受麻醉及手术，APC 作为一种创伤小、并发症少的治疗方法，不失为治疗老年人 LGIN 的有效方法，可开展对老年群体的相关研究。

3. APC 治疗胃 LGIN 后局部复发的危险因素及随访管理 既往相关研究提出，病变＞2cm 是影响局部复发的独立危险因素，病变较大时，治疗过程中 APC 灼烧次数多、灼烧程度及深度不均匀。国外有学者研究胃腺瘤患者 APC 术中黏膜下注射及功率对

复发率的影响，推测较低功率（40W）、无黏膜隆起可能导致局部复发。有研究表明，黏膜下注射对 APC 治疗 LGIN 的疗效无明显改善，但研究局限于老年患者，且随访时间较短。针对 APC 治疗胃 LGIN 后的复发因素，目前缺乏 APC 术中情况（使用功率）的相关研究。

四、胃低级别上皮内瘤变经口超级微创钬激光治疗术

（一）手术操作与技巧

胃低级别上皮内瘤变（LGIN）经口超级微创钬激光治疗是应用钬激光来实现的。钬激光是一种脉冲式近红外线激光，其光束易被水吸收，热效应的深度通常小于 500μm，对周围正常组织损伤较小。内镜钬激光（HO：YAG laser）治疗在临床应用广泛，消化道领域多用于消化道肿瘤、巴雷特食管及不典型增生等。

（二）共识中的热点问题及研究进展

1. 钬激光治疗 LGIN 的疗效 与传统电刀相比，钬激光对周围组织热损伤程度低，且其通过软光纤传送，盲区小，适用于消化道各个部位。有研究显示，钬激光治疗消化道早癌成功率高，且无出血、穿孔等并发症，术后 1~3 个月复查均未见残留病灶，但目前钬激光治疗消化道早癌、上皮内瘤变等临床样本数量较少，且缺乏与其他一线治疗方法的对照试验来明确其疗效。既往研究表明，钬激光可有效治疗癌性及瘢痕性食管狭窄、支架置入术后食管再狭窄，如胃 LGIN 联合食管狭窄或处于贲门等特殊部位，钬激光或许是一种双赢的可行治疗方法。

2. 钬激光的功率设置 在理想状态下，应该调整钬激光的能量，使其消融限制在浅层，即黏膜层、黏膜下层，而不损伤固有肌层，从而降低穿孔等不良事件发生率，国外有研究探究了不同功率、时间的激光消融对大鼠胃壁的热损伤程度，以及钬激光辅助 ESD 对猪胃壁的消融效果、术后穿孔率的影响，但目前未应用于临床研究。

3. 内镜钬激光治疗的适应证 目前胃 LGIN 国内外专家共识及指南均未提到内镜微波凝固治疗技术，对于其治疗胃 LGIN 的适用性，需要进一步探讨。

第三节　胃上皮下肿瘤超级微创切除术

一、概　　述

胃上皮下肿瘤（subepithelial tumor，SET）是起源于胃黏膜肌层、黏膜下层或固有肌层的隆起性病变，也可能是腔外病变。一般情况下，直径＜2cm 的胃上皮下肿瘤多无明显临床症状，多在内镜体检中偶然发现。但一部分特殊类型或特殊部位的病变，随着疾病进展和病变增大，也可引起腹痛、出血和梗阻等症状。胃上皮下肿瘤包括异位胰腺组织等

非肿瘤性病变及肿瘤性病变。在肿瘤性病变中，胃肠道平滑肌瘤、脂肪瘤、布氏腺瘤、颗粒细胞瘤、神经鞘瘤和血管球瘤等多表现为良性，仅＜15%的可表现为组织学恶性。

（一）胃上皮下肿瘤的诊断

（1）常规白光内镜是检测胃上皮下肿瘤的第一步，可以提供病变部位、大小、活动度及黏膜色泽、形态和糜烂出血情况等信息，但其无法判断病变的性质和来源，尤其是表现出外生性生长模式的胃上皮下肿瘤，不能单独通过常规内镜诊断确定。

（2）超声内镜（endoscopic ultrasonography，EUS）是诊断胃上皮下肿瘤的一线检查方法，可以提供病变来源、壁内/外位置、大小和形状、回声、血管和相关淋巴结病变的信息。通过这些特征，可以评估组织学性质甚至恶性潜能。EUS能够以92%的敏感度区分腔外压迫和腔内病变。EUS预测恶性潜能的总体敏感度和特异度分别为64%和80%。对比增强EUS及EUS弹性成像有利于鉴别间质瘤与其他病变，间质瘤表现为高增强，而脂肪瘤和平滑肌瘤表现为低增强。

（3）利用CT和MRI对肿瘤进行分级、治疗和预后评估，对于怀疑潜在恶性，或瘤体较大（直径＞2cm）的胃上皮下肿瘤，建议行CT和MRI评估。

（4）胃上皮下肿瘤的活组织病理学检查的必要性和评估效果

1）对可通过常规内镜结合EUS确诊的良性胃上皮下肿瘤如脂肪瘤、囊肿和异位胰腺等进行组织取样。

2）对于怀疑为恶性的病变，或常规内镜结合EUS无法对病灶良恶性进行评估者，可采用超声内镜引导细针穿刺抽吸术（EUS-FNA）或超声内镜引导细针穿刺活检术（EUS-FNB）、黏膜切开活检（MIAB）等进行活组织取样，从而进行术前病理评估。

3）鉴于EUS-FNA穿刺的局限性和后续对内镜切除术的影响，对于符合内镜下手术适应证，在保证肿瘤可完整切除的前提下，可在内镜治疗技术成熟的单位，由具有丰富经验的内镜医师进行直接内镜下切除，无须获取术前病理学诊断。

（二）胃上皮下肿瘤超级微创切除术实施中的技术方法

胃上皮下肿瘤可通过SMIS实现治愈的目标，多通过经口自然腔道通道、经隧道通道和经多腔隙通道开展内镜治疗。具体包括：胃上皮下肿瘤经口超级微创切除术（peroral super minimally invasive resection for subepithelial lesion），是指经口内镜下将胃上皮下肿瘤局部完整切除的技术；胃上皮下肿瘤经隧道超级微创切除术（per-tunnel super minimally invasive resection for subepithelial lesion），是指经隧道内镜下将胃上皮下肿瘤局部完整切除的技术；胃上皮下肿瘤经多腔隙通道超级微创切除术（per-multiple cavity super minimally invasive resection for subepithelial lesion），是指经腹部皮肤穿刺与经口自然腔道联合开展的内镜治疗，应用消化内镜与腹腔镜同期或序贯开展胃上皮下肿瘤的局部完整切除的技术。

胃上皮下肿瘤超级微创手术现阶段应用的技术方法与既往名称列举如表9-2所示。

表 9-2　胃上皮下肿瘤超级微创手术技术方法与既往名称列举

序号	超级微创手术（SMIS）	技术方法	既往名称
1	胃上皮下肿瘤经口超级微创切除术	超级微创非全层切除术	内镜黏膜下剥离术
			牵引辅助内镜黏膜下剥离术
			透明帽辅助内镜黏膜切除术
			内镜黏膜切除术
			内镜黏膜下肿物挖除术
2	胃上皮下肿瘤经口超级微创切除术	超级微创全层切除术	内镜全层切除术
			牵引辅助内镜全层切除术
3	胃上皮下肿瘤经隧道超级微创切除术	超级微创非全层切除术	隧道法内镜黏膜下剥离术
			牵引辅助内镜黏膜下剥离术
4	胃上皮下肿瘤经多腔隙通道超级微创切除术	经多腔隙通道超级微创切除术	多镜联合治疗术

二、胃上皮下肿瘤经口超级微创切除术

胃上皮下肿瘤经口超级微创切除术可通过内镜黏膜下肿物挖除术（endoscopic submucosal excavation，ESE）实现。ESE 沿用了内镜黏膜下剥离术及内镜黏膜切除术的技术习惯，常规在肿瘤周边采用环形"掀盖"的切口以切除覆盖胃上皮下肿瘤上方的黏膜，充分显露肿瘤，达到保留肿瘤完整性、提高手术根治性、降低术中并发症的目的。ESE 的完整切除率可达 92%，对于直径 ≤ 1.5cm 的肿瘤，可达到 100% 的完全切除率；对于直径 > 1.5cm 的肿瘤，ESE 完全切除率也可达到 77.8%。

（一）适应证与禁忌证

1. 适应证

（1）术前检查怀疑或活检病理学检查结果证实存在恶性潜能的肿瘤，特别是术前评估肿瘤直径 ≤ 2cm，疑似胃上皮下肿瘤且复发转移风险低并可能完整切除的可内镜下切除；对于肿瘤直径 > 2cm 的疑似低风险的胃上皮下肿瘤，术前评估除外淋巴结或远处转移者，在保证肿瘤可完整切除的前提下，可考虑在内镜治疗技术成熟的单位，由具有丰富经验的内镜医师进行内镜下切除。

（2）有症状（如出血、梗阻）的胃上皮下肿瘤。

（3）术前检查怀疑或病理学检查结果证实为良性，但患者不能规律随访或随访期内瘤体短时间增大及内镜治疗意愿强烈的患者。

（4）对于直径 ≥ 2cm 的胃上皮下肿瘤或术前 EUS 和 CT 等影像学检查确定肿瘤突向腔内，内镜圈套切除困难的胃上皮下肿瘤。

2. 禁忌证

（1）明确发生淋巴结或远处转移的病变。

（2）对于部分明确发生淋巴结或远处转移的胃上皮下肿瘤，为获取病理组织学结果需要大块活检者，可视为相对禁忌证。

（3）经过详细的术前评估，确定为一般情况差、无法耐受内镜手术者。

（二）术前准备

（1）需要充分的麻醉评估，术前需要完善 EUS、腹部 CT 等影像学检查。

（2）手术当天禁食水 8h。

（三）手术操作与技巧

1. 标记、环周切开、剥离肿瘤（图 9-14） ①环周标记病灶；②使用注射针将混合液注入病灶周围的黏膜下层；③使用 Dual 刀沿标记点切开病灶边缘的黏膜；④使用 Dual 刀、IT 刀或三角刀逐渐将黏膜下组织和肿瘤包膜周围肌纤维分离。

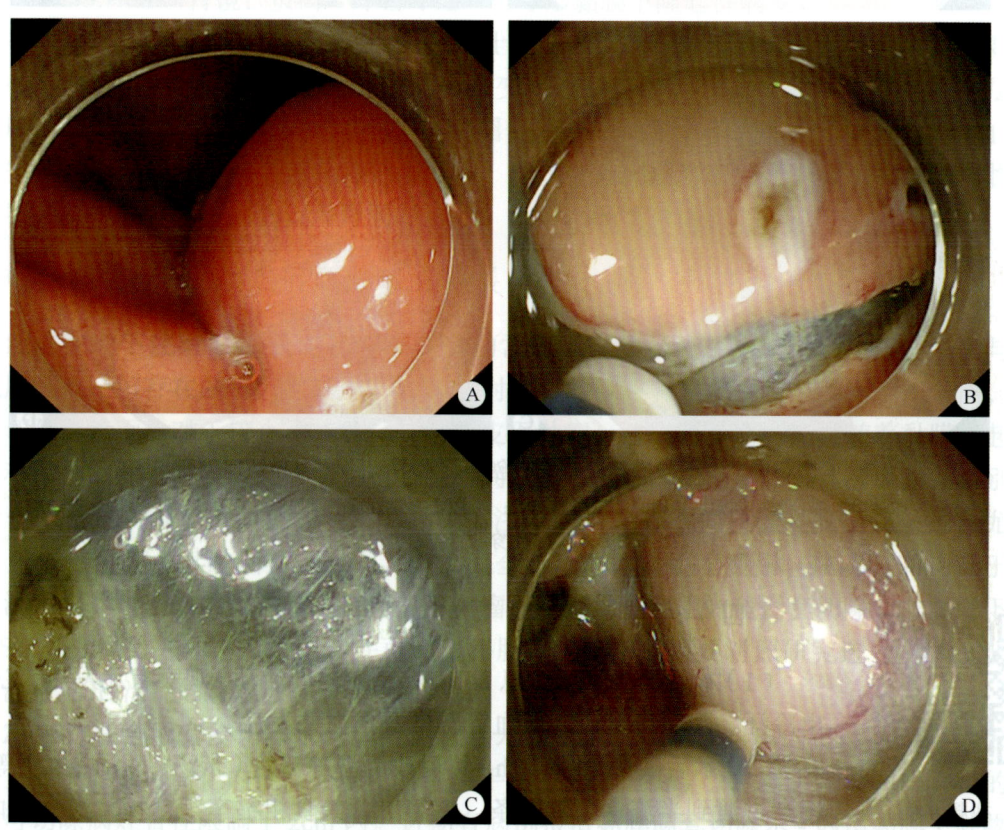

图 9-14 胃上皮下肿瘤经口超级微创切除术中标记、环周切开、剥离肿瘤步骤
A. 发现病变，环周标记；B. 环周切开；C. 剥离黏膜下层，寻找病变；D. 沿瘤体边缘进行剥离

2. 切除肿瘤并处理创面（图 9-15，视频 9-8）

（1）用电刀或圈套器切除肿瘤。

（2）切除病灶后，通过电凝止血仔细处理创面，防止迟发性出血。

（3）由于覆盖胃上皮下肿瘤的黏膜也被切除，许多情况下无法使用夹子关闭人工溃疡。如有可能，应关闭人工溃疡，以减少穿孔、感染和迟发性出血的概率。

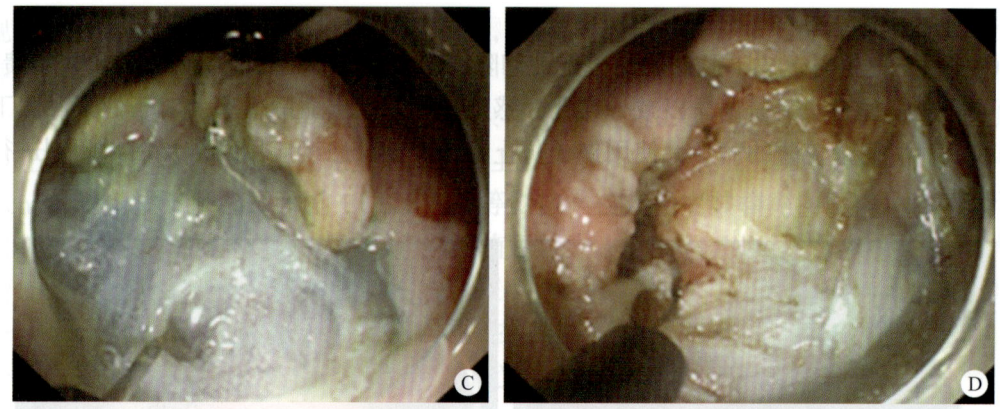

图 9-17 胃上皮下肿瘤经口超级微创全层切除术中剥离步骤

A. 环周切开后应用组织夹 - 牙线进行牵引；B. 翻转内镜并将病变牵拉起来；C. 继续剥离黏膜下层，直至肿瘤暴露；D. 继续沿瘤体进行剥离

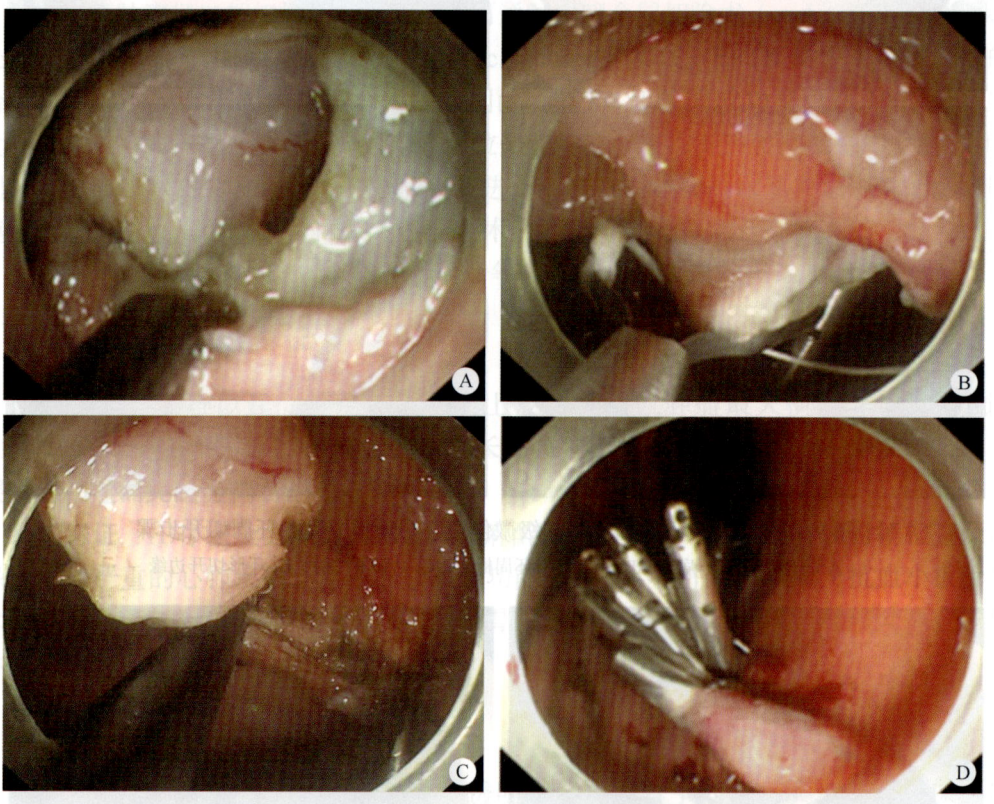

图 9-18 胃上皮下肿瘤经口超级微创全层切除术中肿物切除和创面处理的步骤

A. 牙线牵引下行全层切除；B. 组织夹封闭部分切开的肌层；C. 封闭部分切口后继续切除；D. 多枚组织夹封闭切口

（2）将尼龙绳通过内镜的一个钳道送入，将尼龙绳套圈张开，使其位置适合于创面，然后将钛夹送入内镜的另一钳道，将第一枚钛夹锚定尼龙绳于创面边缘，之后继续送入钛夹，使之均匀分布于整个创面边缘，尽可能使钛夹间距均等，两侧对称，然后收紧尼龙套圈，使创面完全闭合，内镜下即可见数枚收紧的钛夹堆积。

（3）边封闭边切除的方法，后期可肌层对肌层封闭，间隔处应用黏膜层对黏膜层封闭的间断缝合方法。

（三）经典案例

病例一　胃体固有肌层肿瘤经口超级微创切除术

病史：患者，中年女性，主因"发现胃体隆起性病变10个月"入院。胃镜检查：胃体小弯侧可见一直径约1.0cm黏膜下隆起，表面光滑。超声胃镜检查：病变起源于固有肌层，呈均匀低回声，边界清晰，所测截面大小为7.6mm×4.0mm，凸向腔内。患者既往体健。

诊断：胃体隆起间质瘤可能？

经充分术前评估，改善营养状态并签署手术知情同意书后，对患者开展经口超级微创切除术（视频9-10）。

手术过程：胃体中段小弯近前壁可见一隆起性病变，被覆正常黏膜，直径约为1cm。用氩气刀环周标记后，用Dual刀半周切开，牙线辅助牵引病变，用IT刀、三角刀逐步全层切除病变，同时应用止血夹封闭创面，喷洒1支人纤维蛋白黏合剂覆盖。

病例二　胃底小网膜囊肿瘤经口超级微创切除术

病史：患者，老年女性，主因"发现胃底黏膜下隆起性病变4年余"入院。胃镜检查：胃体上皮下肿瘤性质待查，间质瘤可能性大。超声胃镜：胃底小弯近贲门处病变起源于固有肌层，大小为1.5cm×1.5cm。既往高血压、甲状腺功能减退症、高脂血症病史。入科查体未见异常。

诊断考虑：消化道出血；胃间质瘤？

经充分术前评估，改善营养状态并签署手术知情同意书后，对患者开展经口超级微创切除术（视频9-11）。

手术过程：术中所见，胃底小弯近贲门见一个大小约1.5cm×1.5cm黏膜下隆起，表面光滑，分泌物不多。用氩气刀标记病变边缘，用注射针行黏膜下注射后隆起良好，牙线辅助牵拉病变，应用IT刀沿边缘分离病变，部分肌层缺损，应用金属夹完整封闭，应用止血钳细致止血。喷洒生物蛋白胶，取出病变。

视频9-10～视频9-11

（四）共识中的热点问题与研究进展

1. EFTR成功的关键在于妥善封闭穿孔部位　目前，EFTR中的关键步骤仍为全层缝合技术，除了基础的金属夹缝合术、尼龙绳钛夹"荷包缝合"，近年来，也有学者应用耙状金属夹闭合系统（over the scope clip，OTSC）封闭穿孔，以及新开发的新型缝合系统如Apollo OverstitchSx系统、OSS（over the scope suturing）系统和TTSS系统，尽管EFTR技术在不断发展，但EFTR仍未在常规内镜实践中得到应用。既往一项国际调查有32%的受访者表示镜下缝合在技术上是困难的。因此仍需要更多的临床研究证明其安全性、有效性和可操作性，并将新兴的缝合和EFTR设备推广到日常的内镜实践中。另外需要解决的挑战是开发新的设备，以改善EFTR的一些不如外科手术技术的方面，如新型坚固的止血器和吻合器。

2. EFTR 对病灶大小的要求及限制 切除技术的发展和缝合器械的升级促进 EFTR 的产生，从而扩大了消化道胃上皮下肿瘤内镜切除治疗的适应证。共识指出 EFTR 适用于肿瘤最大横径＞3.5cm 但不适合 STER 者，对于肿瘤横径的最大值无明确限制。然而，目前的器械及装置对病灶直径存在一定限制，对于＞5cm 的胃上皮下肿瘤，应个体化治疗，相关报道较少见，所以仍需要大量临床数据进一步探索以扩大适应证。

3. EFTR 方式的选择 根据术中是否暴露胸腹腔可分为暴露 EFTR 和非暴露 EFTR。暴露 EFTR 先切除后缝合，而非暴露 EFTR 则先缝合后切除。暴露 EFTR 可进一步分为隧道技术和非隧道技术。非隧道暴露 EFTR 即为常规 EFTR；隧道暴露 EFTR 与经黏膜下隧道内镜切除术（STER）相似，但是还会剥离病变周围的固有肌层，然而现有文献没有强调隧道暴露 EFTR 与 STER 的区别。除了利用 OTSC 进行的非暴露 EFTR 外，目前一种 EFTR 与缝合结合的全层切除装置（full thickness resection device, FTRD）开始应用于临床，此装置头部安装了一个带圈套器的透明帽，透明帽上带有 OTSC，手术过程中将病灶拉入透明帽切除病灶的同时缝合创面。作为一种非暴露 EFTR，预先缝合可避免胃肠内容物对腹腔的播散及污染，显著减少术后并发症。缺点在于该装置切除病变范围受限、灵活性差，而胃壁较厚，移动性差，目前研究主要集中于下消化道。由于相关器械不成熟等因素，该技术仍处于临床探索阶段。

4. 未来 EFTR 与淋巴结清扫的结合 随着 EFTR 技术的成熟，完整切除病变全层在技术上已无困难，目前 EFTR 的应用主要针对胃肠道良性或低度恶性的固有肌层来源病变，但 EFTR 的上限远不止于此。随着多学科联合治疗的发展，EFTR 在恶性消化道肿瘤联合内镜下淋巴清扫术中的潜在应用可能是未来的研究热点。随着肿瘤浸润深度的增加，淋巴结转移的风险也随之增加，如果未来结合有效的前哨淋巴结检测技术，内镜 EFTR 完整切除消化道肿瘤病变全层的同时，也能进行内镜下淋巴结清扫术，这可能是 EFTR 技术的新方向。

四、胃上皮下肿瘤经口超级微创非全层切除术

胃上皮下肿瘤经口超级微创非全层切除术可通过套扎法内镜黏膜切除术（endoscopic submucosal resection with ligation，ESMR-L）实现。ESMR-L 是通过透明帽辅助或结扎装置用圈套器切除病灶，具体过程为将病灶抽吸至透明帽，并用预装的圈套器切除病灶。该方法出血风险为 4%～13%，穿孔风险为 5%。

（一）适应证与禁忌证

1. 适应证 对于较为表浅、术前 EUS 和 CT 检查确定突向腔内且通过圈套器可以一次性完整切除的胃上皮下肿瘤，可采用内镜圈套切除。

2. 禁忌证 ①严重心肺疾病、休克、昏迷、上消化道急性穿孔、神志不清、严重或急性咽喉疾病、食管及胃的重度急性炎症、主动脉瘤及严重颈、胸椎畸形者；②凝血功能障碍，有出血倾向者；③病变表面有明显溃疡或有瘢痕者；④起源于固有肌层的黏膜下肿瘤患者；⑤病变范围过大者（＞2cm）。

（二）手术操作与技巧（图 9-19，图 9-20）

1. 确定病变，环周标记　透明帽必须附着于内镜的尖端，以确保更好的视野、组织牵引和定位，并在出血时方便止血。胃镜行至病变处开始应用氩气刀沿病变环周标记。

2. 套扎、圈套　将套扎器安装于胃镜前端；插入胃镜，启动负压吸引装置将病变吸入套扎器透明帽内，释放橡胶圈使之脱落结扎于被吸引的病变根部，套紧使之呈息肉样；退镜，取下内镜前端套扎器，再次进镜，用圈套器在所结扎的皮圈下方 1～2mm 处进行圈套切除。

3. 处理创面　切除病灶后，通过电凝止血仔细处理创面，防止迟发性出血，可应用组织夹封闭创面。

（三）术后处理

（1）术后严格卧床休息 24h，避免大幅度活动，观察有无发热、心悸、出冷汗、腹痛、呕血、便血等感染及出血并发症。

（2）术后禁食 48～72h，然后改为温凉流食（米汤、面汤、牛奶等），逐渐过渡到半流食（软面条、粥等），禁食粗糙辛辣食物，半个月内避免重体力活动，出血且创面较大的患者延长禁食时间，胃上皮下肿瘤患者内镜治疗后常规给予 PPI，恢复进食后持续口服 PPI 和黏膜保护剂至术后 6～8 周，以促进创面修复。

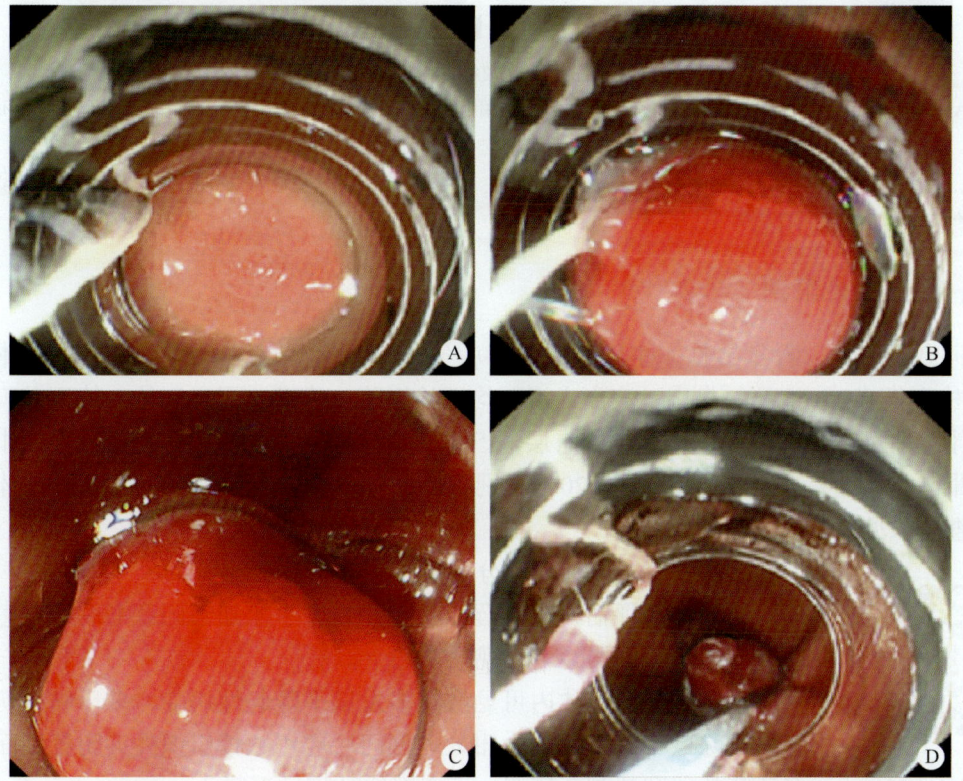

图 9-19　胃上皮下肿瘤套扎法超级微创黏膜切除术中套扎和圈套

A. 胃多发神经内分泌肿瘤，拟行套扎联合圈套器切除；B. 套扎装置抵近病变使其位于中央；C. 吸引使病变连同周边正常黏膜进入透明帽；D. 圈套器于橡皮圈下方进行电切

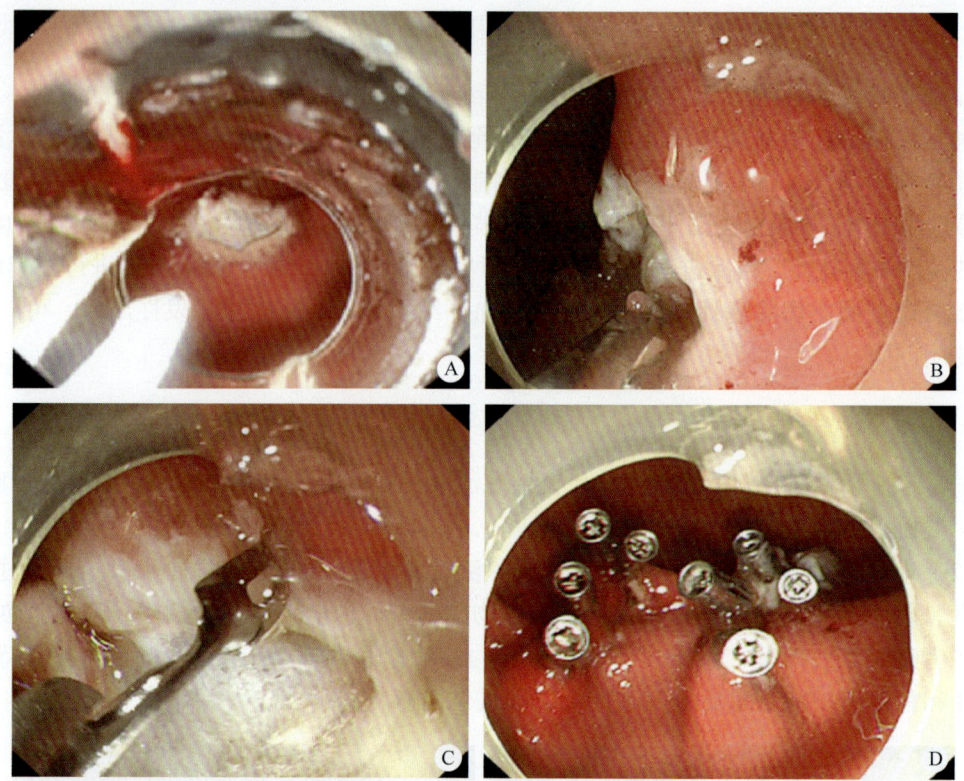

图 9-20　胃上皮下肿瘤套扎法超级微创黏膜切除术中肿瘤切除和创面封闭
A. 完全切除病变；B. 对创面裸露血管预防性止血；C. 用组织夹封闭创面；D. 依次切除多处病变并用组织夹封闭

（3）对于抗生素，结合创面、操作时间、操作术式、有无并发症或其他相关感染风险等综合评估是否应用。

（四）经典案例

病史：患者，青年男性，主因"反酸伴嗳气 6 年余"入院。胃镜检查：胃底体可见 10 余枚直径 0.2～0.4cm 息肉，表面光滑，均活检钳除。病理：胃（底体）体型黏膜慢性炎症伴急性炎症，部分腺体增生，固有层淋巴组织灶状增生，另于固有膜内见多灶小圆细胞呈巢状排列。免疫组化诊断：CK20（个别细胞＋），神经内分泌瘤。患者既往体健。入科查体未见异常。

诊断：胃多发神经内分泌瘤。

充分术前评估，改善营养状态并签署手术知情同意书后，对患者开展经口超级微创切除术（视频 9-12）。

手术过程：胃体内可见散在多发扁平隆起性病变，多环黏膜切除器套扎切除数个病变，止血钳处理创面后应用数枚组织夹夹闭各创面。用多环套扎器套扎剩余病变，病变部位黏膜呈深紫色。

视频 9-12

(五)共识中的热点问题与研究进展

1. ESMR-L 的应用时机 欧洲胃肠道内镜学会(ESGE)和美国胃肠内镜学会(ASGE)指南均推荐 ESD 为大多数胃浅表肿瘤性病变的首选治疗方法。然而,对于起源于固有肌层等更深层的病变,其有效性有限,且增加了手术的复杂性和并发症的风险。套扎法内镜黏膜下切除术(EMR-L)是一种将肿瘤吸入结扎装置、释放套扎器套扎病变的方法,然后,在套扎器下方进行圈套切除。有研究表明,ESMR-L 在所有食管黏膜下肿瘤患者中均成功完成且无穿孔。套扎直径被限定为 1cm,所以完全切除直径＞1cm 的黏膜下肿瘤是非常困难的。然而,由于透明帽也是可用于 EMR 的工具,但透明帽、结扎装置的直径有限,很难切除较大的黏膜下肿瘤(＞2cm)或源自固有肌层的黏膜下肿瘤。另外,在切除前,需要确定肿瘤是否可以移动而不是固定的;虽然其出血风险小,但穿孔率高,不能保证治愈,现指南较少推荐此种方法。

2. ESMR-L 确切切除病变的方法改进 ESMR-L 治疗固有肌层胃上皮下肿瘤过程中可能会出现第一次套扎失败的情况,仅套扎黏膜或黏膜下层而未套扎病变。因此,有研究团队开发预切开黏膜切口联合 ESMR-L 的方法,在可视条件下,吸引病变,使 ESMR-L 切除病变更确切,但均为小样本研究,仍有随机对照研究在进行中,进一步探索其可行性及安全性。

五、胃上皮下肿瘤经多腔隙通道超级微创切除术

胃上皮下肿瘤经多腔隙通道超级微创切除术既往称为 LECS,即双镜联合手术,采用内镜与腹腔镜联合的方法对病灶进行精确定位、切除,并安全关闭创面,协同了腹腔镜和内镜下操作的优点,同时避开两者的局限性。该技术包括腹腔镜辅助内镜切除(laparoscopy assisted endoscopic resection,LAER)、内镜辅助腹腔镜切除(endoscope assisted laparoscopic resection,EALR)、联合腹腔镜内镜切除(combined laparoscopic endoscopic resection,CLER)。

(一)适应证与禁忌证

1. 适应证

(1)内镜辅助腹腔镜切除(EALR):①起源于固有肌层,腔外生长型肿瘤;②特殊部位的胃上皮下肿瘤,如胃底、贲门、胃幽门管等;③内镜直视下无法判断病变的浸润深度;④体积较大的内镜下无法切除的胃上皮下肿瘤。

(2)腹腔镜辅助内镜切除(LAER):①直径＜5cm,内镜下可切除,腔内生长型肿瘤,浸润层次不超过黏膜下层;②特殊部位的胃上皮下肿瘤,如胃底、贲门、胃幽门管等。

2. 禁忌证

(1)明确发生淋巴结或远处转移的病变。

(2)对于部分明确发生淋巴结或远处转移的胃上皮下肿瘤,为获取病理需要大块活检者,可视为相对禁忌证。

镜检查及治疗禁忌证；④合并存在消化道肿瘤。

（二）术前准备

（1）改善营养状态：静脉补液和纠正代谢紊乱（如酮症酸中毒、尿毒症、低血糖症或高血糖症），肠内营养，糖尿病患者控制血糖，以及逆转医源性胃轻瘫（主要是阿片类药物）。

（2）术前禁食或进流食（根据胃轻瘫的情况决定）：术前2天进流食、术前1天禁食或术前2天禁食，手术当天禁食水8h。

（3）若术前胃镜提示存在胃潴留，手术当天由医生进行普通胃镜下洗胃操作，以防止全身麻醉插管时气管误吸等严重并发症。

（三）手术操作与技巧

1. 麻醉与体位　所有患者均行气管内插管全身麻醉，左侧卧位，注意保暖、调节室温及输液温度，避免压疮。

2. 手术操作步骤

（1）建立隧道入口：胃镜行至距离幽门5cm胃窦大弯侧开始建立黏膜下隧道，用氩气刀4点标记隧道入口（也可不标记），黏膜下注射亚甲蓝-生理盐水-肾上腺素混合液6～8ml，而后采用倒T形（或横行）切开建立隧道入口（图9-21）。

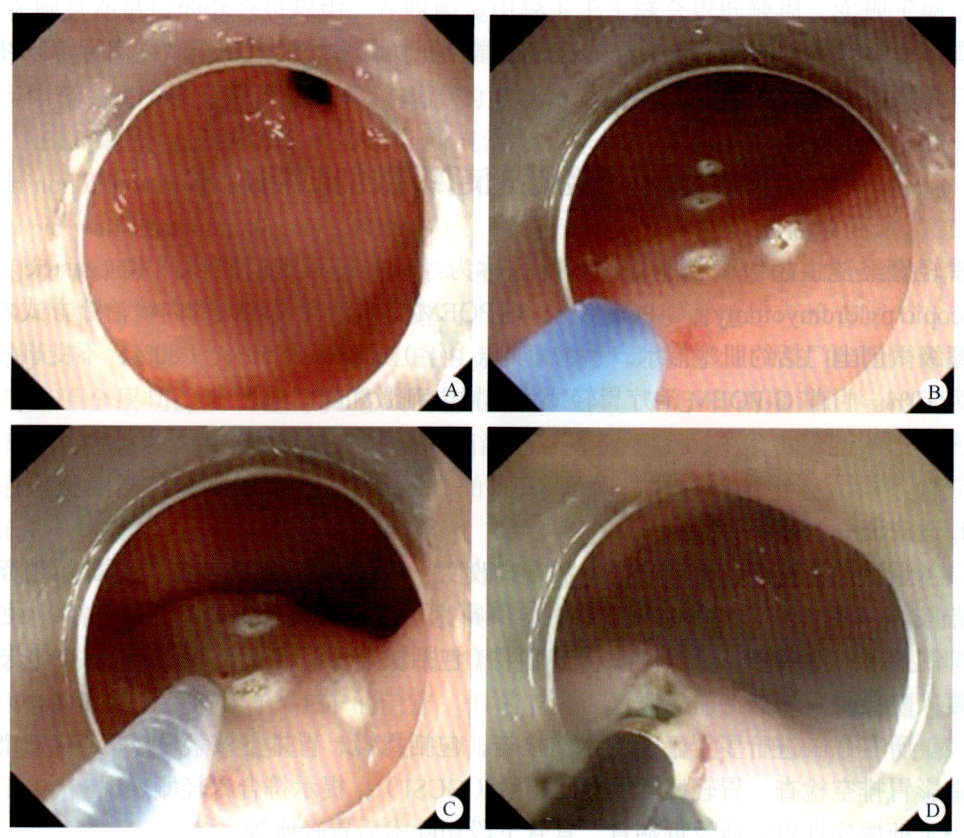

图9-21　胃轻瘫经隧道超级微创肌切开术中建立隧道入口的步骤

A.胃镜头端距幽门口5cm；B.用氩气刀标记隧道入口；C.黏膜下注射；D.建立隧道入口

（2）建立黏膜下隧道：沿胃窦大弯侧黏膜下层自上而下分离，建立黏膜下隧道，直至幽门环（半月标志），尽量靠近肌层进行黏膜下层分离，分离中反复进行黏膜下注射，避免损伤黏膜层（图9-22）。

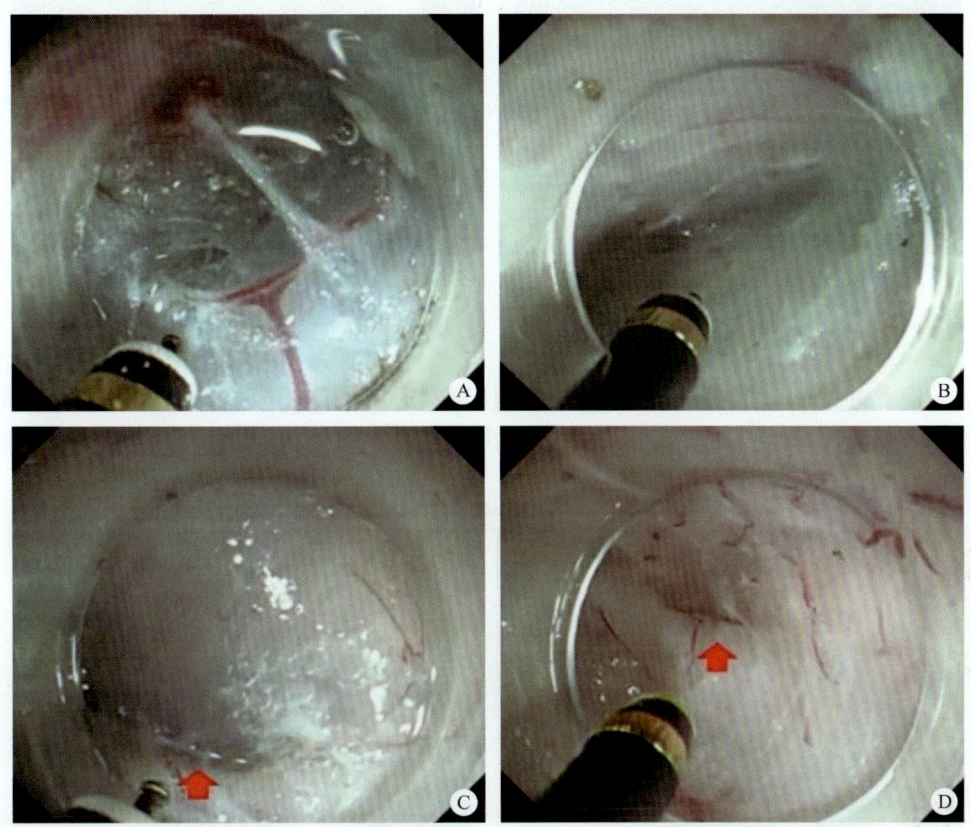

图9-22　胃轻瘫经隧道超级微创肌切开术中建立黏膜下隧道的步骤
A.进入黏膜下隧道内；B.贴近肌层分离；C.见幽门环结构后继续分离；D.充分显露幽门环结构（红色箭头指向幽门环结构）

（3）幽门括约肌切开：在胃镜直视下自肛侧至口侧（自下到上）、从幽门环处由浅入深行渐进性切开，纵行切开幽门括约肌，近幽门环处全层切开，注意避免损伤黏膜层，全层切开1～2cm后，纵行切开胃窦部环形肌，保留纵行肌，至距隧道入口下方1～2cm处，以避免大面积穿孔（图9-23）。

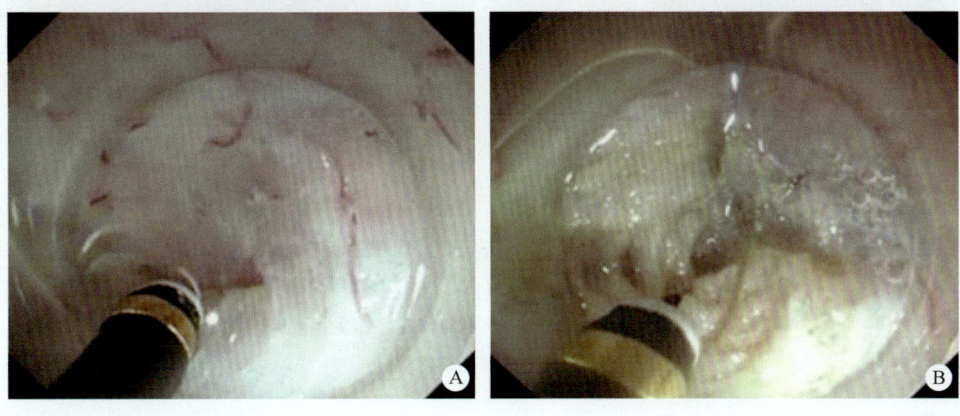

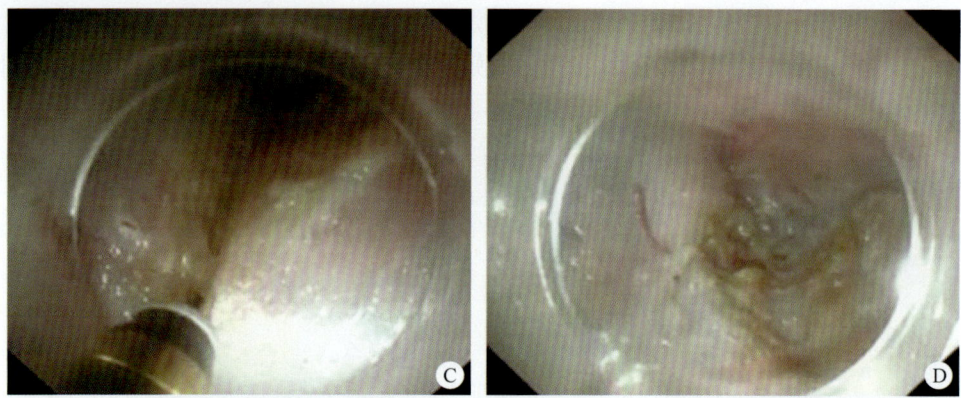

图 9-23 胃轻瘫经隧道超级微创肌切开术中幽门括约肌切开的步骤
A. 从幽门环处切开肌层；B. 肌层全层切开；C. 切开胃窦部环形肌；D. 完成渐进式肌切开

（4）检查并关闭隧道：肌切开完成后确认胃镜通过幽门无阻力；将黏膜下隧道和隧道内气体和液体吸净，冲洗创面，并电凝创面出血点和小血管；用多枚金属夹对缝黏膜层切口（图9-24）。

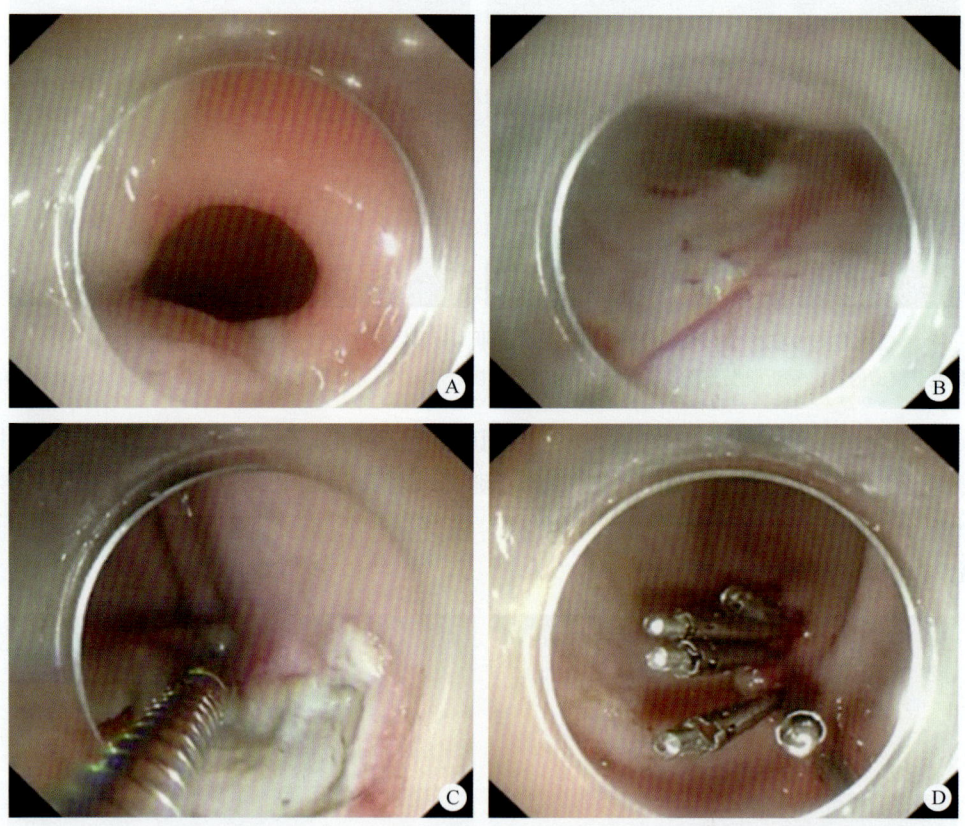

图 9-24 胃轻瘫经隧道超级微创肌切开术中检查并关闭隧道的步骤
A. 幽门口扩大；B. 检查隧道内有无出血，进行止血；C. 用组织夹封闭隧道入口；D. 隧道入口封闭完成

（四）术后处理

（1）给予禁食水、抑酸、补液 3～5 天，第三代头孢菌素 + 奥硝唑预防性抗感染 48h 等对症处理。

（2）然后逐渐过渡饮食：流食—半流食—普食。

（3）术后应用 PPI 及胃黏膜保护剂治疗 1 个月。

（4）术后注意检测血糖、血气、生化，及时纠正代谢紊乱。

（五）经典案例

病史：患者，青年女性，因"反复恶心、呕吐 2 年"入院。患者 2 年前因"反复恶心、呕吐"无法经口进食，置入空肠营养管行肠内营养。既往 18 年 1 型糖尿病病史。入院后检查结果（图 9-25）：胃镜检查提示胃蠕动差，未见肿瘤性及占位性病变；全腹部 CT 平扫 + 增强提示胃窦部胃腔轻度扩张，排除消化道器质性梗阻性疾病；GCSI 评分为 35 分；胃排空核素显像检查结果，①固体排空时间为 158.44min，②2h 内排空率为 9%。

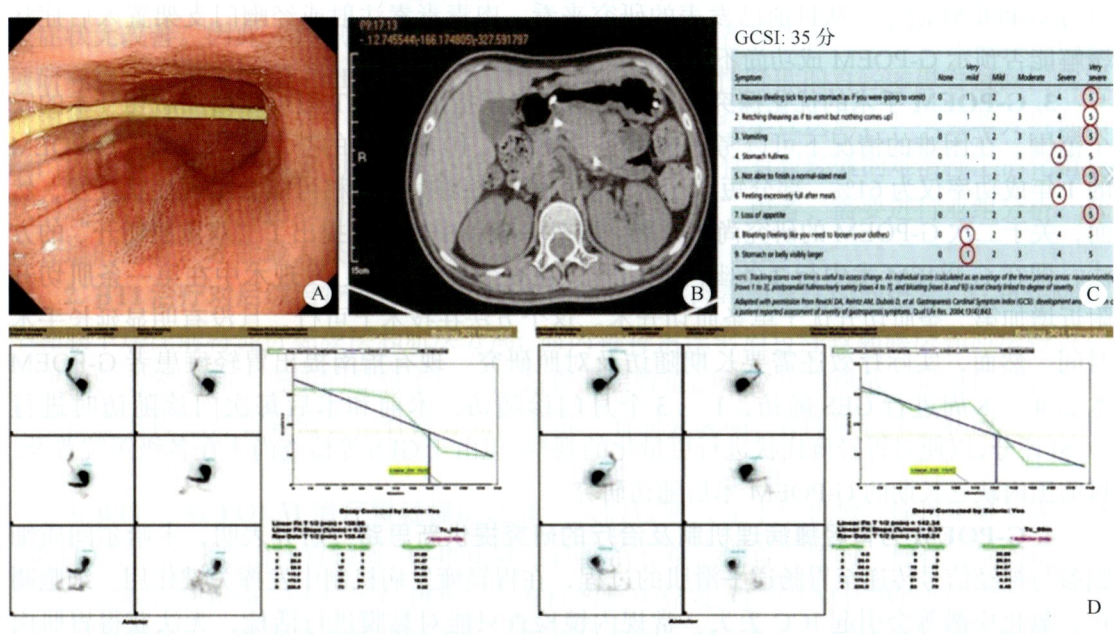

图 9-25　胃轻瘫患者相关检查结果

A. 胃镜显示胃内可见空肠营养管，胃蠕动差；B. 腹部增强 CT 显示胃窦区轻度扩张，未见肿瘤及梗阻性病变；C. GCSI 评分高达 35 分；D. 胃排空试验显示胃轻瘫

诊断：糖尿病性胃轻瘫。

充分术前评估、改善营养状态，并签署手术知情同意书后，对该患者开展 G-POEM 治疗（视频 9-13）。

术后情况：术后拔除空肠营养管，禁食水，静脉抑酸，补液 5 天，给予头孢哌酮钠舒巴坦钠 + 奥硝唑预防性抗感染 2 天，然后逐渐恢复至正常饮食。术后 1 个月 GCSI 评分 12 分，血糖较前控制稳定。

视频 9-13

submucosal dissection by combined use of a single over-the-scope clip and through-the-scope clips (with videos). Surgical Endoscopy, 29 (2): 500-504.

Mao Y P, Qiu H X, Liu Q S, et al., 2013. Endoscopic holmium: YAG laser ablation of early gastrointestinal intramucosal cancer. Lasers Med Sci, 28 (6): 1505-1509.

McCurdy G A, Gooden T, Weis F, et al., 2023. Gastric peroral endoscopic pyloromyotomy (G-POEM) in patients with refractory gastroparesis: a review. Therap Adv Gastroenterol, 16: 17562848231151289.

Nagata M, Namiki M, Fujikawa T, et al., 2023. Impact of traction direction in traction-assisted gastric endoscopic submucosal dissection (with videos). Dig Dis Sci, 68 (6): 2531-2544.

Nishida T, 2018. Asian consensus guidelines for gastrointestinal stromal tumor: what is the same and what is different from global guidelines. Transl Gastroenterol Hepatol, 3: 11.

Nishida T, Hirota S, Yanagisawa A, et al., 2008. Clinical practice guidelines for gastrointestinal stromal tumor (GIST) in Japan: English version. Int J Clin Oncol, 13 (5): 416-430.

Ntourakis D, 2015. Cooperative laparoscopic endoscopic and hybrid laparoscopic surgery for upper gastrointestinal tumors: current status. World J Gastroenterol, 21 (43): 12482.

Nunobe S, Hiki N, Gotoda T, et al., 2012. Successful application of laparoscopic and endoscopic cooperative surgery (LECS) for a lateral-spreading mucosal gastric cancer. Gastric Cancer, 15 (3): 338-342.

Ono H, Yao K S, Fujishiro M, et al., 2021. Guidelines for endoscopic submucosal dissection and endoscopic mucosal resection for early gastric cancer (second edition). Dig Endosc, 33 (1): 4-20.

Participants in the Paris Workshop, 2003. The Paris endoscopic classification of superficial neoplastic lesions: esophagus, stomach, and colon November 30 to December 1, 2002. Gastrointest Endosc, 58 (6): S3-S43.

Polkowski M, 2005. Endoscopic ultrasound and endoscopic ultrasound-guided fine-needle biopsy for the diagnosis of malignant submucosal tumors. Endoscopy, 37 (7): 635-645.

Pyo H, Kim H, Kang H W, 2021. Evaluations on laser ablation of *ex vivo* porcine stomach tissue for development of Ho: YAG-assisted endoscopic submucosal dissection (ESD). Lasers Med Sci, 36 (7): 1437-1444.

Rösch T, Kapfer B, Will U, et al., 2002. New techniques accuracy of endoscopic ultrasonography in upper gastrointestinal submucosal lesions: a prospective multicenter study. Scand J Gastroenterol, 37 (7): 856-862.

Saccomandi P, Quero G, Costamagna G, et al., 2017. Effects of Nd: YAG laser for the controlled and localized treatment of early gastrointestinal tumors: Preliminary in vivo study. Annu Int Conf IEEE Eng Med Biol Soc, 2017: 4533-4536.

Sakamoto E, Vaz Safatle-Ribeiro A, Ribeiro U, 2022. Advances in surgical techniques for gastric cancer: indocyanine green and near-infrared fluorescence imaging. is it ready for prime time. Chin J Cancer Res, 34 (3): 587-591.

Saumoy M, Nassani N, Ortiz J, et al., 2017. Gastric peroral endoscopic myotomy for gastroparesis, after botulinum toxin injection. Endoscopy, 49 (10): E256-E257.

Schlemper R J, 2000. The Vienna classification of gastrointestinal epithelial neoplasia. Gut, 47 (2): 251-255.

Schol J, Wauters L, Dickman R, et al., 2021. United European gastroenterology (UEG) and European society for neurogastroenterology and motility (ESNM) consensus on gastroparesis. United European Gastroenterol J, 9 (3): 287-306.

Shah R, Calderon L F, Sanders B E, et al., 2022. Quantification of interstitial cells of Cajal in the gastric muscle of patients with gastroparesis at per-oral endoscopic pyloromyotomy: a novel approach for future research in pathogenesis of gastroparesis. Dig Dis Sci, 67 (9): 4492-4499.

Sharzehi K, Sethi A, Savides T, 2022. AGA clinical practice update on management of subepithelial lesions encountered during routine endoscopy: expert review. Clin Gastroenterol Hepatol, 20 (11): 2435-2443.e4.

Shen S S, Xu J, Lamm V, et al., 2019. Diabetic gastroparesis and nondiabetic gastroparesis. Gastrointest Endosc Clin N Am, 29 (1): 15-25.

Su Y F, Cheng S W, Chang C C, et al., 2020. Efficacy and safety of traction-assisted endoscopic submucosal dissection: a meta-regression of randomized clinical trials. Endoscopy, 52 (5): 338-348.

Tsuji Y, Fujishiro M, Kodashima S, et al., 2015. Polyglycolic acid sheets and fibrin glue decrease the risk of bleeding after endoscopic submucosal dissection of gastric neoplasms (with video). Gastrointest Endosc, 81 (4): 906-912.

Uema R, Hayashi Y, Kizu T, et al., 2024. A novel artificial intelligence-based endoscopic ultrasonography diagnostic system for diagnosing the invasion depth of early gastric cancer. Journal of Gastroenterology, 59 (7): 543-555.

Ukleja A, Tandon K, Shah K, et al., 2015. Endoscopic Botox injections in therapy of refractory gastroparesis. World J Gastrointest Endosc, 7 (8): 790.

Vosoughi K, Ichkhanian Y, Benias P, et al., 2022. Gastric per-oral endoscopic myotomy (G-POEM) for refractory gastroparesis: results from an international prospective trial. Gut, 71 (1): 25-33.

Wadhwa V, Gonzalez A, Azar F, et al., 2023. Response to botulinum toxin may predict response to peroral pyloromyotomy in patients with gastroparesis. Endoscopy, 55 (6): 508-514.

Wang F H, Zhang X T, Li Y F, et al., 2021. The Chinese society of clinical oncology (CSCO): clinical guidelines for the diagnosis and treatment of gastric cancer. Cancer Commun (Lond), 41 (8): 747-795.

Wang H, Ahn J Y, Noh J H, et al., 2024. Clinical outcomes of Argon plasma coagulation for the treatment of gastric low-grade dysplasia. Gastrointest Endosc, 100 (2): 221-230+e3.

Wang K H, Gao P T, Cai M Y, et al., 2023. Endoscopic full-thickness resection, indication, methods and perspectives. Digestive Endoscopy, 35 (2): 195-205.

Wang N J, Chai N L, Li L S, et al., 2022. Comparison of endoscopic radiofrequency ablation and Argon plasma coagulation in patients with gastric low-grade intraepithelial neoplasia: a large-scale retrospective study. Can J Gastroenterol Hepatol, 2022: 2349940.

Wang N J, Chai N L, Tang X W, et al., 2022. Clinical efficacy and prognostic risk factors of endoscopic radiofrequency ablation for gastric low-grade intraepithelial neoplasia. World J Gastrointest Oncol, 14 (3): 724-733.

Watanabe A, Hamilton T D, 2022. Lymph node mapping in gastric cancer: a pilot study in western patients. Can J Surg, 65 (5): E630-E634.

Wei J T, Bu Z D, 2020. Sentinel lymph node detection for gastric cancer: promise or pitfall. Surg Oncol, 33: 1-6.

Wiech T, Walch A, Werner M, 2005. Histopathological classification of nonneoplastic and neoplastic gastrointestinal submucosal lesions. Endoscopy, 37 (7): 630-634.

Ye Y L, Hong Y P, Wei W, et al., 2024. Mucosal snare resection-endoscopic submucosal excavation: a novel technology. Endoscopy, 56 (S 01): E192-E193.

Ye Y Z, Yin Y, Huh S Y, et al., 2022. Epidemiology, etiology, and treatment of gastroparesis: real-world evidence from a large US national claims database. Gastroenterology, 162 (1): 109-121+e5.

Zhang D G, Lin Q L, Shi R Y, et al., 2018. Ligation-assisted endoscopic submucosal resection with apical mucosal incision to treat gastric subepithelial tumors originating from the muscularis propria. Endoscopy, 50 (12): 1180-1185.

Zhao P Y, Ma Z F, Jiao Y N, et al., 2022. Laparoscopic and endoscopic cooperative surgery for early gastric cancer: perspective for actual practice. Front Oncol, 12: 969628.

第十章 十二指肠疾病的超级微创治疗术

第一节 早期十二指肠癌经口超级微创切除术

早期十二指肠癌（early duodenal carcinoma）是指病变局限于黏膜或黏膜下层的十二指肠恶性上皮性肿瘤，无论有无淋巴结转移。临床表现无特异性，包括腹痛、恶心、呕吐、乏力、体重减轻等。早期十二指肠癌经口超级微创切除术可以通过内镜黏膜下剥离术、内镜黏膜切除术、牵引辅助内镜黏膜下剥离术（endoscopic submucosal dissection with traction）实现。牵引法是借助外力对病变的牵引获得更好术野的手术方法，其十二指肠病变 R0 切除率达 96.9%，不良事件发生率为 4.9%，牵引辅助内镜黏膜下剥离术较传统 ESD 有更短的手术时间、更高的整块切除率及 R0 切除率。

（一）早期十二指肠癌的诊断

早期十二指肠癌主要诊断依据为术前内镜检查及活检病理，内镜下为息肉状或浅表性病变，超声内镜下为局限于黏膜层或黏膜下层的低回声病变。病理类型包括高级别腺瘤（high-grade adenoma，HGA）和局限于黏膜下层的腺癌（superficial adenocarcinoma，SAC）。研究表明，十二指肠活检取样的准确性相对普通内镜检查低，且有诱发纤维化的可能。早期十二指肠癌的典型内镜表现：①肿瘤直径＞5mm；②表面粗糙或呈结节状；③存在凹陷或混合分型（Ⅱa+Ⅱc 型或Ⅱc 型）。

（二）适应证与禁忌证

1. 适应证 ①直径≥10mm 或有增长趋势的十二指肠高级别腺瘤及局限于黏膜下层的腺癌（原位癌及 T1 期腺癌）；②十二指肠侧壁/后壁早癌；③位于黏膜下层或由纤维化导致非隆起征象阳性的早期十二指肠癌；④组织病理学诊断为低级别腺瘤，但宏观上病变发红、粗糙，怀疑为癌症的腺瘤。

2. 禁忌证 ①侵犯固有肌层的十二指肠癌患者；②有明确淋巴结转移的早期十二指肠癌患者；③存在凝血功能障碍者；④严重心肺疾病所致麻醉禁忌者。

（三）术前准备

（1）术前评估患者一般状况，术前 1 周停用抗血小板药物、抗凝药物或其他有活血成分的中成药。

（2）术前禁食水8h。

（3）术前应行小探头超声内镜检查明确病变部位、深度、大小、层次、血供等。完善上腹部增强CT评估病变周围及淋巴结有无受累，以及其与周围血管、器官的毗邻关系。

（四）手术操作与技巧

1. 标记病变及黏膜下注射　将胃镜行进至十二指肠病变部位，用氩气刀或黏膜切开刀沿病变外缘5mm处环周标记，黏膜下注射亚甲蓝-生理盐水-透明质酸钠混合液6～8ml，然后切开病变口侧黏膜层，充分显露黏膜下层。

2. 黏膜下剥离　环周黏膜切开后，沿黏膜下层自上而下分离，分离过程中反复进行黏膜下注射，逐层剥离病变至部分脱离创面。

3. 设置牵引装置　然后应用8字环，一边固定在病变上，一边固定在对侧肠壁上，使黏膜下层与固有肌层分离，获得清晰的视野后，继续剥离至病变完全脱离创面（图10-1）。

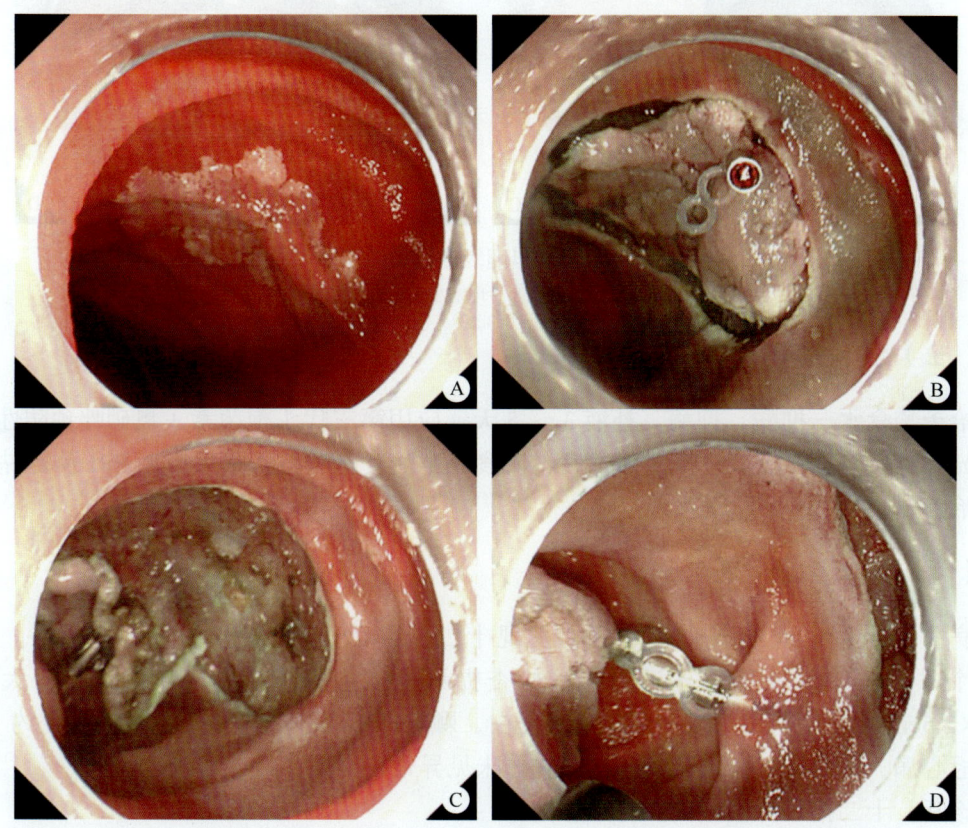

图10-1　早期十二指肠癌经口超级微创切除术中环周切开和设置牵引的步骤

A. 白光内镜下侧向发育型早期癌；B. 环周切开黏膜，部分剥离后，应用8字环固定在病变侧；C. 用组织夹将8字环另一端固定于创面肛侧对侧端；D. 继续剥离病变至脱离创面

4. 创面封闭　创面止血后，应用8字环-组织夹先固定于创面口一侧端，应用组织夹固定于创面另一侧；创面缩小后，应用组织夹进行常规封闭。然后用止血夹封闭创面，放置胃肠减压管（图10-2）。

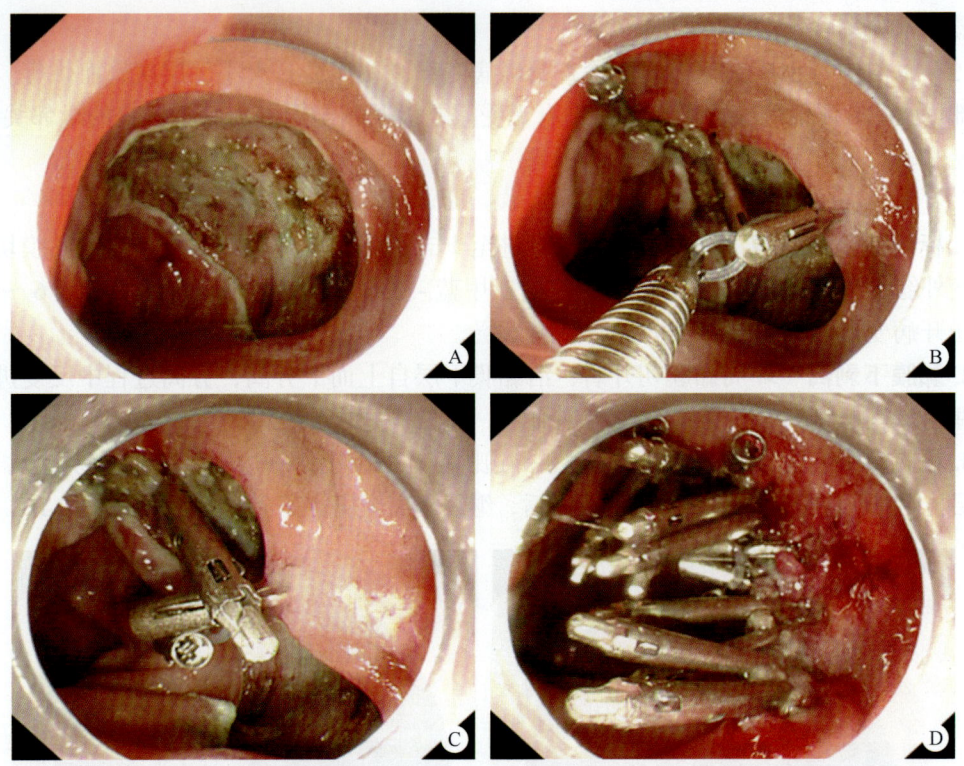

图10-2　早期十二指肠癌经口超级微创切除术中创面处置的步骤
A.切除后创面；B、C.设置8字环缩小创面；D.组织夹封闭创面

（五）术后处理

给予禁食水、抑酸、抑酶、补液3～5天，应用第三代头孢菌素+奥硝唑预防性抗感染48h等对症处理；然后逐渐过渡饮食，流食—半流食—普食；术后应用PPI及胃黏膜保护剂治疗1个月。

（六）经典案例

病史：患者，老年男性，主因"发现十二指肠及结肠息肉8个月"入院。患者于8个月前出现间断腹胀不适，胃镜检查提示十二指肠降部乳头对侧可见一大小约2cm×2.5cm片状侧向发育型肿瘤，局部发白，颗粒样不平，边界清晰，占据管腔约1/3。既往冠心病、高血压、肺癌病史。入院查体未见异常。

诊断：十二指肠降段侧向发育型息肉

经充分术前评估、改善营养状态及签署手术知情同意书后，对该患者开展十二指肠侧向发育型肿瘤经口超级微创切除术（视频10-1）。

手术过程：术中可见十二指肠降部乳头对侧一侧向发育型肿物，占据管腔约1/3，黏膜下注射亚甲蓝-肾上腺素-玻璃酸钠-生理盐水溶液，抬举良好。用Dual刀环周切开病变黏膜层，在牙线及8字环辅助牵引下用三角刀及IT刀逐步分离黏膜下层与固有肌层。病变完整剥离后，

视频10-1

利用 8 字环牵引辅助组织夹封闭创面。

(七)共识中的热点问题与研究进展

十二指肠的特殊解剖结构如管腔狭窄、血供丰富、视野受限、布氏腺增生或活检等因素易导致抬举不良等,故 EMR、ESD 等手术方式在十二指肠病变中有极大的技术上的挑战,不同的胃肠内镜学会建议十二指肠 ESD 应仅限于经验丰富的内镜医师操作,其适应证仍然存在争议。

与 EMR 相比,ESD 有更高的术中和延迟穿孔率,对于两者的安全性及早期十二指肠癌局部复发率,尚不确定,需要进一步的前瞻性研究。早期胃肠道肿瘤可通过 ESD 达到治愈性切除,其已成为一项有吸引力的超级微创手术。十二指肠肿瘤性病变如腺瘤更常见于十二指肠降段,并可能涉及壶腹区。由于其独特的解剖结构和组织构成,十二指肠 ESD 在技术上也有一些困难。解剖学问题是胃镜要经过胃到达十二指肠,消耗了内镜和十二指肠角度,这会导致内镜控制不良和 ESD 过程中固有肌层的垂直入路。组织学问题是布氏腺和薄的固有肌层的存在,导致黏膜下注射后黏膜下提升不良,并且容易对肌层造成全层电损伤。而且十二指肠 ESD 有更高的不良事件发生率,相关的风险包括术中并发症、迟发性出血和穿孔。故目前十二指肠 ESD 应仅限于在其他位置具有丰富经验的内镜医师来做。

ESD 是唯一一种能够可靠地对整个胃肠道各种形状和大小的黏膜癌和癌前病变进行 R0 切除的内镜治疗,而 EMR 对大多数十二指肠非壶腹腺瘤是一种安全有效的技术。目前来看,ESD 的整体切除率高于 EMR,这有助于对切除标本进行准确的组织学评价,并且 ESD 相对 EMR 有更高的 R0 切除率和更低的局部复发率。但十二指肠 ESD 术中及延迟性穿孔的发生率也高于 EMR。随着器械及内镜技术的进步,早期十二指肠癌 ESD 技术 R0 切除率和安全性有进一步提高。但是总体来说有必要进行前瞻性研究,对十二指肠 ESD 和 EMR 的安全性和有效性及相关适应证行进一步评价。

十二指肠 ESD 的基本技术与其他部位的 ESD 基本相似。已有几种其他技术促进十二指肠中的 ESD。在用生理盐水填充十二指肠腔后再采用水压法,同时打开黏膜瓣,以通过水射流功能改善黏膜下层的可视化。一项前瞻性研究还发现,水压法和使用具有水刀功能的 ESD 刀显著缩短了十二指肠 ESD 的手术时间。囊袋创建法(PCM)是一种有吸引力的十二指肠 ESD 替代技术。即使在困难的位置(如十二指肠角),它也能保持内镜头端的稳定性。在一项评价 PCM 用于十二指肠 ESD 的安全性和有效性的研究中,PCM 与更高的整块切除率、更快的剥离速度及更低的穿孔率相关。另一种独特的方法是使用双气囊内镜。双气囊内镜的使用可以改善十二指肠 ESD 的解剖学问题,如导致内镜控制不良的多余胃和十二指肠角度及固有肌层的垂直入路。这是一种通过稳定对内镜头端的控制实现准确和安全的十二指肠 ESD 的有前途的方法。

内镜医师应在操作中应用一些减少不良事件的技术。这些技术可能包括零碎切除、缺损闭合、非接触止血和其他新兴技术,应根据具体情况考虑。十二指肠 EMR 后常规预防性应用结扎夹闭合的证据有限。非接触止血产品已成功用于最大限度减少十二指肠 EMR 后出血,但证据仍然有限。

（五）共识中的热点问题与研究进展

壶腹肿瘤是一种罕见疾病，每年的发病率低于1/100 000，仅占消化道癌症的0.6%～0.8%，男女性别比为1.5：1。尽管在过去的20年中，该病在年轻人（＜45岁）中的发病率有所上升，但其趋势在老年组中更为稳定。大多数良性或恶性壶腹肿瘤是散发性的，如果在较年轻时诊断，必须怀疑是否有遗传倾向。前驱病变可以来自胰腺型黏膜，也可以来自胰胆管型壶腹黏膜，它们构成了两个主要的组织学亚群。肠型通过一个众所周知的腺瘤-癌序列演变，而胰胆管型是由胰腺导管上皮内瘤变的前驱病变演变而来。

乳头状肿瘤可局限于壶腹丘，在6.9%～43.8%的病例中存在乳头外成分或具有导管内表现。乳头的侧向发育型病变可能有乳头外成分，并可能具有与浅表非壶腹十二指肠肿瘤共同的特征。目前尚无理想的壶腹肿瘤的内镜分类方法。

内镜活检和常规苏木精和伊红染色的组织学检查被认为是诊断壶腹肿瘤的必要手段。尽管如此，据报道术前活检的诊断准确率为38.3%～85%，而组织学低估率可达30%，高估率总体为15%，因此，依据内镜活检，尚不足以确定最合适的治疗方式，导致潜在治疗不足和风险。

在壶腹肿瘤的治疗方面，目前尚未有设计良好的前瞻性研究来比较内镜乳头肿瘤切除术和手术治疗（经十二指肠壶腹切除术或胰十二指肠切除术）的疗效。随着内镜乳头切除术的普及，手术治疗似乎变得不太常见。然而，手术经十二指肠壶腹切除术仍然是壶腹腺瘤的一种可接受的选择，在以下情况下优于内镜乳头切除术：①导管内受累；②技术原因无法进行内镜乳头切除术（如憩室，大小＞4cm）；③内镜乳头切除术后切除不完全，边缘阳性；④内镜无法治疗的局部复发。需要强调的是，对于内镜乳头切除术和经十二指肠壶腹切除术，术者的经验对确保良好结局和低发病率至关重要。一般认为，3cm以下的壶腹部腺瘤可行内镜下整块切除，手术治疗适用于＞4cm的肿瘤，而对于3～4cm壶腹肿瘤患者，应根据具体情况综合考虑。涉及十二指肠乳头的侧向发育型肿瘤（LST-p），其延伸超过壶腹丘≥10mm或具有累及十二指肠壁的乳头外成分，大于乳头状腺瘤的大小。ESGE建议可以通过内镜切除术进行治疗，但应考虑术中出血和迟发性出血的较高风险。

内镜乳头切除术后最常见不良事件为术后胰腺炎，发生率为11.9%（95% CI 10.4%～13.6%；I^2=41%），其次为出血，发生率为10.6%（95% CI 5.2%～13.6%；I^2=61%）。据报道，穿孔和胆管炎的发生率分别为3.1%（95% CI 2.2%～4.2%；I^2=17%）和2.7%（95% CI 1.9%～4.0%；I^2=32%）。

一些研究者建议，在切除前对壶腹肿瘤进行黏膜下注射，以便于了解病变的侧向范围，如果存在非抬举征，考虑病变有深部浸润，则不适合内镜切除。也有研究者不建议进行黏膜下注射：第一，因为壶腹肿瘤的中心被胆管和胰管束缚，可能无法抬起；第二，注射可能产生"圆顶"效应，使整体切除术的有效圈套器放置更加困难；第三，有报道称切除术后胰腺炎的风险增加。然而，目前几乎没有临床数据支持或反驳上述结论。

尽管缺乏来自对照试验的明确证据，但许多研究者建议，在内镜乳头切除术前应进行胆管造影和胰腺造影，以排除超过10mm的导管内延伸。然而，关于双导管括约肌切开术是否对切除术后插管率、胰管支架置入和后续乳头肿瘤切除术的结局产生影响，数据有限。

目前，关于内镜乳头切除术的最佳电流和功率输出还没有达成共识。一些学者主张使用纯切割电流避免凝血模式引起的水肿，但纯切割电流可能增加出血的风险。另外一些学者则更喜欢使用混合电流或交替切割/凝固模式。

第三节　十二指肠上皮下肿瘤经口超级微创切除术

随着消化内镜的普及和 EUS 的发展，十二指肠上皮下肿瘤检出率越来越高。大多数病变不能行有效活检，且多数为良性病变，因此过去多采用的为定期随访策略。这在一定程度上增加患者经济负担的同时，也让一些患者心理负担增加了。随着内镜技术提高，十二指肠上皮下肿瘤的超级微创切除术成为一种新的治疗方法。

（一）十二指肠上皮下肿瘤诊断

大多数患者患有消化系统疾病，但并未出现明显的症状，主要由内镜检查或影像学检查发现。

（1）常规白光内镜是检测十二指肠上皮下肿瘤的第一步，可以提供病变部位、大小、活动度及黏膜色泽、形态、糜烂出血情况等信息，但其无法判断病变的性质和来源，尤其是表现出外生性生长模式的十二指肠上皮下肿瘤，不能单独通过常规内镜诊断。

（2）EUS 是诊断十二指肠上皮下肿瘤的一线检查方法，可以提供病变来源、壁内/外位置、大小和形状、回声、血管和相关淋巴结病变的信息。通过这些特征，可以评估组织学性质甚至恶性潜能。EUS 能够以 92% 的敏感度区分腔外压迫和腔内病变。

（3）利用 CT 和 MRI 对肿瘤进行分级、治疗和预后评估，对怀疑具有潜在恶性，或瘤体较大的十二指肠上皮下肿瘤，建议 CT 和 MRI 评估。

（4）十二指肠上皮下肿瘤的活组织病理学检查和评估效果。

（二）适应证与禁忌证

1. 适应证　①源于十二指肠黏膜下层和肌层的肿瘤；②拒绝外科手术或不适合外科手术者。

2. 禁忌证

（1）明确发生淋巴结或远处转移的病变。

（2）对于部分明确发生淋巴结或远处转移的十二指肠上皮下肿瘤，为获取病理需要大块活检，可视为相对禁忌证。

（3）经过详细的术前评估，确定为一般情况差、无法耐受内镜手术者。

（三）手术操作与技巧

1. 麻醉方式及注意事项　所有患者均行气管内插管全身麻醉，左侧卧位，注意保暖、调节室温及输液温度,避免压疮。口服去泡剂,用4%利多卡因进行咽部表面麻醉,经鼻导管吸氧(1~2L/min),然后进行静脉麻醉,肠蠕动活跃者可用解痉剂。

2. 手术过程(图10-3~图10-5)

(1)超级微创圈套切除术:白光内镜下发现病变,辅助超声内镜检查,病变位于黏膜下层,圈套器圈套住病变后,电凝切除,观察创面有无出血、穿孔,电凝处理创面的残留血管,用组织夹封闭创面。

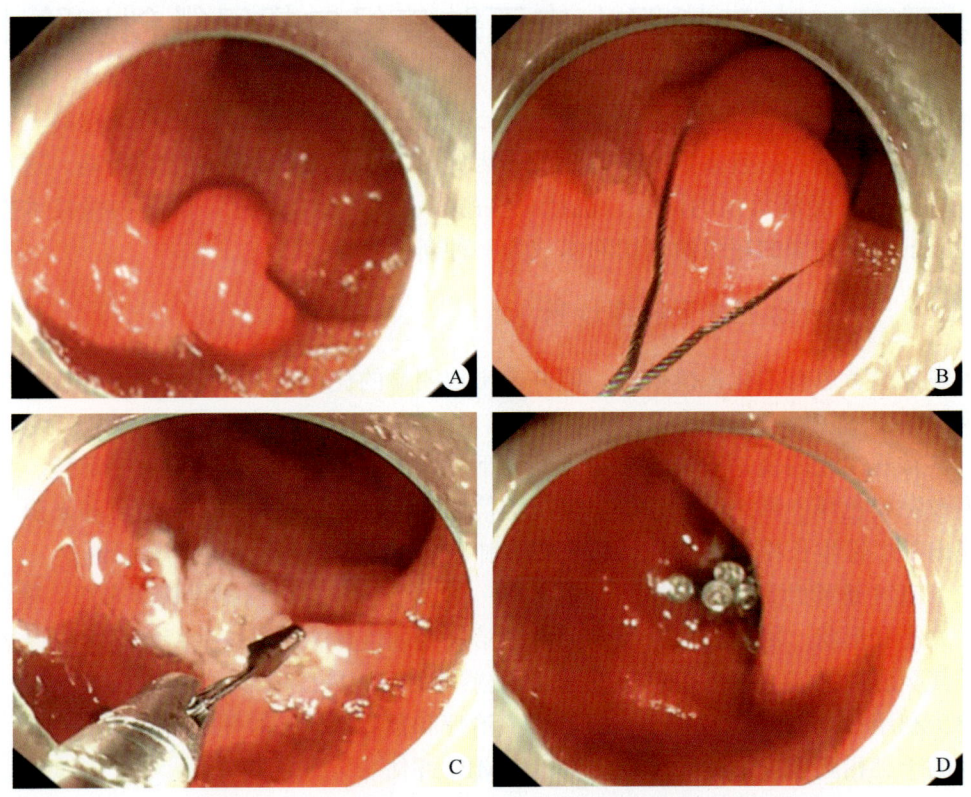

图10-3 十二指肠上皮下肿瘤经口超级微创圈套切除术
A.十二指肠黏膜下病变;B.圈套器套取病变;C.完整切除后创面干净;D.用多枚组织夹封闭创面

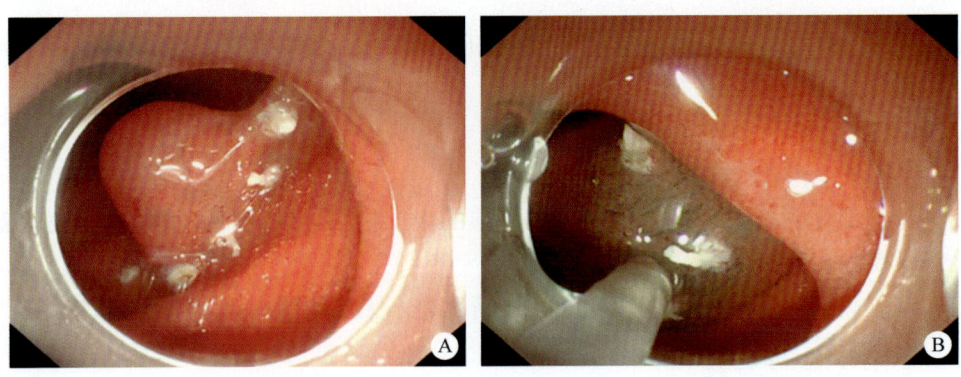

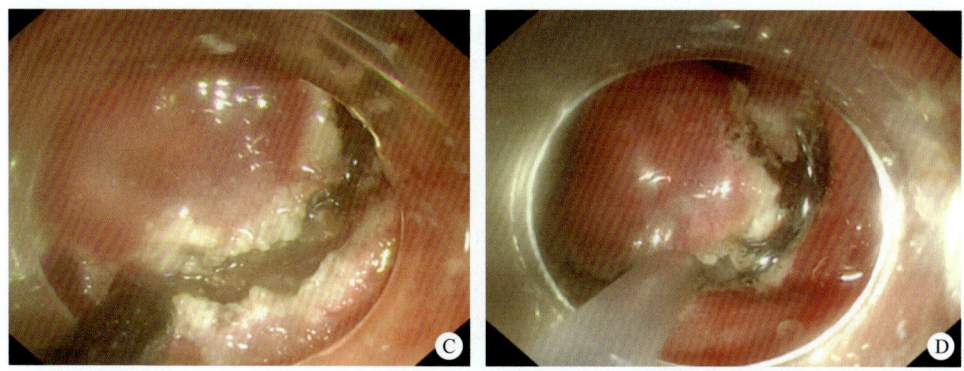

图 10-4 十二指肠上皮下肿瘤经口超级微创切除术中环周切开的步骤
A. 标记病变；B. 黏膜下注射；C. 环周切开黏膜；D. 辅助圈套器

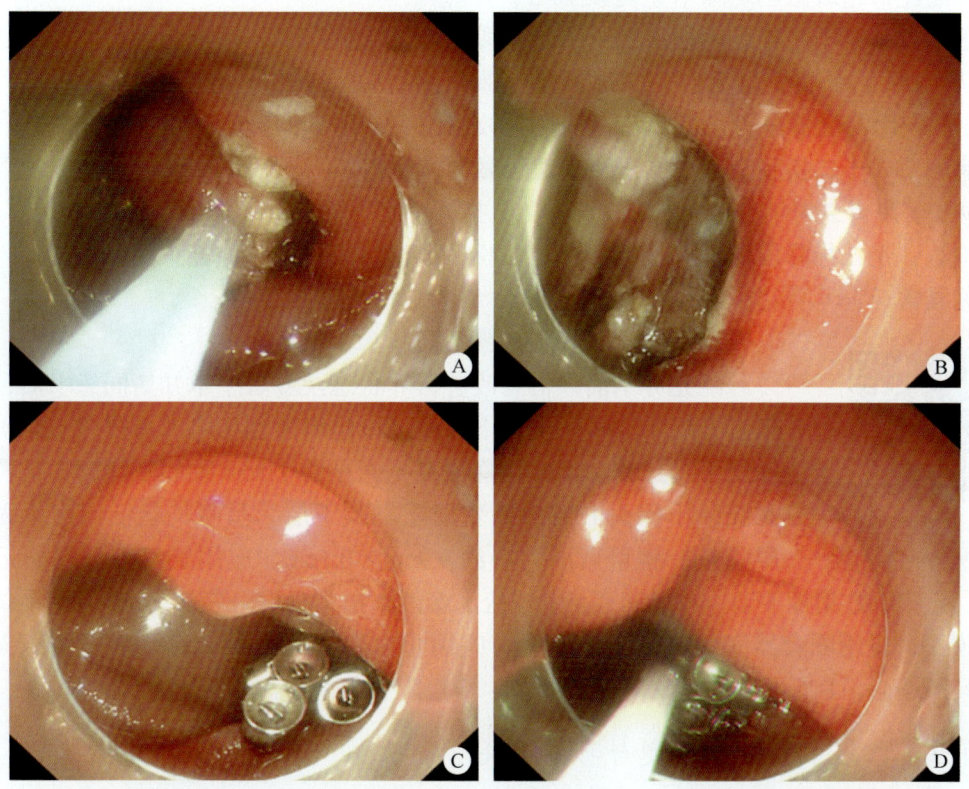

图 10-5 十二指肠上皮下肿瘤经口超级微创切除术中肿瘤切除和创面处理的步骤
A. 圈套切除病变；B. 创面无肿瘤残留；C. 用组织夹封闭创面；D. 生物蛋白胶喷洒封闭创面

（2）超级微创肿物挖除术

1）发现及标记病变：超声内镜下发现十二指肠上皮下肿瘤，确定病变深度及有无淋巴结转移。应用 Dual 刀或氩气刀在病灶周边标记。

2）黏膜下注射、剥离病变：在黏膜下注射肾上腺素、甘油果糖溶液及亚甲蓝，使黏膜处于向上隆起状态，根据标记点切开黏膜层及黏膜下层，充分显露黏膜肌层与瘤体，使用 IT 刀将瘤体剥离，并使用肾上腺素盐水加以冲洗，应用电凝钳止血。

3）必要时圈套切除，处理创面：在瘤体完全剥离后，使用圈套器对病变根部采取电切处理，在术后使用金属夹完全封闭创面。

（四）经典案例

病例一　十二指肠降段上皮下肿瘤经口超级微创切除术

病史：患者，中年男性，主因"上腹部不适伴黑便 2 周"入院。胃镜检查：十二指肠降部黏膜下隆起性病变。既往有甲型肝炎、高血压、结肠癌病史。入院查体未见异常。

诊断：十二指肠上皮下肿瘤。

经充分术前评估、改善营养状态及签署手术知情同意书后，对该患者开展十二指肠上皮下肿瘤经口超级微创切除术（视频 10-3）。

手术过程：十二指肠降段可见一哑铃状黏膜下隆起性病变，被覆正常黏膜，略透明；小探头 EUS 显示病变呈无回声，起源于黏膜下层，固有肌层完整，测量截面直径约为 4.6mm。应用圈套器电凝切除病变，应用数枚组织夹夹闭创面，1 支生物蛋白胶覆盖创面。

病例二　十二指肠上皮下肿瘤经口超级微创切除术

病史：患者，中年男性，主因"发现十二指肠黏膜下隆起、结肠多发息肉 25 天"入院。胃镜检查：十二指降段可见大小约 1.5cm 黏膜下隆起。既往甲状腺乳头状癌病史。入院查体未见异常。

视频 10-3～视频 10-4

诊断：十二指肠黏膜下隆起。

经充分术前评估、改善营养状态及签署手术知情同意书后，对该患者开展十二指肠上皮下肿瘤经口超级微创切除术（视频 10-4）。

手术过程：十二指降段可见大小约 1.5cm 黏膜下隆起，被覆正常黏膜；小探头 EUS：病变位于黏膜下层，呈哑铃状低回声，固有肌层完整，测量截面大小约 0.9cm×0.5cm。应用氩气刀环周标记病变范围，黏膜下注射亚甲蓝-肾上腺素-生理盐水溶液，抬举良好。应用 Dual 刀环周切开病变黏膜层，应用圈套器完整电凝切除病变。应用止血钳处理创面，应用数枚组织夹、止血夹夹闭创面，1 支生物蛋白胶覆盖创面。

（五）共识中的热点问题与研究进展

十二指肠上皮下肿瘤诊断主要通过内镜下直视、内镜下超声检查、EUS 引导细针活检和内镜下切除进行诊断、评估，并指导治疗。对于十二指肠上皮下肿瘤，应寻求整体切除，并在医院住院进行，考虑十二指肠上皮下肿瘤残留或复发的高风险，建议内镜下十二指肠上皮下肿瘤切除术后应进行密切的内镜随访。此外，相对于正常人群，结直肠瘤变风险增加，建议所有十二指肠上皮下肿瘤患者应进行结肠镜筛查。

十二指肠上皮下肿瘤是源自黏膜肌层、黏膜下层或固有肌层的隆起性病变，也可能是腔外病变。这些类型的病变通常在常规内镜检查中被发现，最常见的是偶然发现。黏膜下肿瘤可表现为器官壁突起，而黏膜保持不变，与邻近黏膜相当。这些患者中绝大多数通常无症状，但在少数情况下，这些病变可能导致疼痛、梗阻或胃肠道出血。在颜色方面，大多数病变的上覆黏膜外观正常，但有些病变可能呈现黄或白的颜色，其他病变则更红。十二指肠上皮下肿瘤的一致性可以使用闭合的活检钳作为戳取装置进行评估，其中枕头或垫子征被认为对脂肪瘤诊断具有 98% 的特异度。较大的病变大小、随访期间的生长或存在（出血）溃疡可能是恶性转化的可疑体征。没有关于放大内镜或色素内镜在十二指肠上皮下肿瘤内镜诊断中使用的比较研究，可能是因为这些技术在通常具有正常覆盖黏膜的病变中的使用有限。

EUS 是诊断十二指肠上皮下肿瘤的一线检查方法，可以提供病变来源、壁内或壁外位置、大小和形状、回声、血管和相关淋巴结病变的信息。通过这些特征，可以评估组织学性质甚至恶性潜能。EUS 能够以 92% 的敏感度区分腔外压迫和腔内病变。人工智能在医学图像诊断领域显示出了卓越的性能，在辅助诊断十二指肠上皮下肿瘤中也有一定的价值。人工智能的诊断准确率高于内镜专家，但其在临床实践中的应用和涉及的医学伦理有待进一步深入研究。病变大小和血管受累是可以预测十二指肠上皮下肿瘤恶性潜能的 2 个额外特征。EUS 预测十二指肠上皮下肿瘤恶性潜能的总体敏感度和特异度分别为 64% 和 80%，EUS 图像的解释取决于操作者，因此需要先进的成像或组织诊断技术来提高 EUS 的准确性。

当诊断已知时，良性病变如平滑肌瘤、脂肪瘤、异位胰腺、颗粒细胞瘤、神经鞘瘤和血管球瘤等不需要任何类型的监测，没有证据表明监测在这些患者中提供任何益处。另外，明确恶性疾病，如淋巴瘤和转移性病变，应进行个体化治疗。如果病变是神经内分泌肿瘤（NEN），大多数患者将受益于治疗（内镜治疗或手术），而不是监测。唯一的例外是小于 10mm 的 1 型胃 NEN，由于这些病变进展的风险非常低，因此监测可能是一种选择。

十二指肠上皮下肿瘤超级微创切除术的主要适应证是非壶腹型、< 20mm 的无功能性十二指肠神经内分泌肿瘤（d-NEN）。壶腹型 d-NEN 和功能性 d-NEN 表现出更具侵袭性的病因学，具有更多的同步淋巴结和肝转移，因此被认为适用于肿瘤手术。< 20mm 的 G1 期无功能性非壶腹型 d-NEN 转移的风险要低得多，特别是 < 10mm，建议局部切除。然而，当这种病变 > 20mm 时，转移的风险增加，因此手术是合适的。

然而，每种技术治疗的病变在大小和浸润深度方面存在显著差异。研究之间也存在相当大的异质性，使用了各种技术，包括 EMR（通常采用结扎带、环形切口或牵引）、ESD 或 EFTR。ESD 的 R0 切除率通常高于 EMR，但与更大的复杂性和更高的穿孔率相关。由于恶性变和转移的风险较高，目前的指南不提倡十二指肠 GIST 进行 EMR。然而，暴露 EFTR 在 32 例患者中显示出良好的结果（整块切除率 100%，R0 切除率 100%）。进一步的研究应确定使用超范围全层切除器械的作用，以及局部切除是否可扩展到特定的十二指肠 GIST 亚组。

内镜黏膜下肿物挖除术（ESE）是一种微创治疗替代手术切除术。该技术的常规手术步骤涉及烧灼标记以勾画靶病变，然后进行黏膜下注射，并使用钩刀、绝缘尖端刀或双刀切除病变，最后使用夹子闭合黏膜切口。

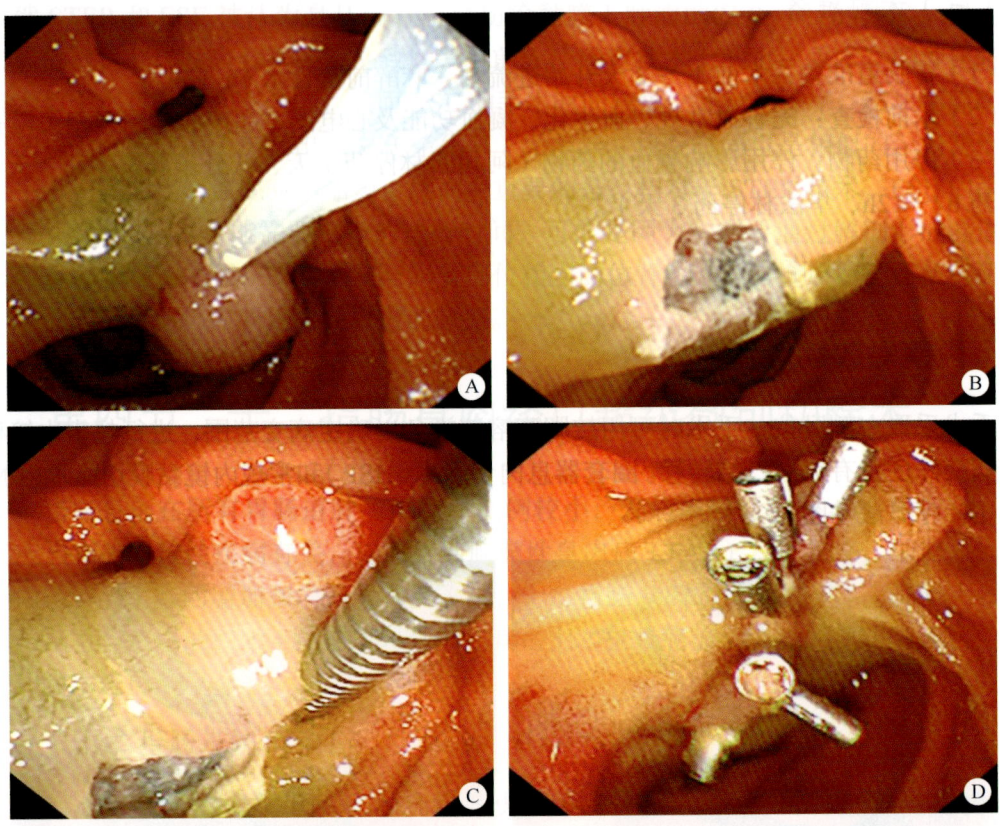

图10-7 十二指肠息肉经口超级微创切除术中圈套切除与创面处理的步骤
A.完整套取病变并收紧；B.切除病变后创面洁净，乳头未受累；C.用组织夹封闭创面（与乳头保持安全距离）；D.完全封闭创面

Ⅱ 内镜下尼龙绳套扎辅助切除术（图10-8～图10-10，视频10-6）

（1）手术采取左侧卧位，白光内镜下发现息肉后，用尼龙绳经牙线尾端套扎病变根部，将病变经幽门拖入胃窦。

（2）牙线辅助牵引尼龙绳尾部将病变固定于胃窦部。另一尼龙绳经牙线尾端套扎病变根部，应用2枚止血夹夹闭蒂部。

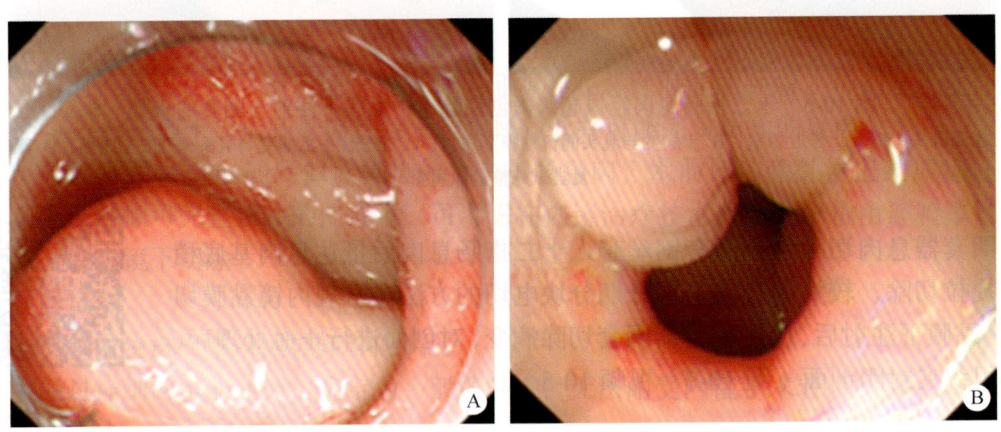

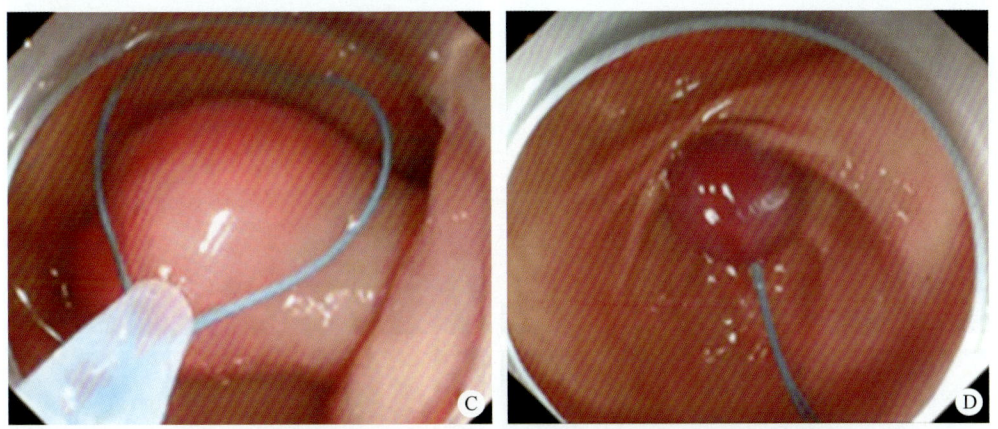

图 10-8 十二指肠息肉内镜下尼龙绳套扎辅助切除术的套扎步骤

A.十二指肠粗蒂息肉样隆起；B.病变有粗长蒂；C.拟行尼龙绳套扎；D.尼龙绳封闭病变根部

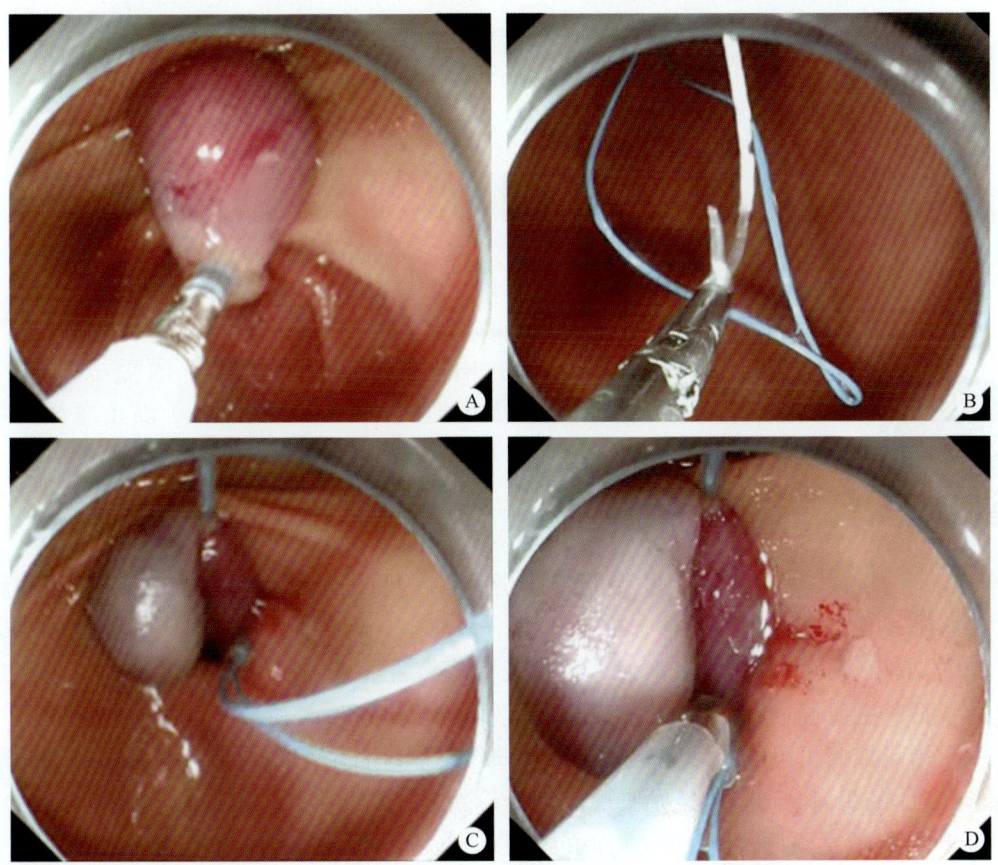

图 10-9 十二指肠息肉内镜下尼龙绳套扎辅助切除术的切除步骤

A.于病变头部再次予以尼龙绳套扎；B.组织夹联合牙线牵引尼龙绳；C.牵引后显露病变蒂部；D.于病变根部再次予以组织夹加固封闭

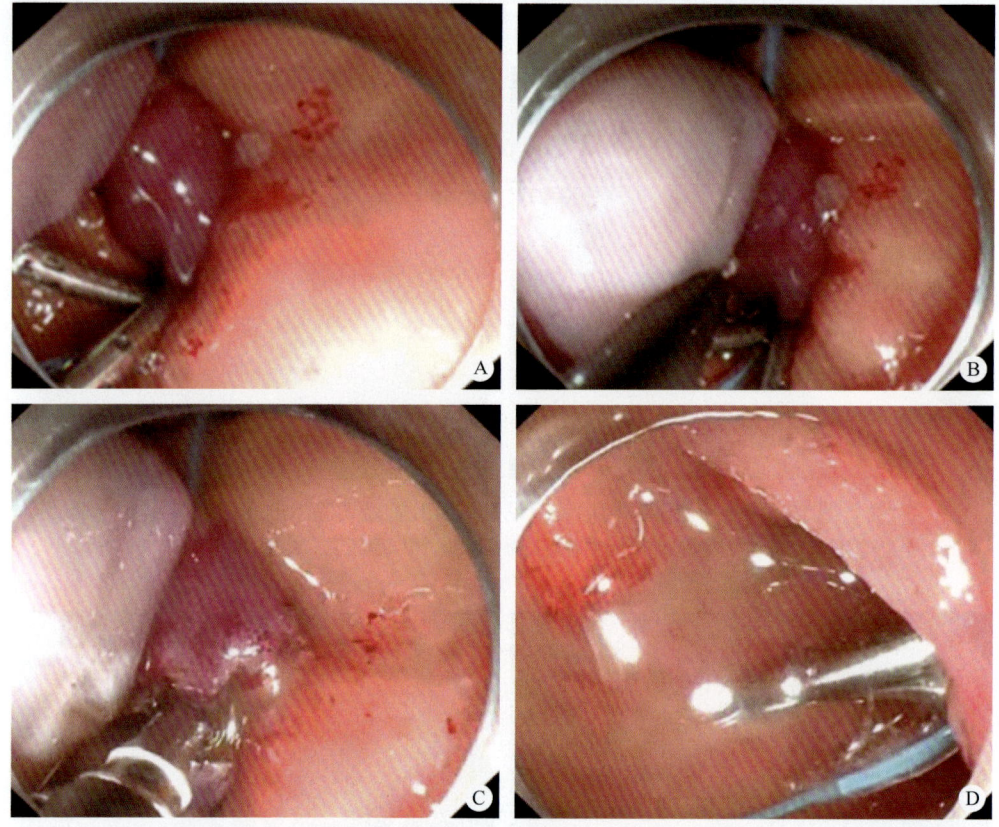

图 10-10 十二指肠息肉内镜下尼龙绳套扎辅助切除术的创面封闭
A. 病变根部完全封闭；B. 用 IT 刀切断根部；C. 电凝止血；D. 病变切除后创面

（3）用 IT 刀切断蒂部，用止血钳处理蒂部血管，病变完全切除。
（4）观察残端创面有无出血或穿孔等并发症，予以止血和组织夹封闭。

（五）共识中的热点问题与研究进展

视频 10-6

十二指肠息肉是十二指肠最常见的病变，多数是在上消化道内镜检查时偶然被发现，在所有内镜检查中占 0.1%～0.8%。十二指肠息肉占内镜检出的十二指肠病变的 10%～20%。其可以散发，也可发生家族性腺瘤息肉病。内镜是十二指肠息肉治疗的基石，主要通过十二指肠息肉超级微创切除术进行诊断和治疗。

十二指肠腺瘤也可能出现在胃肠道肿瘤遗传易感综合征患者中，主要是家族性腺瘤息肉病（FAP）的患者，通过内镜筛查可以进行诊断。散发性十二指肠非壶腹腺瘤（SNDA）占所有十二指肠息肉的不到 10%，而壶腹腺瘤更为罕见。绒毛状或直径＞10mm 的十二指肠息肉可能发展为恶性肿瘤，因此需要进行切除。十二指肠息肉的相关症状包括缺铁性贫血、消化道出血、腹痛或由十二指肠梗阻引起的消化不良症状。十二指肠腺瘤的 3 种主要类型为 SNDA、壶腹腺瘤及家族性腺瘤息肉病综合征中的腺瘤。SNDA 的发病率在所有十二指肠息肉中为 0.03%～6.9%，随着内镜检查频率的增加而增加，其最常见于十二指肠的第二部分，具有高达85%的恶性潜力，因此需要积极监测。

FAP是一种常染色体显性遗传综合征，由于肿瘤抑制基因 *APC* 的生殖系有害变异。非壶腹十二指肠腺瘤在FAP中很常见。在一项20年回顾性研究中，FAP相关腺瘤占十二指肠腺瘤的60%，诊断时年龄较小（FAP相关与散发分别为39.5岁与66.5岁），随访时间较长（二者分别为100个月 vs 43个月），局部复发率较高（二者分别为72.5% vs 52%）。目前，FAP患者的十二指肠腺瘤的管理基于Spigelman评分和壶腹病变存在与否每1～5年进行1次内镜监测。内镜治疗包括切除最显著的病变，以逐步降低Spigelman评分。

通常，十二指肠非壶腹腺瘤是一种独特的无蒂息肉，位于十二指肠的第二部分，Paris 0-Ⅰs型（17.5%～57%的病例）或0-Ⅱa型（30%～65.3%的病例）。因此，内镜检查不仅需要常规胃镜，还需要侧视内镜（十二指肠镜）彻底检查十二指肠降部的左侧，并排除腺瘤向大乳头延伸。带帽内镜有助于检测十二指肠皱襞之间的十二指肠息肉。内镜钳活检可能诱发黏膜下瘢痕形成和纤维化，使随后的内镜切除术更加困难，并增加并发症的风险。因此，光学诊断病变可使用虚拟色素内镜和放大内镜。几项研究表明，可根据小凹类型、血管类型、白色不透明物质存在与否和分布、病变的颜色和大小，区分低级别和高级别的十二指肠腺瘤。不均匀、粗糙、结节状黏膜模式或缺乏模式、网状微血管模式、边缘分布白色不透明物质（由脂滴黏膜内积聚引起）、直径＞5mm、淡红色和凹陷区域存在更倾向为十二指肠腺瘤伴高度异型增生。

参 考 文 献

Akahoshi K，Kubokawa M，Inamura K，et al.，2020. Current challenge：endoscopic submucosal dissection of superficial non-ampullary duodenal epithelial tumors. Current Treatment Options in Oncology，21（12）：98.

Al Ghamdi S S，Ngamruengphong S，2023. Endoscopic submucosal dissection in the stomach and duodenum. Gastrointestinal Endoscopy Clinics of North America，33（1）：67-81.

Alkhatib A A，2018. Sporadic nonampullary tubular adenoma of the duodenum：prevalence and patients' characteristics. Turk J Gastroenterol，30：112-113.

Almario J A，Zhang L Y，Cohen J，et al.，2023. Through-the-scope suture closure of nonampullary duodenal endoscopic mucosal resection defects：a retrospective multicenter cohort study. Endoscopy，55（9）：865-870.

Cai M Y，Martin Carreras-Presas F，Zhou P H，2018. Endoscopic full-thickness resection for gastrointestinal submucosal tumors. Digestive Endoscopy，30（S1）：17-24.

Chen W C，Wallace M B，2016. Endoscopic management of mucosal lesions in the gastrointestinal tract. Expert Review of Gastroenterology & Hepatology，10（4）：481-495.

Coriat R，Barret M，Amoyel M，et al.，2022. Endoscopic management of non-ampullary duodenal adenomas. Endoscopy International Open，10（1）：E96-E108.

de Campos S T，Bruno M J，2022. Endoscopic papillectomy. Gastrointestinal Endoscopy Clinics of North America，32（3）：545-562.

Deprez P H，Moons L M G，O'Toole D，et al.，2022. Endoscopic management of subepithelial lesions including neuroendocrine neoplasms：European society of gastrointestinal endoscopy（ESGE）guideline. Endoscopy，54（4）：412-429.

手术。

手术一般采用俯卧位，特殊情况下可采用仰卧位或左侧卧位。注意保暖、调节室温及输液温度，避免压疮。

2. 手术步骤（图 11-1，图 11-2）

（1）将十二指肠镜插入十二指肠乳头部位。

（2）弓形刀带导丝行胆管插管。

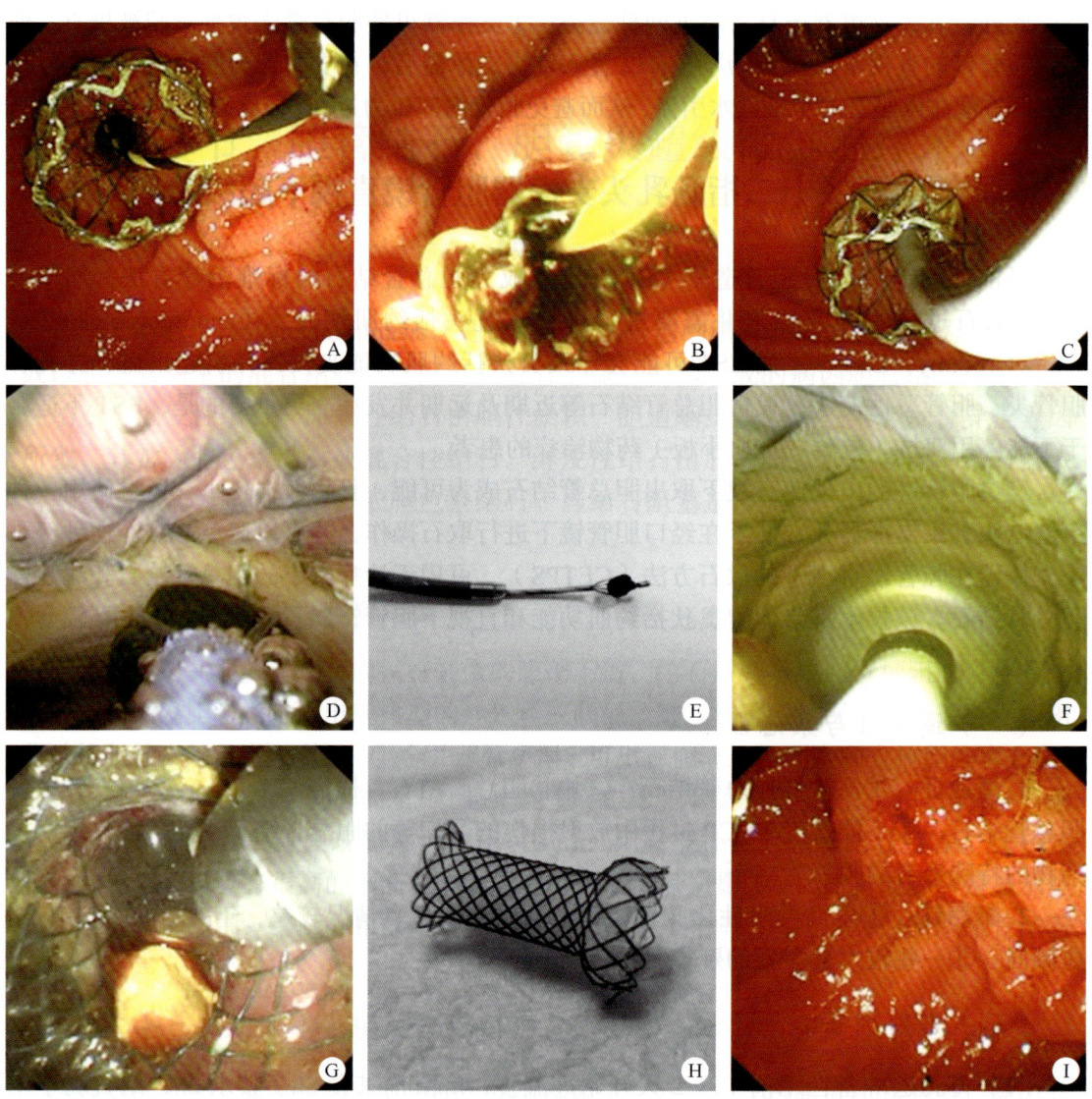

图 11-1　经乳头支撑器胆管镜直视下胆管取石术操作过程

A. 胆管插管成功后在胆总管远端和乳头之间放置一个单蘑菇头乳头支撑器；B. 对于泥沙样胆总管结石，行内镜下负压抽吸取石；C. 将经口胆管镜插入胆总管；D. 对于单块状胆总管结石，在直视下，通过经口胆管镜通道插入取石网篮进行取石，可见网篮抓住结石；E. 结石被取出体外；F、G. 对于多发块状胆总管结石，将经口胆管镜插入胆总管，在直视下通过经口胆管镜通道插入取石球囊进行取石；H. 乳头支撑器被取出体外；I. 移除乳头支撑器后乳头表现

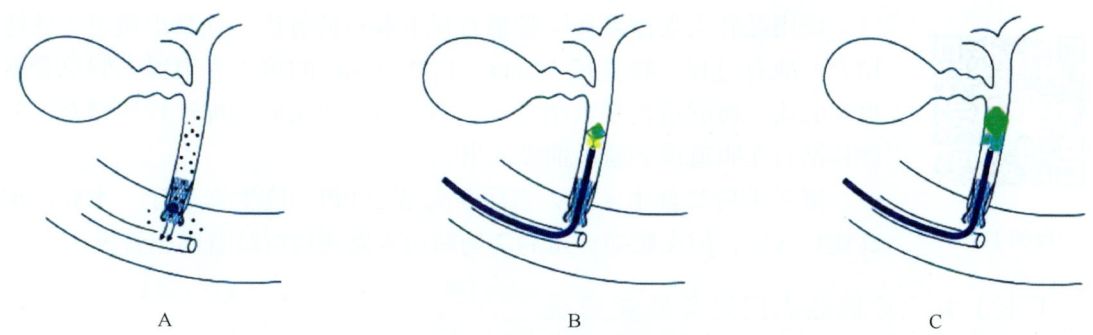

图 11-2　经乳头支撑器胆管镜直视下胆管取石术操作过程模式图

A. 对于泥沙样胆总管结石，行内镜下负压抽吸取石；B. 对于单块状胆总管结石，将经口胆管镜插入胆总管，在直视下，通过经口胆管镜通道插入取石网篮进行取石；C. 对于多发块状胆总管结石，将经口胆管镜插入胆总管，在直视下，通过经口胆管镜通道插入取石球囊进行取石

（3）胆管插管成功后在胆总管远端和乳头之间放置一个单蘑菇头乳头支撑器。

（4）对于泥沙样胆总管结石，行内镜下负压抽吸取石；对于单块状胆总管结石，将经口胆管镜插入胆总管，在直视下，通过经口胆管镜通道插入取石网篮进行取石；对于多发块状胆总管结石，将经口胆管镜插入胆总管，在直视下通过经口胆管镜通道插入取石球囊进行取石。

（5）再次将经口胆管镜插入胆总管，确认是否有残余结石。

（6）最后，移除乳头支撑器。

（四）术后处理

（1）术后禁食水 1 天，如果没有异常的腹部体征并且术后化验指标未见明显异常，可以经流食及半流食逐步过渡饮食。

（2）术后 3 天给予 PPI、抗生素治疗，如果术后出现胰腺炎及消化道出血，则使用时间相应延长。

（3）如果术后出现胰腺炎，需要及时给予生长抑素治疗。而对于消化道出血，如果保守治疗无效，需要及时尝试内镜、外科或介入等手段进行止血治疗。

（五）术后随访

术后建议采用密切的电话及门诊随访记录不良事件发生。同时，告知并敦促患者在术后 3 个月、6 个月、1 年、2 年、3 年、4 年、5 年分别返院进行内镜复查。

（六）经典案例

病史：患者，老年男性。因"腹痛 3 天"入院，EUS 和 CT 检查显示胆总管多发结石影，胆囊结石。

诊断：胆总管结石，胆囊结石。

经充分术前评估并签署手术知情同意书后，对该患者开展胆管内泥沙样结石胆道镜直视下取石术（视频 11-1）。

视频 11-1

应用经乳头支撑器在胆管镜直视下取石的方法，抽吸出黄色泥沙样结石。取石过程：将直径12mm、长度30mm的覆盖支架置入胆总管下段和乳头，将胆道镜插入胆总管；胆道镜下可见较多泥沙样胆结石；泥沙样结石在胆道镜下通过抽吸取出。

患者术后禁食水1天，术后3天给予PPI、抗生素治疗。术后出现高淀粉血症，但无腹痛。术后2周随访未发现残留结石或胆管炎。

（七）共识中的热点问题与研究进展

经乳头支撑器在胆管镜直视下取石（cholangioscopy-assisted extraction through novel papillary support，CETPS）对于较小的胆总管结石（横径≤1.0cm）或泥沙样胆总管结石是一种安全可行的治疗方法，有很高的技术成功率，且穿孔、出血、胆管炎等不良事件发生率较低。

与ERCP联合EST治疗胆总管结石相比，CETPS的主要优点是保留了奥狄括约肌功能，避免了出血、穿孔、胆管炎和胆总管结石复发等相关不良事件。Jun等证实使用跨越乳头的SEMS能有效保护奥狄括约肌功能。此外，Cho等研究显示，在采取双抗治疗的患者中，SEMS可用于胆总管结石取石，且不会导致出血或血栓栓塞事件。

在术后胰腺炎（PEP）发生率上，从理论上来讲，使用乳头支撑器可以避免在取石过程中不必要的胰管插管，从而降低胰腺炎的发生率；另外，来自乳头支撑器的过度挤压也会诱发PEP。因此，在足够的支撑力和合理的PEP发生率之间找到一个最佳平衡点将是该乳头支撑器的下一步改进方向。

与传统的ERCP相比，CETPS的另一个重要优势是在直视下治疗操作。首先，可以将对患者和手术医生的辐射伤害最小化，尤其孕妇和儿童等特殊患者可以从该技术中获益。其次，该技术配备了经口胆管镜下专用取石网篮和球囊，在直视下可以在最合适的位置打开，及时抓住或拖拽结石。此外，术者可以及时发现胆总管穿孔、出血、损伤等相关不良事件。

综上所述，CETPS结合了保留奥狄括约肌功能及直视下胆管结石取石的优点。单蘑菇头乳头支撑器的临床应用为经口胆管镜进出胆管建立了畅通的入路，降低了经口胆管镜直视下取石操作的技术难度。但是，目前关于经乳头支撑器胆管镜直视下胆管结石超级微创取出术这方面的研究还很少，对于其安全性和有效性及更多的适用场景仍需要进一步研究。

三、经口超级微创乳头成形术

经口超级微创乳头成形术既往称为内镜夹闭乳头成形术。内镜逆行胰胆管造影（endoscopic retrograde cholangiopancreatography，ERCP）及在其基础上实施的内镜下乳头括约肌切开术（endoscopic sphincterotomy，EST）、内镜下乳头球囊扩张术（endoscopic papillary balloon dilation, EPBD)、内镜下乳头括约肌切开联合球囊扩张术（endoscopic sphincterotomy plus balloon dilation, ESBD）等，广泛应用于胆管结石、胆管肿瘤、胰腺肿瘤等多种疾病的诊断与治疗，其诊断价值高、治疗效果确切。

乳头括约肌即奥狄括约肌主要由胆总管末端括约肌、胰管末端括约肌及壶腹部括约肌组成，其作为一个单向阀瓣，精确调控胆汁、胰液的分泌与储存，并防止十二指肠内容物、细菌等物质逆行反流。EST会造成奥狄括约肌的结构破坏，部分功能甚至永久性丧失，从而导致十二指肠内容物反流、胆管结石复发、胆管细菌定植和肝脓肿等并发症。内镜夹闭乳头成形术是指经口内镜下十二指肠乳头切开后，应用金属夹对乳头开口实施连续夹闭，并保持乳头开口引流通畅的技术，其修复乳头结构及恢复奥狄括约肌功能符合超级微创手术的理念。

（一）适应证与禁忌证

1. 适应证 ①经MRCP等影像学检查证实为胆总管结石；②胆总管结石直径＜2.5cm；③术前评估预计可一次性手术取净胆总管结石。

2. 禁忌证 ①既往曾行乳头括约肌切开或乳头球囊扩张者；②胆道良性或恶性狭窄患者。

（二）术前准备

1. 医疗术前谈话 术前根据胆总管直径、胆管结石大小、括约肌切开的长度等，综合评估治疗的效果与风险，并由术者、上级医师或主要助手与患者或家属进行充分沟通，并如实告知，由患者或其委托人签署书面知情同意书。

2. 患者准备

（1）纠正异常凝血功能：术前完善凝血功能检查，尽量纠正异常的血小板、国际标准化比值等，服用抗血小板药物者应停药5～7天。

（2）积极预防胰腺炎：术前给予吲哚美辛栓纳肛，有助于降低术后胰腺炎的发生率。

（3）抗生素的预防性应用：对于已发生胆道感染或处于免疫抑制状态的患者，可预防性使用广谱抗生素，抗菌谱需要涵盖革兰氏阴性菌、肠球菌及厌氧菌。

（4）术前禁食水8h。

（三）手术操作与技巧

1. 麻醉与体位 根据患者及医疗实际情况，可选择在深度镇静或静脉全身麻醉下进行手术。手术一般采用俯卧位，特殊情况下可采用仰卧位或左侧卧位。注意保暖、调节室温及输液温度，避免压疮。

2. 手术操作步骤（图11-3）

（1）胆管支架置入：胆管结石取出后，使用支架推送器沿导丝将胆道塑料支架置入胆总管内，以防止胆总管在乳头成形术中被误夹闭。

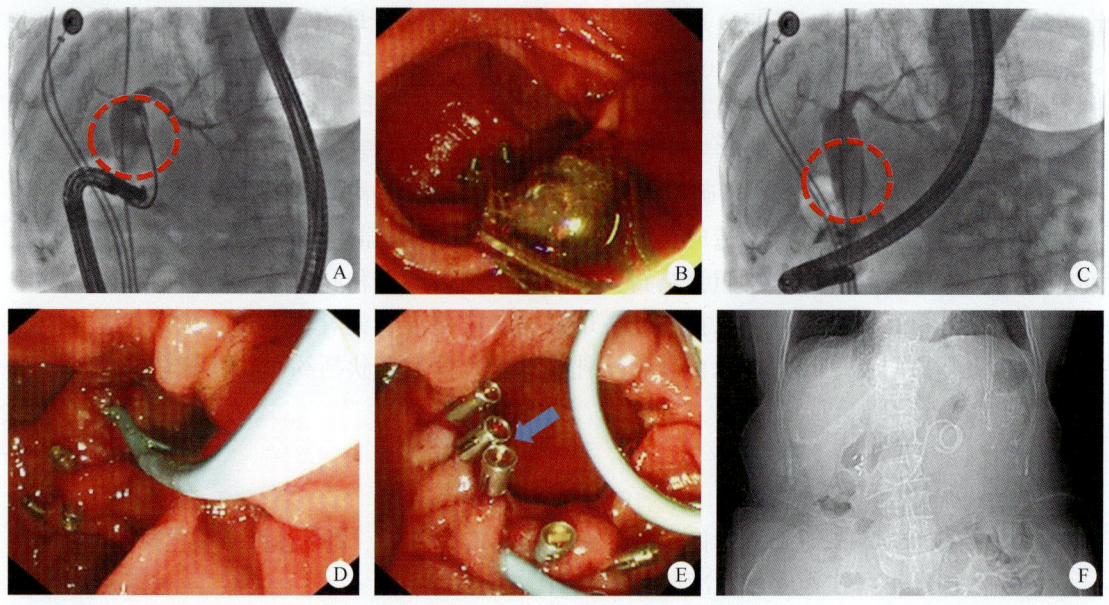

图 11-3　手术操作步骤

A. ERCP 可见胆总管结石；B. 乳头括约肌切开后取出胆管结石；C. 再次造影胆管内未见结石影；D. 置入自脱式胆管支架（自制）；E. 应用组织夹将乳头括约肌进行重新塑形；F. 腹部 X 线片检查支架在位

（2）胰管支架置入：若在胆管插管过程中导丝插入胰管 3 次及以上，或预切开了胰管括约肌，则同时留置胰管内导丝，使用支架推送器沿导丝将胰管塑料支架置入胰管内。

（3）夹闭切开乳头：使用可旋转组织夹以拉链的方式从近端到远端逐步夹闭切开的乳头，并根据胆管的开口和轴向，时刻调整组织夹的部位和方向，夹闭过程中注意避免夹闭胆胰管支架。根据乳头切开的大小选择应用组织夹的数目，通常使用 4～5 个组织夹。

（4）支架拔除：如术后密切监测无不良反应发生，在术后 3 周行内镜下胰胆管支架拔除。

（四）共识中的热点问题

奥狄括约肌由胆道括约肌、胰管括约肌和十二指肠括约肌组成。其具有以下 3 种功能：调节进入十二指肠的胆汁量，预防肠内容物反流入胆胰管，调节胆囊充盈程度。奥狄括约肌是胆胰管通道的"阀门"，可有效阻止十二指肠内容物反流，防止细菌等逆行感染，还能间接调节胆汁和胰液的分泌和储存，对维持胆胰管正常生理功能具有不可替代的作用。一旦被破坏，将导致十二指肠内容物反流和细菌等逆行感染，增加胆道系统的并发症，如胆管炎和胆管结石形成，甚至可能发生胆管癌。因此，临床上保护奥狄括约肌的结构和功能十分重要。

EST 可破坏奥狄括约肌的正常生理功能。胆总管十二指肠压力梯度和奥狄括约肌基础压力在 EST 后 15～17 年完全丧失，随后发生胆总管反流。奥狄括约肌在频率和幅度方面的活动度降低与胆石形成有关。在处理大的胆总管结石（直径 > 1cm）时，通常进行大型 EST（> 1cm）。为了降低胆总管结石复发的长期风险，欧洲胃肠道内镜学会指南推荐内镜乳头球囊扩张术（EPBD）或内镜乳头大球囊扩张术（EPLBD）是大型 EST 的替代选择。然而，EPBD 后胆总管十二指肠压力梯度和奥狄括约肌基础压力均显著下降，1周后分别从 13.6mmHg 降至 6.3mmHg 和 9mmHg 降至 3.3mmHg。术后 1 个月奥狄括约肌基础压力可恢复至 9.3mmHg，1 年后奥狄括约肌基础压力可恢复至 4.2mmHg，明显低于术前。对于 EPLBD，奥狄括约肌基础压力在术后 1 周从 30.4mmHg 降至 6.4mmHg，EPLBD 术后 1 年观察到类似结果。然而，与 EST 相比，EPBD 或 EPLBD 具有相似的胆总管结石复发率。

2018 年，黄永辉等报道了内镜夹闭乳头成形术，为奥狄括约肌结构和功能的修复，提供了一种新的技术手段，其采用和谐夹夹闭 EST 损伤后的乳头组织，进行乳头修复，通过对 3 例患者和 4 例动物进行实验后发现，该方法既能促进十二指肠乳头切口愈合，又可恢复十二指肠乳头括约肌功能，减少了 EST 术后胆管炎和结石的发生。但由于样本量较少，缺少远期胆管炎和结石复发的临床观察，此方法仍然处于临床观察和研究阶段。目前认为，内镜夹闭乳头成形术的成功与乳头形态有关，一般来讲，长乳头患者更适合行乳头夹闭成形术，且夹闭成功率高，单孔或缩窄型乳头不太适合行乳头夹闭成形术，对于憩室旁乳头或水肿严重的乳头，乳头夹闭也会遇到困难，甚至不能夹闭成功。

内镜夹闭乳头成形术是一种恢复奥狄括约肌功能的创新性技术，可以预防 EPLBD 术后胆管炎和胆总管结石复发。但目前仍处于探索研究中。内镜夹闭乳头成形术后胆总管下段乳头瘢痕形成，是否有利于长期胆汁排泄，减少胆管炎复发和结石形成，仍需要下一步多中心、大样本和长期随访的随机对照试验进行验证。

四、急性化脓性胆管炎经口超级微创引流术

急性化脓性胆管炎是由细菌感染引起的胆道系统急性化脓性炎症，其发病基础是胆道梗阻和细菌感染，最常见的致病菌是大肠杆菌。急性化脓性胆管炎发病时可出现雷诺五联征，即腹痛、寒战高热、黄疸、休克、中枢神经系统症状，未经及时治疗进一步发展可进展为多器官功能障碍综合征等，甚至死亡。急性化脓性胆管炎经口超级微创引流术是指经口内镜下对急性化脓性胆管炎进行引流的手术，其在保留乳头括约肌功能的同时，实现了胆管胆汁引流和胆管减压。

（一）急性化脓性胆管炎的诊断

症状上出现雷诺五联征，严重者可出现多器官功能障碍综合征等。血常规提示白细胞计数升高，且以中性粒细胞计数升高为主，血清 C 反应蛋白升高。反应胆汁淤积的生化指标，如以直接胆红素升高为主的总胆红素升高，碱性磷酸酶、γ-谷氨酰转移酶的水平升高。腹部超声、CT、MRCP 可在不同程度上显示胆道扩张情况、胆道梗阻情况。EUS 可较为完整地显示肝内外胆管情况，对病因诊断有很大价值。

（二）适应证与禁忌证

1. 适应证　症状、实验室检查、影像学检查确诊为急性化脓性胆管炎。
2. 禁忌证　①生命体征不稳定，难以耐受手术；②严重凝血功能障碍；③上消化道梗

阻，内镜无法到达十二指肠乳头。

（三）术前准备

1. 医疗术前谈话　术前根据病史、症状、辅助检查结果等，综合评估病情、手术效果与风险、替代治疗方案等，由术者、上级医师或主要助手与患者或家属进行充分沟通，并如实告知，由患者或其委托人签署书面知情同意书。

2. 患者准备

（1）维持生命体征稳定：出现生命体征不稳定无法耐受手术时，给予吸氧、抗感染、补液、维持水、电解质、酸碱平衡等对症治疗，维持生命体征稳定，严重时收入重症监护病房（ICU）。

（2）积极预防胰腺炎：术前给予吲哚美辛栓纳肛，有助于降低术后胰腺炎的发生率。

（3）抗生素的应用：获得血培养结果前可使用第三代头孢菌素联合硝基咪唑类抗生素，对于重症感染或抗生素耐药风险高的人群，可使用碳青霉烯类抗生素。血培养结果回报后根据结果优化抗生素使用方案。

（4）术前禁食水 8h。

（四）手术操作与技巧

1. 麻醉与体位　根据患者及医疗实际情况，可选择在深度镇静或静脉全身麻醉下进行手术。手术一般采用俯卧位，特殊情况下可采用仰卧位或左侧卧位。注意保暖、调节室温及输液温度，避免压疮。

2. 手术操作步骤

（1）胆管插管：将十二指肠镜插至十二指肠降部，找到十二指肠乳头，在数字减影血管造影透视下借助乳头切开刀或造影导管进行导丝引导式插管，导丝进入胆总管后留置导丝。

（2）胆道造影：通过乳头切开刀或造影导管注入造影剂，行 ERCP 确定胆管有无狭窄、有无结石或其他病变，并将导丝头端充分越过病变部位。

（3）引流方式选择：综合病变部位、病变原因、胆管直径、后续治疗方式、预计生存期、经济状况等因素，可选择内镜下鼻胆管引流术（ENBD），即外引流，或内镜下胆管支架留置术（EBS），即内引流。鼻胆管引流术可选择不同形状头端、不同管径的鼻胆管。胆管支架留置术可选用不同长度、不同管径的塑料支架和金属支架。

（4）外引流操作：锁住导丝后，拔出乳头切开刀或造影导管，利用抬钳器及镜身大钮将选定的鼻胆管插入到肝门部胆管或以上，确保越过病变部位。然后在透视下一边推送鼻胆管，一边缓慢退出内镜，确保鼻胆管远端无移动，并在胃内形成适当弯曲。最后借助吸痰管或橡胶管进行口鼻交换，将鼻胆管近端通过鼻腔穿出体位并固定。再次透视下确认鼻胆管在位良好。

（5）内引流操作：锁住导丝后，拔出乳头切开刀或造影导管，利用抬钳器及镜身大钮将选定的支架及其推送器送入胆管内选定的位置，释放支架，推出推送器与导丝。最后吸引空气，可见胆汁从支架内流出。

（五）共识中的热点问题

1. ENBD 和 ERBD 的选择　在急诊内镜与腹腔镜手术治疗肝外胆管结石导致的急性梗阻性化脓性胆管炎（AOSC）的疗效比较中，AOSC 患者明确诊断后应首选内镜治疗，对于合并感染性休克的患者，应在患者入院后 6h 内予以解除胆道梗阻。对于病情Ⅲ级的老年 AOSC 患者，在早期可予以 ENBD 引流，待患者病情改善后再行后续治疗。在 AOSC 急诊救治中胆道塑料支架内引流和内镜鼻胆管外引流 2 种引流方案均能够取得良好的引流效果，两种方案治疗后实验室指标、肝功能、症状恢复时间、并发症发生率差异无统计学意义。可根据患者实际情况合理选用方案。

目前内镜下引流术的安全性和实用性已成为急性胆管炎的金标准，无论其病理是良性还是恶性，内镜胆道引流术都可以用于各种形式的急性胆管炎。内镜下引流术包括单独的内镜下十二指肠乳头括约肌切开术（endoscopic duodenal papillary sphincterotomy，EST）、EST 合并经内镜鼻胆管引流术（endoscopic nasobiliary drainage，ENBD）或胆道支架引流术（endoscopic retrograde biliary drainage，ERBD）。EST 是内镜通过人体胃肠道，用内镜器械切开十二指肠大乳头，借助各种内镜器械取石。经过多年的临床努力，90% 以上的胆总管结石可以得到治疗，内镜下取石技术因其良好的远期效果成为胆总管结石的首选治疗方法。经验丰富的内镜医师取石成功率可达 98%，不需要放置 T 管，对腹腔干扰少，且不受既往手术或其他原因造成的腹腔粘连和年龄、身体状况等因素限制，但对于肝总管巨大结石，内镜取石也有一定困难，由于激光胆总管碎石技术的发展，国内外也成功开展取石并总结了大量经验。因此对于老年及一些特殊疾病无法进行手术治疗的患者，无疑是一种绝佳的选择。然而 EST 对急性胆管炎的疗效和安全性仍存在争议，因为 EST 会导致出血等并发症。ENBD 是一种外引流术，优点是可以冲洗堵塞的管道，并用于进行胆汁培养。然而，经鼻导管可使患者产生不适，可能会发生自拔和鼻管脱位，尤其是老年患者，还可能发生电解质和液体流失，以及由扭曲而导致管道坍塌。ERBD 是一种内引流术，所使用的胆道支架有 2 种类型（塑料支架和金属支架），而使用塑料支架更容易插入和拔除，比金属支架经济、有效，但容易被生物膜和胆泥堵塞。支架的选择取决于支架的实用性、成本和 ERCP 操作人员的偏好。ERBD 的优点是患者无不适感、无电解质和液体流失，但是存在支架移位或堵塞的风险。有随机对照试验发现没有预先行 EST 的 ENBD 和 ERBD 手术方式，对 AOSC 引流预后没有显著差异。在东京指南中，AOSC 合并凝血功能障碍或正在接受抗血栓药物治疗的患者应避免经皮经肝胆穿刺引流术（percutaneous transhepatic cholangial drainage，PTCD）。建议对急性胆管炎合并凝血功能障碍或正在应用抗血栓药物治疗的患者进行 ENBD 或 ERBD 治疗，待改善凝血功能和胆管炎后行胆道结石治疗。

2. 超声内镜引导胆道引流是 ERCP 失败后一种有用的替代技术　通过 ERCP 进行内镜入路是术前胆道引流（PBD）的既定技术。最近的报道称，超声内镜引导胆道引流（EUS-BD）是 ERCP 失败后一种有用的替代技术。然而，最佳策略仍然存在争议。由于对 PBD 的最佳 EUS-BD 技术尚未达成共识，因此 EUS-BD 方法的选择取决于患者的病情、胆道梗阻部位、手术干预后的吻合及内镜医师的偏好。ERCP 和 EUS-BD 两种引流方法在作为阻塞性黄疸的一线治疗方式的随机对照试验中具有相当的疗效和安全性。尽管仍有许多问题需要进一步研究，但 EUS-BD 可能是 ERCP 失败后恶性胆道梗阻的 PBD 可行且安全的替代方法。

第二节　胆管狭窄超级微创治疗术

一、概　　述

胆管狭窄可由多种良性和恶性疾病引发，早期明确狭窄性质并及时处理对指导后续治疗、改善患者预后至关重要。患者首诊时，一般可以较容易判断是否存在胆道梗阻，但梗阻的具体性质有时较难确定。即使是中等程度的梗阻所致黄疸，若数月未经治疗，也可演变为继发性胆汁性肝硬化。一些临床研究表明，胆囊切除术后出现的胆道狭窄，如不及时治疗，可能在 15～62 个月后发展为继发性胆汁性肝硬化。评估和治疗胆道狭窄的关键点为明确狭窄的病理性质、解除胆道梗阻，以及考虑使用内镜、经皮或外科手术等方式治疗疾病。这些措施有助于缓解症状、阻止疾病进展，并最终提高患者生活质量。

（一）胆管狭窄的诊断

临床上良恶性胆管狭窄的鉴别诊断非常重要，直接影响患者的治疗和预后。明确狭窄性质与解除胆道梗阻并非相互独立，常可在一次操作中同时完成。通过病史回顾、实验室检查、侵入性和非侵入性影像学检查及采用各种组织学取材方法取材进行病理学检查，常可明确狭窄的性质。良性胆管狭窄（benign biliary stricture，BBS）最常见于医源性损伤，通常是胆囊切除术后，或者肝移植术后的胆道吻合口处。其他原因包括原发性硬化性胆管炎、慢性胰腺炎、IgG4 相关性胆管疾病等。恶性胆管狭窄占比达 54%～95%，最常见的病因为胆管癌和位于胰头或钩突的胰腺癌。然而，恶性胆管狭窄早期无明显的症状和体征，诊断困难，绝大多数依靠影像学检查诊断，约 70% 的患者发现时已经是晚期，5 年生存率小于 5%。如何早期、准确地诊断恶性胆管狭窄是摆在我们面前的一道难题。近年来内镜技术快速发展，如胆道镜、胆管腔内超声或激光共聚焦显微内镜等极大地丰富了临床医师的"武器库"，内镜不仅可直接观察病变的大小和部位，还可直接获取组织标本进行病理学检查，对提高胆管狭窄的早期诊断能力和鉴别良恶性胆管狭窄具有重要意义。

在胆管狭窄的诊疗中，超级微创理念逐渐崭露头角。内镜下胆管扩张术和内镜下胆管支架置入术已取代传统微创外科手术，成为胆管狭窄的首选治疗措施。随着经口胆管镜的出现，实现了通过自然腔道对人体胆管结构进行动态可视化观察，其可用于胆管探查、可疑病灶精确活检及不明原因的胆管狭窄（indeterminate biliary stricture，IBS）判断等，显著提高了诊治能力。

（二）胆管狭窄超级微创治疗术实施中的技术方法

胆管狭窄超级微创治疗术可以通过既往的内镜下胆管扩张术与内镜下胆管支架置入术实现。

二、胆管狭窄经十二指肠乳头超级微创扩张术

胆管狭窄超级微创扩张术可以通过内镜下胆管扩张术实现。这一技术方法是通过导丝引导，将扩张导管或球囊置入狭窄部位，逐步扩张胆管狭窄部位，使其恢复正常的通道直径。内镜治疗胆管狭窄的关键在于通过狭窄段、扩张狭窄及防治再狭窄。

（一）适应证与禁忌证

内镜治疗胆管狭窄首先通过狭窄段，要通过狭窄部位需要胆总管具有连续性。对于胆总管完全横断或结扎的患者来说，导丝无法通过病变部位，无法进行单纯内镜治疗。

1. 适应证 MRCP 或 ERCP 显示胆管狭窄且导丝能通过狭窄段。

2. 禁忌证 ①胆总管完全横断或结扎，导丝无法通过狭窄段；②严重心肺功能不全的患者，无法进行内镜手术；③明显凝血功能障碍者。

（二）内镜下胆管扩张术的操作要点

内镜治疗胆管狭窄有两个步骤：通过狭窄段；扩张狭窄。

对于胆总管完全横断或结扎的患者来说，导丝无法通过病变部位，无法进行单纯内镜治疗。器械通过狭窄段进入胆管深部后，需要进行胆管造影，以确定胆管狭窄的类型和特征（图 11-4）。良性胆管狭窄一般较短，多不对称，且纤维化明显，与肿瘤所致胆管狭窄相比，通过良性狭窄段更加困难。当肝门受累时，这些狭窄更复杂，通过也更困难。因此，通常需要使用直头或弯头的细径亲水导丝（直径 0.021in 或 0.018in，1in=2.54cm），以便穿过狭窄。导丝探查操作需要良好的透视成像及较高的操作技术水平。暴力操作可能造成假道，应当避免。在狭窄段远侧将取石球囊充气后向下拉，能取直胆道，利于修正导丝和狭窄段的轴向。应用可控方向的导管和切开刀，也可用来尝试通过狭窄段。一旦亲水导丝通过狭窄部，可以换成硬导丝，以便进行扩张。

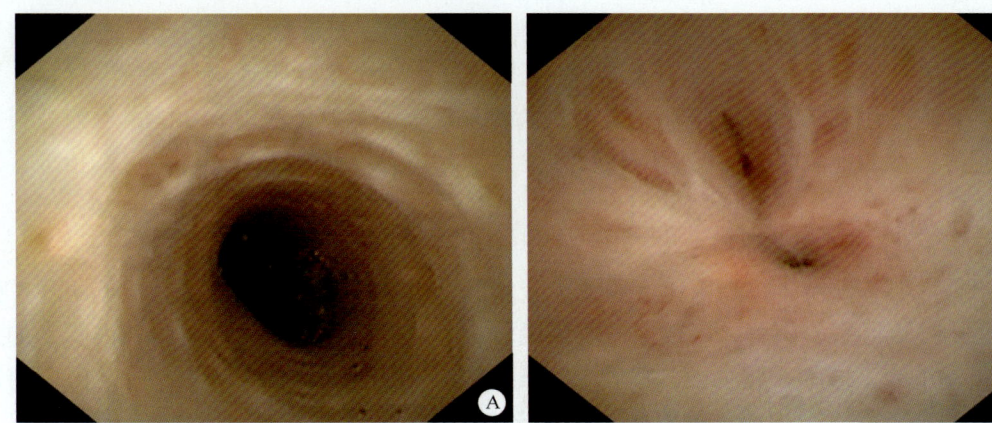

图 11-4 胆道镜内图像
A. 胆道内可见瘢痕狭窄；B. 胆道管壁基本闭塞

狭窄扩张有两个目的：重新打开胆管狭窄段以实现胆汁引流；保持狭窄开放，防止再狭窄。导丝通过狭窄段后，沿导丝送入 5F 或 6F 导管，可以进行机械扩张或球囊扩张。机械扩张通常使用扩张探条（如 6～9.5F Cunningham-Cotton 探条），借此评估狭窄程度，以便置入支架。当机械扩张无效时，通常使用 4mm、6mm 或 8mm 的小口径注水球囊进行扩张。通常球囊扩张的直径应比下游胆管直径大 1～2mm。

（三）共识中的热点问题与研究进展

1. 内镜下胆管扩张术的临床价值　一项前瞻性研究表明，内镜下胆管扩张术与胆管支架置入术治疗肝移植术后胆管吻合口狭窄的临床成功率相似（71% vs 73%），而并发症发生率更低（4.3% vs 13.6%）。

2. 内镜下胆管扩张术后再狭窄　一项回顾性研究纳入了 165 例胆管狭窄患者，平均随访 8 年，对于肝移植术后吻合口狭窄的患者，进行定期内镜下胆管扩张，临床成功率可达 79.1%，证明了内镜下胆管扩张术的安全性及有效性。虽然扩张后可以立即见效，但无论是单处或多段狭窄，内镜下或经皮穿刺单次扩张都不能完全解决问题，再狭窄率高（47%）。防止再狭窄可通过定期多次扩张及置入多根塑料支架或覆膜金属支架实现。

三、胆管狭窄经十二指肠乳头超级微创支架置入术

胆管狭窄经十二指肠乳头超级微创支架置入术内镜下胆管支架置入术在治疗胆管狭窄方面具有显著的疗效和较高的安全性，其目的是缓解胆道梗阻、保持长期胆管通畅及维护肝功能。内镜下治疗已成为大多数胆管狭窄的一线治疗方法，ERCP 扩张胆管狭窄段并联合胆道支架置入治疗可起到较好的胆道引流效果。内镜下干预的有效性、治疗成功率及预后，与胆管狭窄的具体病因、是否选用了恰当的内镜治疗技术和支架有关。

对于良性胆管狭窄，如肝移植术后胆管吻合口狭窄患者，可采用多根塑料支架治疗以提供更大的胆道支撑力，可拔除的全覆膜自膨式金属支架（fully covered self-expandable metallic stent，FCSEMS）是另外一种选择，与多根塑料支架治疗方案相比，避免了多次 ERCP 操作，无须不断增加塑料支架数量和更换支架，也是良性胆管狭窄的一项选择。对于恶性胆管狭窄患者，内镜下胆管支架置入术能有效缓解黄疸，保护肝功能，且与外科姑息手术相比，术后住院时间短，近期并发症发生率差异无统计学意义。

（一）内镜下多根塑料支架置入术操作要点（图 11-5）

对于良性胆管狭窄，单纯内镜下胆管扩张术的再狭窄率较高，除进行内镜下胆管扩张术之外，内镜下胆管支架置入可以保持狭窄段较长时间开放，以使瘢痕重塑和巩固。如果机械扩张和（或）球囊扩张失败，留置一个 5F 或 6F 鼻胆管引流 24～48h 后，再行内镜下支架置入术，可以增加成功的概率。也可尝试螺旋式支架取出器（Soehendra 支架取出器）和 3F 血管成形球囊扩张，之后能通过 5F 的球囊扩张器，并进一步置入支架。

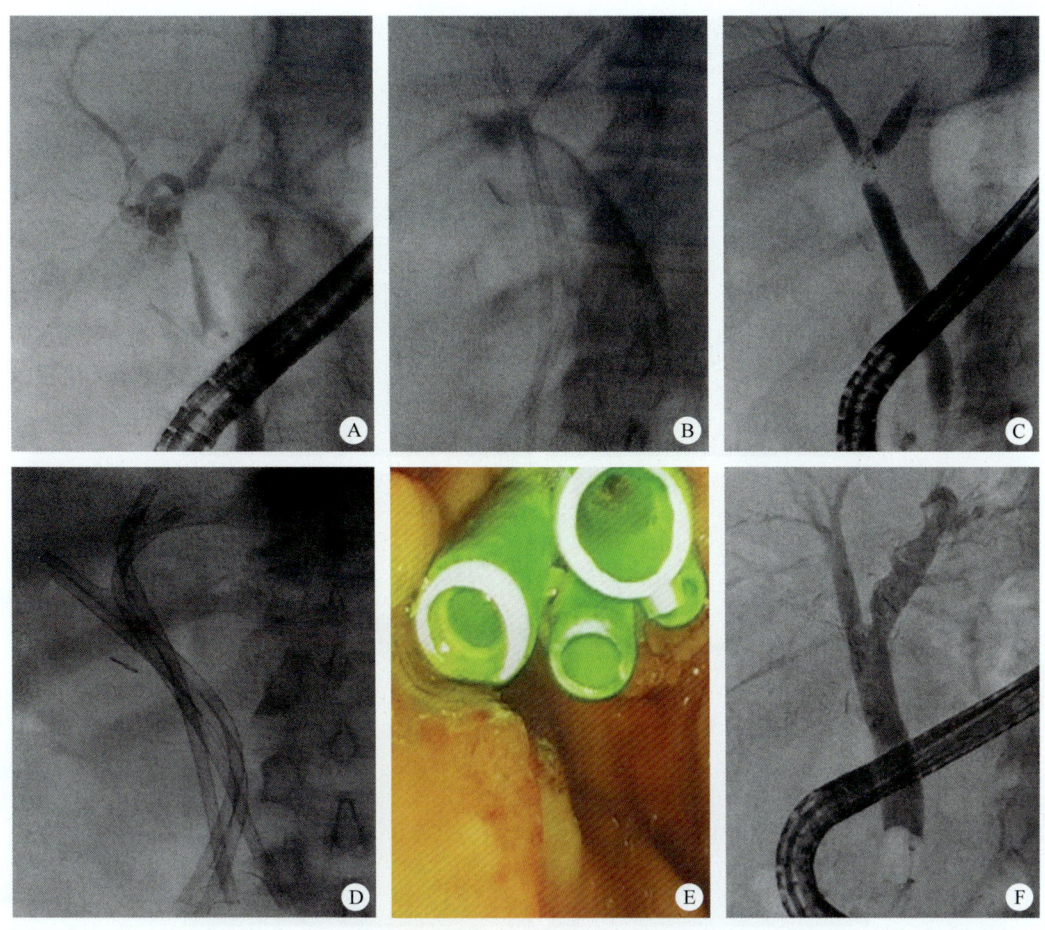

图 11-5 多根塑料支架置入术步骤

A. 腹腔镜胆囊切除术后 Bismuth 3 型胆管狭窄；B. 初次治疗置入 2 根 8.5F 塑料支架；C. 3 个月后取出支架行胆管造影可见明显的 Bismuth 3 型胆管狭窄；D. 再次经 ERCP 置入多根 10F 塑料支架；E. 内镜视野下的多根塑料支架；F. 治疗 1 年后取出支架后的胆管造影图

置入塑料支架的数量逐渐递增，每 3～4 个月更换 1 次，为期 12 个月，成为胆管良性狭窄的治疗金标准。每次更换支架时，取出所有先前放置的支架，重新置入尽量多更大直径的塑料支架，包括渐进扩张纤维性胆管狭窄。重复进行 ERCP 塑料支架置入术，直至胆管造影证实狭窄完全消失为止，治疗通常需要 1 年时间，长期效果良好，成功率为 80%～100%。

（二）内镜下金属支架置入术的操作要点（图 11-6）

1. 导丝选取 导丝是穿过胆管狭窄段、导管上行和器械交换时保持胆管通路所必需的附件。通常首选体部刚性好、头端亲水的 0.035in 或 0.025in 导丝，以利于器械交换。肝门部胆管狭窄时，需要并行 Y 形放置双侧支架缓解梗阻，从而需要使用多根导丝进入特定的引流肝段胆管内。

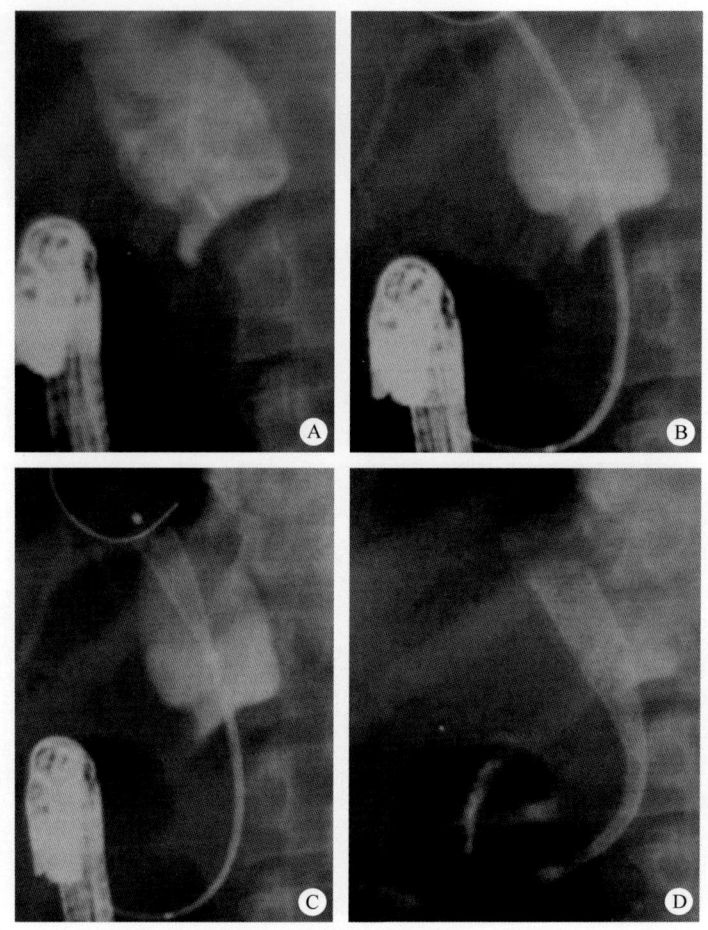

图 11-6 SEMS 置入

A. 胆管造影显示胆管远端狭窄，且近端胆管显著扩张；B. SEMS 推送器循导丝插入胆管，支架近端位于狭窄近端上方；
C. 开始退出支架外鞘；D. SEMS 完全释放，透视可见狭窄段导致支架腰部形成

2. 支架的尺寸与定位 10mm 直径的 SEMS 最为常用，其长度选择由狭窄的长度、位置决定，同时还要根据支架放置的方式是置于乳头上方还是跨越乳头来选择。释放后完全扩张开的 SEMS 应跨越狭窄段两端至少 10mm，以防止肿瘤跨越支架两端向内生长，一些支架完全释放后长度会相应缩短，在计算支架长度时也应考虑到这一点。在乳头上方放置支架，奥狄括约肌可保持完整，假设没有进行括约肌切开术，可能会减少十二指肠内容物反流至胆管。这种放置方式最常用于肝门部胆管或肝总管狭窄，这时 SEMS 长度不足以跨越乳头；但是如果狭窄段太长，可将多根支架叠放。SEMS 放置在乳头上方的潜在缺点是会增加支架堵塞时再次插管进入支架内腔的难度。跨乳头置入 SEMS 的方式常用于胆总管梗阻，支架伸入十二指肠腔内 3～10mm 有利于下次插管。然而，跨乳头方式放置 SEMS 时如果支架伸入肠腔过长会增加支架对乳头对侧十二指肠壁的机械性损伤，可能导致溃疡、出血甚至穿孔，应注意避免这种情况。无论是在乳头上方还是跨越乳头放置 SEMS，都不一定要行胆管括约肌切开术。由于 SEMS 的输送系统直径小，且支架的径向膨胀力使其可在 48h 内完全张开，因此常规无须先行扩张狭窄段。

3. 内镜和透视下自膨式金属支架的展开 除了需要高质量的胆管造影确定胆道梗阻的长度和位置，MRCP 或 CT 在疑似肝门部胆管梗阻患者的 ERCP 术前评估中也很重要，有助于制订单侧、双侧或多段引流方案。支架推送器的端口（取决于支架设计）应注射生理盐水润滑，以便于沿导丝推进支架及退出外鞘管。十二指肠镜的头端应保持尽量靠近乳头，以防止在将支架推送器的硬性导管插入乳头开口时意外滑脱导丝。内镜医师和助手应相互配合使导丝在推送导管上行时始终保持相对静止。SEMS 两端的透视标记通常可以提示释放前后的支架位置，当支架跨越乳头口放置时，在内镜下可持续监测 SEMS 远端边缘的位置。SEMS 推送器到达目标位置后，助手逐渐退回外鞘管或牵引绳以释放支架。通过"退出外鞘管"将支架反方向推离内镜并释放，这时支架被从输送系统推出，扩张的同时长度相应缩短。这时医师应逐渐回拉推送管以精确调整支架位置。随着外鞘管回撤，支架的近端逐渐张开，可以回拉输送系统以将支架位置向远端调整。若需要将支架位置向近端调整，应推进外鞘管将部分释放的支架重新收回。外鞘管完全退出后，再退出推送导管和导丝。SEMS 跨越非常紧密的狭窄时，不会立即完全径向扩张，退出推送导管时会使 SEMS 发生移位。为了避免这种情况，退出推送导管时将外鞘管再向前推进，以免推送导管的前鼻挂在支架网眼上而无法顺利退出。支架释放后已经无法向近端调整位置，但如果需要向远端调整位置或取出支架，可用异物钳抓取支架移动。

（三）共识中的热点问题与研究进展

1. 良性胆管狭窄的治疗措施 胆管狭窄处理最有效的方法是逐渐增加塑料支架置入的数量，并支撑 1 年以上（每 3~4 个月更换支架）。多根支架置入策略的有效性较高，但需要多次 ERCP 治疗，并依赖于患者的依从性。FCSEMS 是另外一种选择，与多根塑料支架方案相比，其避免了多次 ERCP 操作，无须不断增加塑料支架数量和更换支架。但应避免置入无覆膜的金属支架，防止组织增生长入支架网格而使支架包埋，最终无法拔除。

可降解的生物胆道支架在胆管狭窄的治疗中具有巨大的潜力。此类支架只需要一次 ERCP 操作进行支架置入，而无须拔除。目前，已有数种不同生物降解材料（聚乳酸、聚己酸内酯和聚二噁烷酮）进行试验研究，但仍需进一步观察。这些支架的主要缺点是随着支架降解，其径向扩张力逐渐降低，并且存在潜在的炎性异物反应而导致增生。

2. 恶性胆管狭窄的支架选择 选择金属支架还是塑料支架、选择单侧引流还是双侧引流是争议的焦点。与塑料支架相比，金属支架治疗肝门或者近端胆管癌有更长的支架通畅期、更高的成功率和更低的胆管炎发生率，但金属支架比塑料支架更昂贵。然而，对于恶性胆管梗阻、预计生存时间超过 4 个月的患者，金属支架通常比塑料支架的性价比高，因为金属支架需要的再干预次数更少。但是预计生存期小于 4 个月的患者，置入塑料支架性价比高。

由于覆膜金属支架有阻塞同侧和（或）对侧肝内胆管的可能，肝门部和近端胆管病变应置入裸支架。不同的支架和技术都可以使用。最常用的技术是在各支拟引流的胆管都留置导丝，通过导丝依次并排置入 SEMS。另外，可以在肝门部放置 Y 形支架，即通过一根金属支架的网眼在对侧胆管中置入另一根金属支架。

金属支架堵塞是晚期胆管癌患者最主要的问题，主要原因包括肿瘤向内及向支架两端生长、组织增生、胆泥或残渣堵塞。目前处理 SEMS 堵塞的方法包括 SEMS 内放置塑料支架和叠放金属支架。

四、胆管狭窄经十二指肠乳头胆道镜直视下检查与治疗术

胆道镜直视下胆道评估在胆管狭窄的应用越来越多,主要包括 IBS 的判别、胆道镜直视下活检及直视下的导丝超选等。与单纯 ERCP 相比,经口胆道镜超级微创诊断术可以对胆管内病灶直视观察,进一步提高了诊断准确性。

(一)经口胆道镜在不明原因胆管狭窄中的应用

IBS 分为良性狭窄和恶性狭窄,前者的病因主要包括各种炎症性胆胰疾病、先天发育异常及外科术后胆道损伤等,后者的病因主要包括胰腺癌、胆管癌、胆囊癌等恶性肿瘤性疾病。对于大部分良性胆道狭窄,可通过内镜治疗或药物治疗缓解,而对于恶性胆道狭窄,则需要考虑根治性外科手术,因此,IBS 良恶性鉴别在临床决策中尤为重要。然而,单纯 ERCP 技术在诊断 IBS 恶性病变方面敏感度较低(细胞刷检:23%~56%;活检:33%~65%)。经口胆管镜的临床应用为 IBS 的鉴别诊断提供了新方法。不同于 ERCP 盲检,经口胆管镜可直视下靶向活检。一项多中心随机对照研究证实,相较 ERCP 刷检,经口胆管镜直视下活检可提高诊断敏感度(68.2% vs 21.4%)。发表在 *GIE* 上的观察性研究表明,单人操作胆道镜对 IBS 具有较高的诊断价值,其总体准确率为 89.5%,敏感度为 89.1%,特异度可达 90%。胆道镜对于原发性硬化性胆管炎病例的狭窄良、恶性鉴别也有较高的临床价值。一项回顾性研究表明,胆道镜与单纯胆管造影相比,有更高的敏感度(92% vs 66%,$P=0.25$)、特异度(93% vs 51%,$P<0.001$)和准确率(93% vs 55%,$P<0.001$)。

既往研究显示,肿瘤血管(不规则扩张和弯曲的黏膜血管)、乳头状突起、结节/息肉样肿块、浸润性病变是恶性 IBS 的 4 种重要特征。然而,具有理想诊断能力的 IBS 图像鉴别标准仍待进一步归纳总结。近期,国内学者基于高清图像,提出了经口胆管镜超级微创诊断术中不明原因胆道狭窄(IBS)病变性质鉴别新标准(表 11-1,图 11-7),期望进一步提高胆管镜下 IBS 鉴别诊断能力。

表 11-1　经口胆管镜超级微创诊断术中 IBS 病变性质鉴别新标准

序号	肿瘤性 IBS 特征
1	微绒毛结构(图 11-7A)
2	易出血的不规则血管(图 11-7B)
3	分叶乳头状结构(图 11-7C)
4	堤坝样隆起(图 11-7D)
5	黏膜糜烂、粗糙(图 11-7E)
鉴别标准	符合上述 5 条特征之一可判断为肿瘤性病变,不符合任何一条特征可判断为非肿瘤性病变

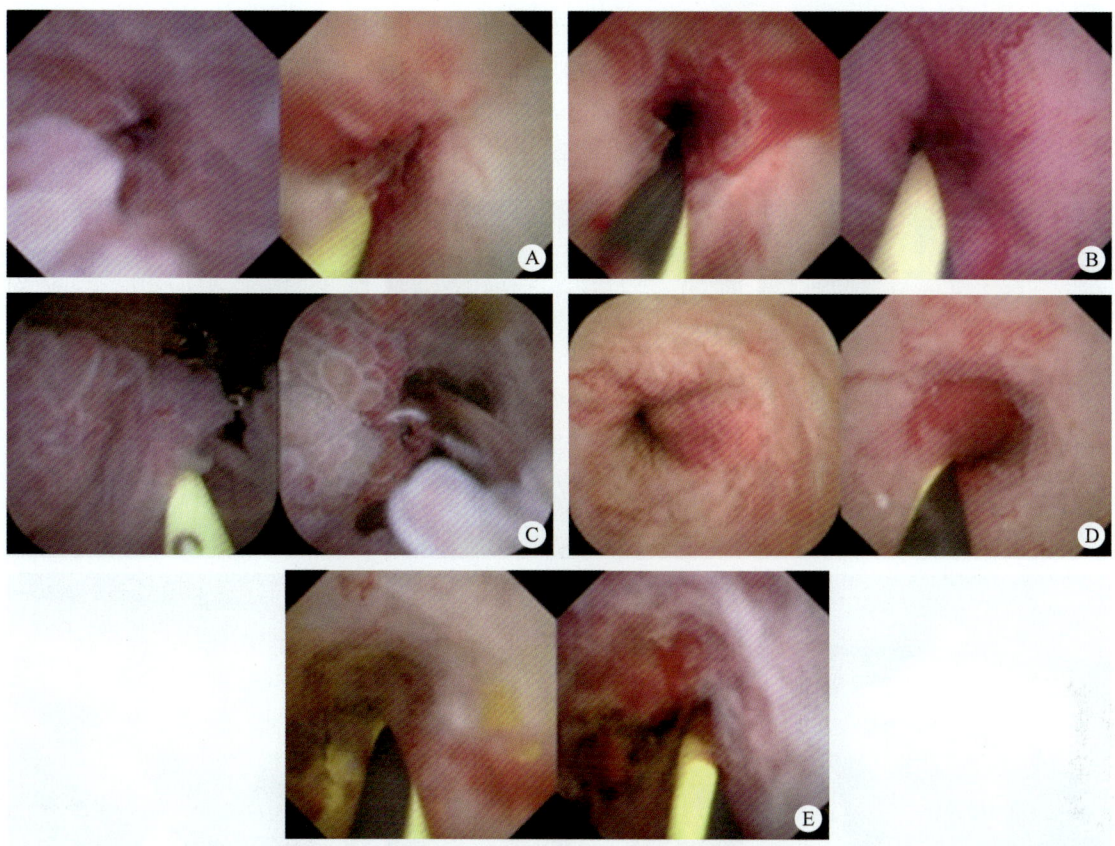

图 11-7　经口胆管镜超级微创诊断术中 IBS 病变性质鉴别新标准典型表现

A.胆道镜内可见胆道微绒毛结构；B.胆道镜内可见胆道内不规则血管；C.胆道镜内可见胆道内分叶乳头状结构；D.胆道镜内可见胆道内堤坝样隆起；E.胆道镜内可见胆道黏膜糜烂、粗糙

（二）经口胆道镜在辅助胆管狭窄导丝超选中的应用

ERCP 在胆道狭窄治疗中的关键操作是导丝通过狭窄，然后才能在此基础上进行后续的球囊扩张或放置支架等操作。研究显示，60%～80% 的胆管狭窄能够通过 ERCP 放置支架引流，对于失败者，有研究指出经口胆道镜能够解决这一困难，镜下找到细小的狭窄开口，直视下将导丝穿过狭窄处。对于导丝超选困难的患者，经口胆管镜直视下超选的成功率仍可达 60%～73.9%。Bokemeyer 等报道了 30 例 ERCP 常规方法失败的困难胆道狭窄，经口胆道镜成功率为 70%，其中良性狭窄通过率明显高于恶性狭窄（86.2% vs 44.2%）。

（三）操作步骤

经口进十二指肠镜至十二指肠降部，采用常规插管、双导丝等方法完成胆总管插管。选择性胆总管插管成功后，可酌情行十二指肠乳头切开，沿导丝进入胆总管内，应用适量生理盐水灌洗，获得清晰视野后沿导丝观察胆道狭窄及肝内胆管。若 ERCP 透视下导丝难以通过狭窄部位，则在胆道镜直视下放置导丝。胆道镜直视下放置导丝根据狭窄情况采用以下方法：①狭窄处呈针孔样，此类型狭窄连续性存在，调整镜头对准狭窄处，在保证视野清晰的条件下尽量靠近目标，然后放置导丝通过狭窄；②狭窄处为几乎完全闭塞（图 11-8A，图 11-8B），此类型狭窄即使在直视下导丝也难以通过（图 11-8C）。换用刚性强的导丝硬头瞄准狭窄闭合处，在透视引导下突破狭窄（图 11-8D），然后再换用导丝软头进入肝内胆管，沿导丝置入导管行胆道造影明确突破成功（图 11-8E）。胆道镜操作完成后，根据胆道狭窄的类型及位置，置入塑料支架或全覆膜自膨式金属支架跨越狭窄（图 11-8F）。

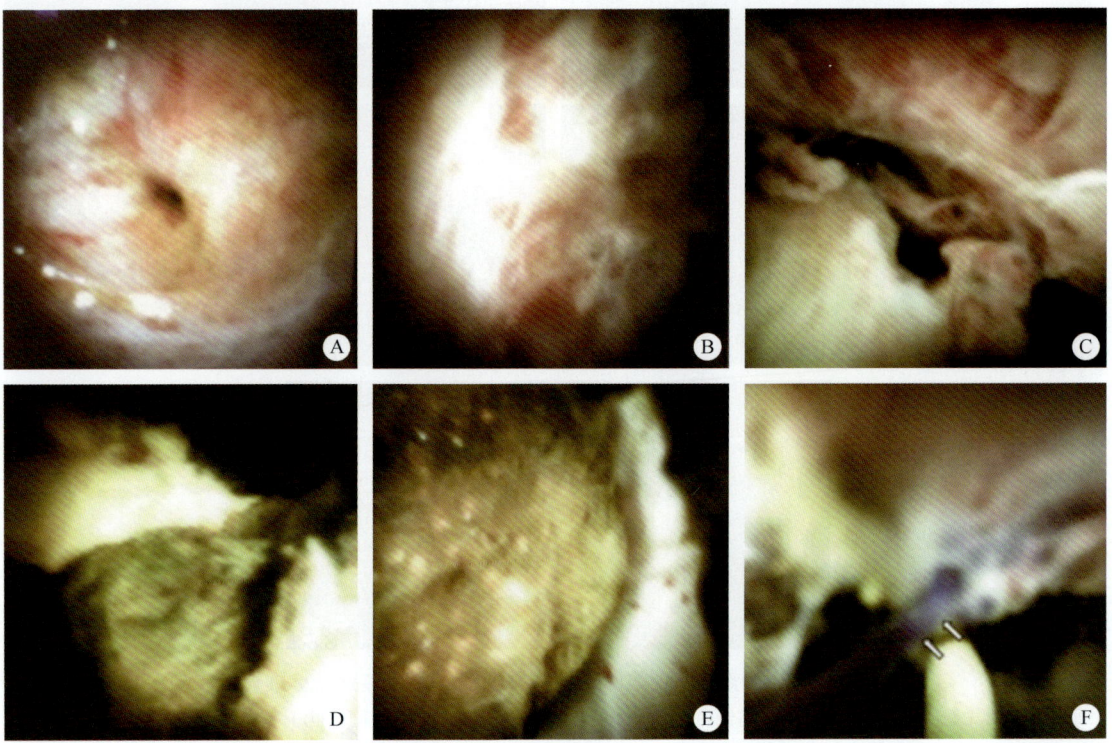

图 11-8 肝移植术后不同类型胆道狭窄的镜下表现

A. 针尖样吻合口狭窄；B. 完全缩窄的吻合口狭窄；C. 非吻合口狭窄伴广泛炎性增生、轻度血管增生；D. 非吻合口狭窄伴广泛的溃疡、坏死；E. 狭窄头侧可见结石形成；F. 吻合口狭窄处可见未吸收的缝合线（箭头）

（四）共识中的热点问题与研究进展

1. 胆道镜在 IBS 中诊断的准确率　经口胆管镜可通过直视下图像特征直接进行诊断，具有理想诊断能力的 IBS 图像鉴别标准仍待进一步归纳总结。截至目前，Monaco 标准、CRM 标准及 Mendoza 标准被相继提出，Kahaleh 等进行了一项研究旨在对比 Monaco 标准与 CRM 标准，结果发现两者的诊断准确率分别为 61%、57%，而另一项研究证实 Mendoza 标准诊断准确率为 77%。尽管经口胆管镜图像质量不断提高，但与胃肠镜图像质量相比仍有差距，这也是上述鉴别标准诊断准确率有待提高的主要原因。

2. 胆管镜直视下超级微创圈套电凝切除术　针对胆管息肉样病变导致的胆管狭窄，内镜下切除可恢复胆管通畅性。目前令狐恩强教授团队正进行经口胆管镜直视下超级微创圈套电凝切除术探索研究，可以实现胆管镜下切除病变组织，并在体外模拟胆胰管内液体环境进行了验证其有效性与可行性，为下一步经口胆道镜直视下超级微创圈套电凝切除术的临床实践奠定了基础。

第三节　胆瘘超级微创引流术

胆瘘（biliary fistula）是指胆汁或含有胆汁的液体自胆道系统的破口漏出至腹腔或体外。胆汁在胆道系统外的异常聚集称为胆汁瘤/湖（biloma）。国际肝脏外科研究小组（ISGLS）在胆瘘的定义中将发生时间定为术后≥3天，引流物中胆红素浓度至少为血浆正常胆红素浓度的3倍，或因胆汁聚集或胆汁性腹膜炎需要行介入或手术治疗。胆瘘常见的病因包括肝胆外科手术、外伤、炎症及肿瘤等。胆瘘一旦发生，应及时处理，否则易致感染、水和电解质失衡等并发症，严重者死亡率可高达40%～50%。胆瘘的治疗包括内科保守治疗、介入治疗与传统外科手术治疗，但手术治疗创伤大，死亡率可高达6.67%。

随着超级微创理念的提出和相应技术的发展，胆瘘的消化内镜诊治得到极大的进步。胆瘘的内镜下超级微创引流术包括内镜下鼻胆管引流术（endoscopic nasobiliary drainage，ENBD）、内镜下胆管支架引流术（endoscopic retrograde biliary drainage，ERBD）和超声内镜引导下胆汁瘤引流术（EUS-guided biloma drainage，EUS-BLD）。

（一）胆瘘的诊断

胆瘘的诊断需要结合病史、临床表现及相关辅助检查。对于术后留置腹腔引流管及T管或腹壁穿透伤者，可直接观察到胆汁漏出而确诊；对于具有腹部手术或外伤等病史，而临床表现不典型者，应尽快行辅助检查定性诊断。腹部B超等无创性影像学检查是胆瘘首选的诊断方法。胆道造影是胆瘘诊断的金标准。对于肝内或肝周囊性病灶，穿刺抽吸检查有助于确定是否为胆汁瘤。

笔者根据中国人民解放军总医院第一医学中心近10年来收治的400多例胆瘘患者，基于影像学下胆汁瘤与胆道的关联性，提出了胆瘘的临床影像分型，将胆瘘分为三型：A型，为与胆管沟通型，瘘口上方的胆管与瘘口下方的胆管或消化系统直接沟通，又根据瘘门的位置分为A1、A2与A3三种亚型；B型，为远端胆管离断型，瘘口上方的胆管与瘘口下方的胆管或消化系统通过"胆汁湖"沟通；C型，为孤立型，瘘口上方的胆管与瘘口下方的胆管或消化系统完全断离，无沟通（图11-9）。

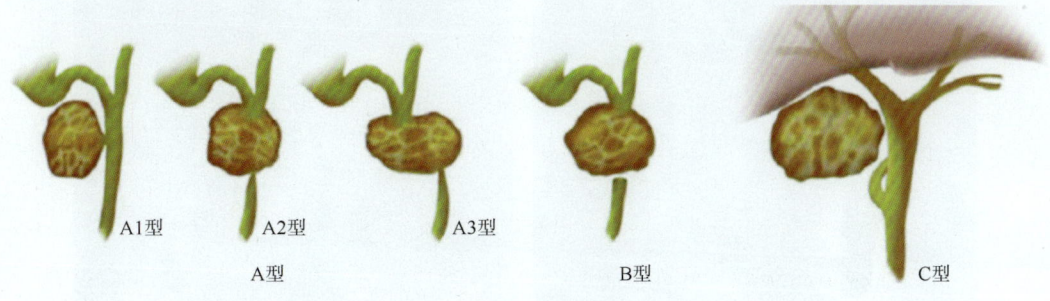

图11-9　胆瘘分型
A型，与胆管沟通型；B型，远端胆管离断型；C型，孤立型

（二）适应证与禁忌证

胆瘘患者胆道系统通常无扩张，经皮经肝胆汁外引流术（PTBD）治疗可较为困难，不作为胆瘘的一线治疗方案，可用于无法行内镜或手术治疗及两者疗效不佳的胆瘘。超声或CT引导下经皮肝穿刺引流是胆汁瘤的传统治疗方法。PTBD相对禁忌证包括凝血功能障碍、造影剂过敏及大量腹水者。

手术治疗用于内镜或介入治疗失败、症状加重并出现弥漫性腹膜炎、胆总管撕裂伴活动性出血或胆总管横断性损伤患者，并应在胆瘘继发感染已被控制的情况下进行。

（三）手术操作与技巧

1. 内镜下鼻胆管引流术（ENBD，图11-10）　通过十二指肠镜将鼻胆管内端置入胆瘘口上方，外端通过鼻腔引出，可提供持续的负压引流胆汁，减少胆汁漏出，同时便于

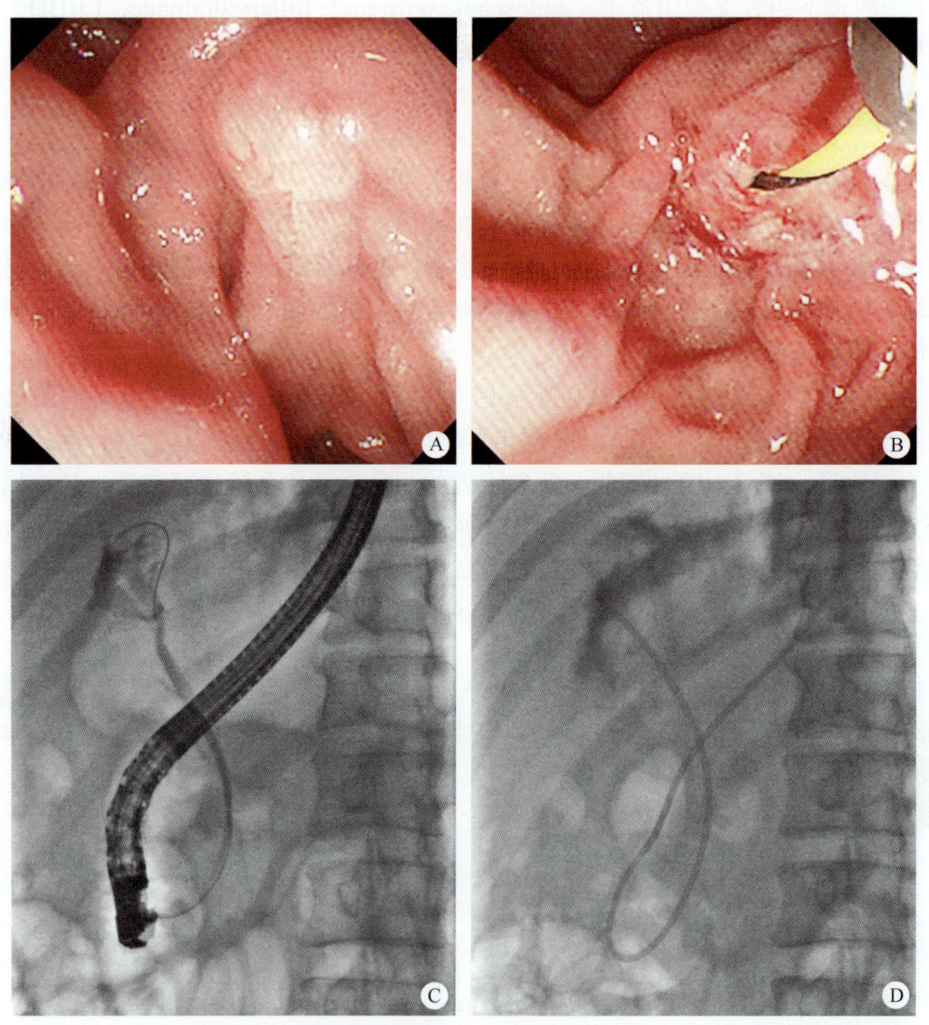

图11-10　胆瘘内镜下鼻胆管引流术
A. 内镜下可见十二指肠乳头；B. 弓刀带导丝超选胆总管；C. 超选胆总管成功后造影，见造影剂自肝左管弥散流入腹腔；
D. 沿导丝置入鼻胆引流管

观察和记录胆汁的引流量和性状,通过鼻胆管造影可评估胆瘘的愈合情况,避免再次行ERCP。其适用于病情危重及无法耐受手术患者的胆瘘治疗,不适用于肝性脑病及感染中毒性脑病患者及中重度消化道静脉曲张和需要长期引流的患者。

2. 内镜下胆管支架引流术(ERBD,图 11-11) 内镜下将塑料支架或金属支架置入胆管内,起到支撑引流、减少胆汁外漏及继发胆道狭窄的作用,可用于合并胆道狭窄的胆瘘患者。

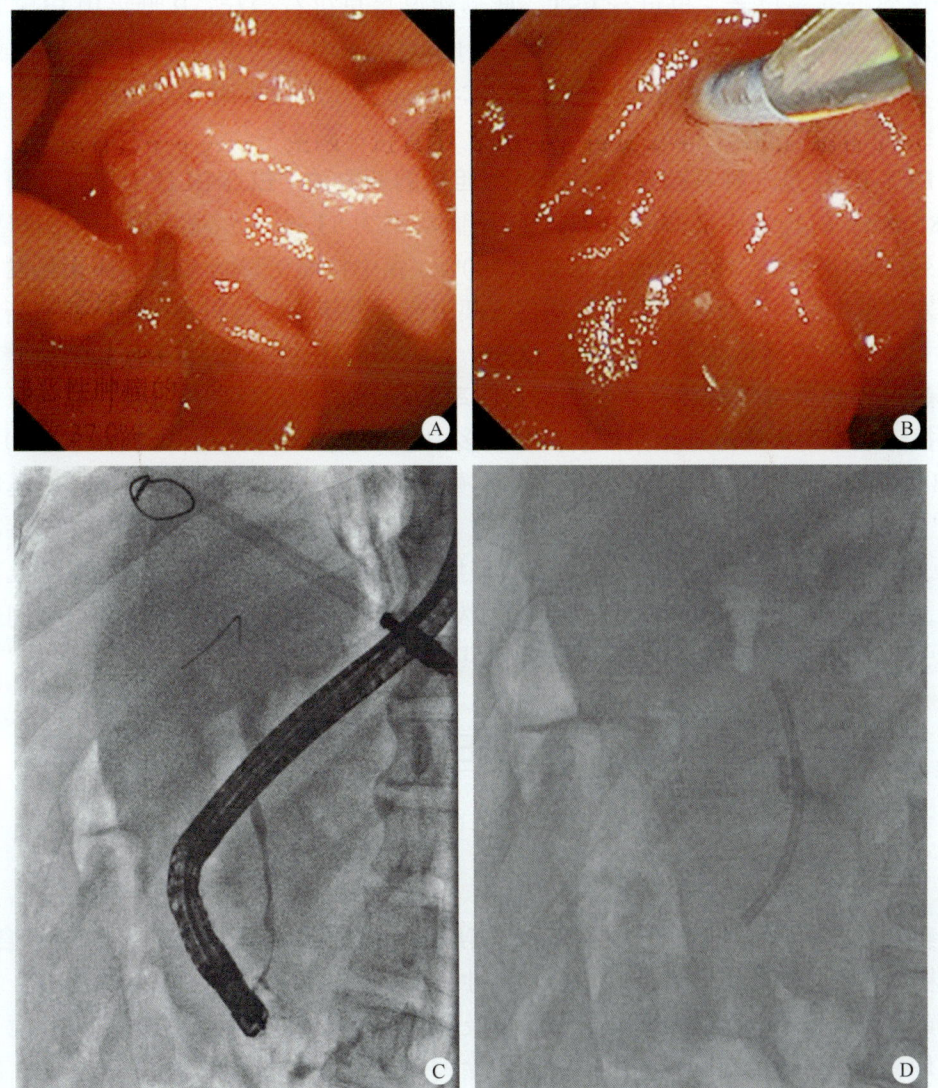

图 11-11 胆瘘内镜下胆管支架引流术
A. 内镜下见十二指肠乳头;B. 弓刀带导丝超选胆总管,造影可见胆管下段局部造影剂外渗;C. 沿导丝置入塑料胆管支架;D. 沿导丝置入塑料支架(8.5F,5cm)

3. 超声内镜引导下胆汁瘤引流术(EUS-BLD) 无症状或直径较小的胆汁瘤一般可行保守治疗,而对于具有临床表现或直径较大(>5cm)的胆汁瘤,需要行引流治疗。相比传统超声或CT引导下经皮肝穿刺引流,EUS-BLD具有以下优势:内引流符合生理特点;

避免外引流管移动而导致感染风险增加；肝尾叶部位穿刺引流较容易。

（四）共识中的热点问题与研究进展

1. 胆瘘新分型对胆瘘内镜下治疗方式的选择具有重要参考价值 对于 A、B、C 三型的胆瘘，推荐不同的内镜干预方式。A 型多为医源性原因与外伤引起的胆瘘，采用 ENBD、ERBD 或 PTBD 等胆道引流术，降低胆管内压，利于胆瘘愈合。对于个别末端胆管瘘邻近乳头口者，也可行 EST，此型建议尽早进行治疗；B 型采用 EUS-BLD、PTBD 治疗，或必要时再次行胆肠吻合术；对于 C 型，其原因多为外伤、战创伤或术后，无症状者可观察，有症状或胆汁瘤较大者（＞5cm），建议采用 EUS-BLD、CT 或 B 超引导下穿刺引流术治疗。

2. EUS-BLD 是一种有前景的治疗 C 型胆瘘的新方法 EUS-BLD 治疗胆汁瘤（中位直径 68.5mm）的技术成功率为 100%，临床成功率为 83.3%（5/6），其中 1 例需要行内镜下坏死组织切除术，最终临床成功率为 100%，在中位随访时间 83.5 天内无复发及治疗相关并发症发生。大部分病例采用双猪尾支架引流，近年来，金属支架包括双蘑菇头金属支架及 FCSEMS 等逐渐应用于 EUS-BLD 中，显示出良好的应用前景。

3. 超级微创引流术对胆瘘外引流管拔除率的影响 为了阐明内镜引流术后胆瘘外引流管的拔除成功率，并检查相关因素，一项多中心回顾性研究在 2014 年 4 月至 2019 年 3 月于 13 家机构招募了 99 例胆瘘患者。它回顾了 66 例最初接受内镜介入治疗胆囊切除术（n=17）或肝切除术（n=49）后胆瘘的患者。结果发现在胆囊切除术后胆瘘中，首次内镜干预后，拔除外引流管者为 100%，几乎所有病例（16/17）均成功拔除了经乳头支架。相比之下，在肝切除术后胆瘘中，外引流管的拔除率为 44.9%（22/49），所有 22 例患者最终无须引流。较低的体重指数是肝切除术后胆瘘无须外引流的唯一重要因素。

第四节 胆囊结石、胆囊炎超级微创治疗术

一、概 述

胆囊结石是一种常见的胆管系统疾病，其形成与多种因素相关，如不合理的饮食结构、肥胖、糖尿病等。胆囊结石可伴发急性及慢性胆囊炎，主要症状包括右上腹疼痛、恶心、呕吐和黄疸等。目前，腹腔镜下胆囊切除术及药物治疗是其主要治疗方式。腹腔镜下胆囊切除术是一种有效的治疗手段，可以微创切除病变胆囊，以达到根治疾病的目的。然而，胆囊切除可能会引起胆囊切除术后综合征等问题，对患者的消化功能产生一定影响。药物治疗主要是通过口服熊去氧胆酸等溶石药物溶解结石。然而，药物治疗时间较长，且部分患者可能无法彻底溶解结石。

超过 80% 的胆囊结石患者无任何症状。胆囊出口被结石阻塞时患者会出现持续性腹痛。疼痛最常发生于腹部右上象限，也可发生于上腹部、胸骨后区域或腹部左上象限。这种疼痛通常会放射至同侧肩胛骨，还伴有呕吐、胀气、消化不良和腹胀等其他症状。①合并胆

囊炎时，可出现血清转氨酶升高，白细胞计数升高。②经腹超声检查对大于 1.5mm 的胆结石的检测具有良好的敏感度和特异度，超声检查可提供胆囊内结石大小、负荷和流动性及胆囊体积、壁厚（即急性或慢性胆囊炎或餐后可发现弥漫性胆囊壁增厚超过 3mm）和胆管直径等信息。③超声内镜检查（EUS）可以在发现其他检查无法发现的小胆结石时发挥作用，如一些经腹超声无法发现的微结石。

二、胆囊结石经十二指肠乳头超级微创碎石取石术

胆囊结石经十二指肠乳头超级微创碎石取石术又称胆囊结石超级微创取出术。这一技术方法是指经口内镜下将胆囊结石取出的手术，其不但避免了胆囊切除，并且保留了乳头括约肌的功能，是一种新兴的手术方式。ERCP 已成为一种成熟的胆管结石治疗技术，然而对胆囊结石仍无法有效治疗，其主要技术瓶颈为透视条件下导丝超选进入胆囊管存在困难。经口胆管镜技术的出现，使直视下导丝超选进入胆囊难度显著降低，提高了胆囊管超选成功率。同时，从理论上讲，经口胆管镜在直视下可以进行吸引取石及直视下网篮取石。因此，经口胆管镜技术及相关器械的发展为经十二指肠乳头途径实现胆囊结石取石提供了可能。

（一）适应证与禁忌证

1. 适应证 ①胆囊泥沙样结石；②较小的单发块状胆囊结石；③有较强保胆意愿的胆囊结石患者；④健康状况较差，不宜行胆囊切除术的胆囊结石患者；⑤胆囊大小形状正常的胆囊结石患者。

2. 禁忌证 ①急性胆囊炎期间；②胆囊形态异常；③高度怀疑胆囊癌患者的胆囊结石；④较大且多发的块状胆囊结石。

（二）术前准备

1. 胃肠道准备 术前 1～2 天开始进流食，麻醉前禁食 6h、禁水 2h，结直肠手术可通过服用导泻剂或灌肠等清洁肠道。

2. 术前检查 术前腹部 CT 检查明确结石位置及结石性质。完善血常规、血生化、凝血功能及心电图、超声心动图等相关检查。

3. 停用药物 停用影响凝血的药物（阿司匹林停药 7 天、低分子肝素停药 3 天、肝素停药 6～12h、华法林停药 3 天）。

（三）手术操作与技巧（图 11-12）

（1）首先，采用双导丝法进行胆管插管，经胆管造影可发现胆总管（CBD）结石。随后，将乳头支撑器（直径 12mm，长度 30mm）沿导丝放置在胆管下端，随即在内镜下可见大量的胆汁和泥沙样结石从乳头支撑器开口处流出（图 11-12A）。

（2）应用球囊扩张乳头支撑器，然后将经口胆管镜沿导丝经支撑器置入 CBD（图 11-12B）。

经口胆管镜辅助下胆囊结石取出术具有在直视下治疗胆囊结石的潜力。该技术的潜在优势如下：①与传统 ERCP 技术 X 线透视下操作相比，直视下胆管镜角度调整可使导丝更容易超选进入胆囊管；②视线清晰的情况下，在最合适的位置打开取石网篮，可以及时抓取结石；③操作者能及时发现胆囊管穿孔、出血、损伤等相关不良事件；④术后可检查是否有残余胆管结石；⑤保留胆囊功能，避免胆囊缺失引起胆囊切除术后综合征等相关不良事件；⑥经十二指肠乳头入路，具有更小的创伤。

三、急性化脓性胆囊炎经穿刺通道超声内镜引导下抽吸术

急性化脓性胆囊炎是由细菌感染引起的胆囊急性化脓性炎症，炎症波及胆囊壁全层，继而胆囊腔内出现脓性渗出物，严重者可出现胆囊坏疽、胆囊穿孔、胆瘘、急性腹膜炎等危及生命的并发症。最常见的原因是胆囊结石嵌顿在胆囊颈或胆囊管造成梗阻的基础上发生细菌感染。典型症状包括右上腹疼痛、发热、恶心、呕吐等，严重时可出现感染性休克、急性腹膜炎相关症状。

急性化脓性胆囊炎经穿刺通道超声内镜引导下抽吸术又称超声内镜引导胆囊细针穿刺抽吸术。这一技术方法是指在超声内镜引导下通过胃或十二指肠扫查胆囊，确定穿刺部位，并使用穿刺针对胆囊进行穿刺抽吸脓液的技术，是治疗急性化脓性胆囊炎的方式之一，属于超级微创手术，实现了保留器官解剖结构不变的基础上去除疾病的目的。

（一）急性化脓性胆囊炎的诊断

临床表现为右上腹或剑突下疼痛，伴发热，查体提示右上腹压痛，可触及肿大的胆囊，Murphy 征阳性。白细胞计数、C 反应蛋白、降钙素原等反应全身炎症征象及细菌感染的指标升高。腹部超声常提示胆囊体积增大、胆囊壁异常增厚、胆囊呈"双边"征及胆囊腔内可见点状混杂回声，可随体位或按压而移动。CT、MRI 除评估胆囊病变外，对并发症情况也有很好的诊断价值。超声内镜不受肠道气体干扰，观察胆囊病变更为清晰。

（二）适应证与禁忌证

1. 适应证　根据病史、实验室检查、影像学检查确诊为急性化脓性胆囊炎者。

2. 禁忌证　①生命体征不稳定，难以耐受手术者；②严重凝血功能障碍者；③上消化道梗阻，内镜无法到达十二指肠乳头者；④已经发生胆囊坏疽、穿孔、胆瘘或腹腔感染者。

（三）手术操作与技巧

1. 麻醉与体位　在无插管静脉麻醉下进行手术，对于误吸风险高、心肺功能不全的患者，可采用气管内插管全身麻醉。手术采用左侧卧位，注意保暖、调节室温及输液温度，避免压疮。

2. 手术操作步骤

（1）选择穿刺路径：使用线阵超声内镜分别在胃窦、十二指肠球部对胆囊及周围组织器官进行扫查，观察胆囊的大小、位置、壁厚、内容物及其与周围结构的关系等，避开血

管及其他器官，选择最佳穿刺部位。

（2）安装穿刺针：将19G穿刺针插入钳道并固定，利用抬钳器调整至选定的穿刺路径上，推出外鞘管抵住消化道管壁，在彩色多普勒模式下确定穿刺路径中无血管。

（3）穿刺胆囊：测量外鞘管头端至胆囊腔内的距离，并固定内芯、锁定至该距离。持续吸引的同时，选择合适的穿刺路径进行胆囊穿刺（图11-13）。

（4）抽吸脓液：拔出内芯，使用负压注射器回抽可见脓性胆汁，可使用生理盐水反复冲洗至胆囊液清亮。

（5）拔出穿刺针。

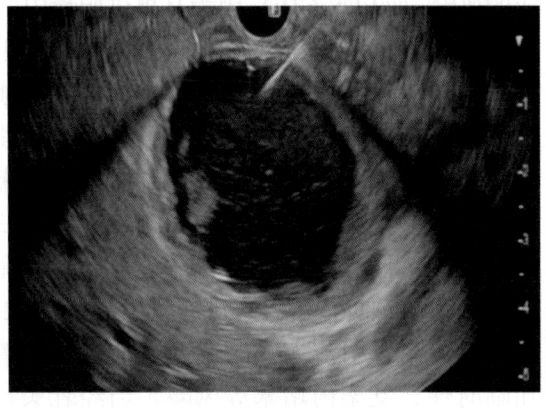

图11-13 胆囊穿刺引流

（四）术后处理

禁食水，抑酸、补液、营养支持，继续应用抗生素；观察有无腹痛、发热、胆瘘、腹膜炎、消化道出血等并发症出现；复查血常规、C反应蛋白、降钙素原、血生化等，复查腹部超声、CT或MRI等检查。

（五）共识中的热点问题与研究进展

急性胆囊炎根据严重程度可分为3级。Ⅰ级（轻度），即胆囊仅有轻微的炎症改变；Ⅱ级（中度），即急性胆囊炎合并白细胞计数＞$18×10^9$/L、右上腹压痛、发病＞72h或胆囊气肿、坏疽、胆囊周围脓肿、胆源性腹膜炎等局限性严重炎症；Ⅲ级，即重度急性胆囊炎合并心血管、神经、意识、呼吸、肝肾或造血等功能障碍。经腹腔镜下胆囊切除术是目前的一线治疗方法。但是在胆囊炎急性期、高危急性胆囊炎、多种合并症及高龄患者中，行胆囊切除术可能会造成并发症及病死率升高，其中对于合并器官功能不全、Ⅱ级的治疗选择更为多样化。随着内镜技术的发展，内镜下胆囊引流术也逐渐成为重要的治疗手段，如内镜下经乳头胆囊引流术（endoscopic transpapillary gallbladder drainage，ETGBD）或超声内镜引导胆囊穿刺引流术（endoscopic ultrasound-guided gallbladder drain-age，EUS-GBD），这些基础的内镜技术使黏膜端操作补充传统外科浆膜端操作成为新的热点，目前临床数据可提示出现较为满意的临床疗效，归因于微创的特征及超级微创内镜技术领域的发展，目前来看，EUS-GBD的禁忌证范围相对缩小，而适应证逐渐扩大。

目前临床上急性胆囊炎主要有几种微创的治疗方法，经皮胆囊引流术（PTGBD）是最广泛的处理手段，对于循环难以维持且病情较危重的患者，PGBD的成功率及临床缓解率均较高，技术和临床成功率分别为98%和90%，低手术不良事件发生率为3.7%。PTGBD的主要缺陷在于其仅仅是一种暂时措施，允许胆囊暂时引流，通过对引流液进行观察并调节引流流速来促进炎症消退。它在设计上缺乏一个长期的解决方案，且引流管放置时间延长与胆囊炎复发、插管脱落、患者不适和生活质量问题的风险相关，长期应用有导致瘘管形

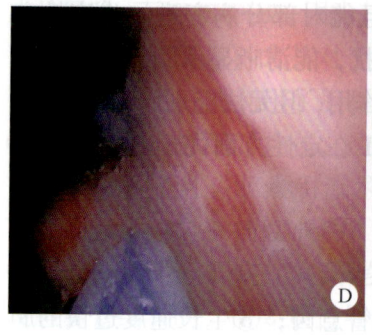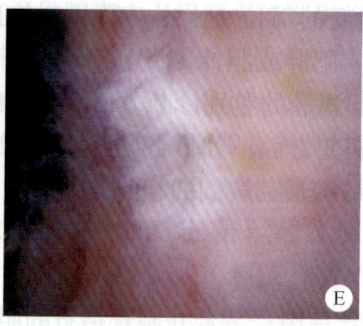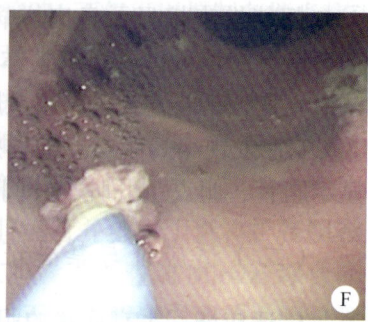

图 11-14　CA-EMR 临床实践操作过程

A. 将配备 1.8mm 工作通道的经口胆管镜插入胆总管，在胆总管下段可见宽基底的息肉样病变；B. 在息肉样病灶基底部直视下使用注射针进行黏膜下注射；C、D. 胆管镜直视下用圈套器圈套病变；E. 切除后创面呈苍白色；F. 在经口胆管镜直视下应用网篮抓取病变后成功经口取出病变

（五）术后处理

（1）术后密切关注患者生命体征与腹部体征变化，以及是否存在呕血和黑便的情况。术后 24h 及 72h 分别检测患者血常规及静脉血淀粉酶、脂肪酶。当临床综合判断考虑存在胆道出血、PEP、胆道穿孔、消化道出血/穿孔等相关不良事件时，及时进行腹部 CT 和（或）内镜检查以明确病情。

（2）患者术后禁食水 3 天，如果没有异常的腹部体征并且术后化验指标未见明显异常，可以经流食及半流食逐步过渡饮食。术后 3 天给予 PPI、抗生素治疗，如果术后出现胰腺炎、胆道出血或消化道出血，则使用时间相应延长。此外，如果术后出现胰腺炎，需要及时给予生长抑素治疗。需要说明的是，对于消化道出血，如果保守治疗无效，需要及时尝试内镜、外科者介入等手段进行止血治疗。

（六）术后随访

建议术后采用密切的电话及门诊随访记录不良事件的发生。同时，告知并敦促患者在术后 3 个月、6 个月、1 年、2 年、3 年、4 年、5 年分别返院进行内镜复查。

（七）经典案例

视频 11-3

患者，男性，61 岁，因"胆总管结石"于笔者所在医院行 ERCP，在取石术后行经口胆管镜检查，以确认网篮取石术后是否残留结石，但在胆总管发现一个宽基底的息肉样病变。在胆管镜下对上述病变进行了活检，病理结果显示为轻度不典型增生。充分告知患者及其家属 CA-EMR 的相关风险并签署知情同意书后，为患者实施了 CA-EMR（视频 11-3）。

（八）共识中的热点问题与研究进展

目前，经口胆胰管镜直视下诊疗技术已经在胆胰管结石、胆胰管肿瘤、胆胰管不明原因狭窄等疾病的诊疗领域广泛应用。然而，针对胆胰管系统息肉样病变的经口胆胰管镜直视下治疗技术尚无进展，主要原因为设备研发方面存在瓶颈。令狐恩强团队自主研发的经口胆管镜直视下配套使用的电凝电切圈套器性能良好，并且初步在体外环境、体内动物实验及人体临床实践中验证了 CA-EMR 的有效性与可行性。下一步，将进行大样本临床实践研究，以系统证实上述器械及技术的安全性及可行性。

参 考 文 献

黄永辉，王琨，张贺军，等，2018. 应用和谐夹行十二指肠乳头成型术对 Oddi 括约肌功能恢复效果的初探. 中华消化内镜杂志，35（11）：823-827.

李宇，郝杰，刘学民，等，2022. SpyGlass 经口胆道镜在肝移植术后胆道狭窄诊治中的应用. 中华消化内镜杂志，39（12）：998-1003.

孙仁虎，金海林，韩树堂，2020.2 种引流方案在急性梗阻性化脓性胆管炎急诊救治中的应用效果比较. 临床急诊杂志，21（8）：603-607.

张多强，彭波，刘晶，等，2024. 内镜夹闭乳头成形术在内镜逆行胰胆管造影术中的应用. 中国内镜杂志，30（6）：1-7.

张凯，闫军，2020. 急性梗阻性化脓性胆管炎诊疗的研究进展. 临床与病理杂志，40（7）：1902-1907.

张文刚，柴宁莉，令狐恩强，2023. 经口胆道镜超级微创诊断术中不明原因胆道狭窄（IBS）病变性质鉴别新标准. 中华胃肠内镜电子杂志，10（1）：11-13.

张文刚，张波，王佳凤，等，2023. 直视下超级微创圈套电凝切除术探索研究. 中华胃肠内镜电子杂志，10（03）：190-191.

张炎晖，李兆申，2022. 恶性胆管狭窄内镜诊断的研究进展. 中华消化内镜杂志，39（3）：245-248.

中华消化杂志编辑委员会，中华医学会消化病学分会肝胆疾病协作组，2019. 中国慢性胆囊炎、胆囊结石内科诊疗共识意见（2018 年）. 中华消化杂志，39（2）：73-79.

中华医学会外科学分会胆道外科学组，中国医师协会外科医师分会胆道外科医师委员会，2019. 胆道镜在肝胆管结石病诊断与治疗中的应用专家共识（2019 版）. 中华消化外科杂志，18（7）：611-615.

中华医学会消化内镜学分会 ERCP 学组，中国医师协会消化医师分会胆胰学组，国家消化系统疾病临床医学研究中心，2018. 中国经内镜逆行胰胆管造影术指南（2018 版）. 临床肝胆病杂志，34（12）：2537-2554.

中华医学会消化内镜学分会，令狐恩强，柴宁莉，等，2023. 中国经口胆胰管镜超级微创诊疗技术共识意见（2023 年，北京）. 中华胃肠内镜电子杂志，10（4）：217-239.

中华医学会消化内镜学分会，中国医师协会内镜医师分会，北京医学会消化内镜学分会，2020. 中国胆瘘消化内镜诊治专家共识（2020，北京）. 中华胃肠内镜电子杂志，7（3）：108-116.

Alameel T，Bain V，Sandha G，2013. Clinical application of a single-operator direct visualization system improves the diagnostic and therapeutic yield of endoscopic retrograde cholangiopancreatography. Can J Gastroenterol，27（1）：15-19.

Almadi M A，Itoi T，Moon J H，et al.，2020. Using single-operator cholangioscopy for endoscopic evaluation of indeterminate biliary strictures: results from a large multinational registry. Endoscopy，52（7）：574-582.

Arvanitakis M，Devière J，2009. Endoscopic retrograde cholangiopancreatography（ERCP）. Endoscopy，41（10）：890-894.

Bang J Y，Navaneethan U，Hasan M，et al.，2020. Optimizing outcomes of single-operator cholangioscopy-guided biopsies based on a randomized trial. Clin Gastroenterol Hepatol，18（2）：441-448+e1.

Bokemeyer A，Gross D，Brückner M，et al.，2019. Digital single-operator cholangioscopy: a useful tool for of long-term follow-up. Saudi J Gastroenterol, 24（3）: 183.

Ogura T, Imanishi M, Kurisu Y, et al., 2017. Prospective evaluation of digital single-operator cholangioscope for diagnostic and therapeutic procedures（with videos）. Dig Endosc, 29（7）: 782-789.

Okamoto K, Suzuki K, Takada T, et al., 2018.Tokyo Guidelines 2018: flowchart for the management of acute cholecystitis. J Hepatobiliary Pancreat Sci, 25（1）: 55-72.

Osanai M, Itoi T, Igarashi Y, et al., 2013. Peroral video cholangioscopy to evaluate indeterminate bile duct lesions and preoperative mucosal cancerous extension: a prospective multicenter study. Endoscopy, 45（8）: 635-642.

Pereira P, Santos S, Morais R, et al., 2020. Role of peroral cholangioscopy for diagnosis and staging of biliary tumors. Dig Dis, 38（5）: 431-440.

Pereira-Lima J C, Jakobs R, Winter U H, et al., 1998. Long-term results（7 to 10 years）of endoscopic papillotomy for choledocholithiasis. Multivariate analysis of prognostic factors for the recurrence of biliary symptoms. Gastrointest Endosc, 48（5）: 457-464.

Pisano M, Allievi N, Gurusamy K, et al., 2020.2020 World Society of Emergency Surgery updated guidelines for the diagnosis and treatment of acute Calculus cholecystitis. World J Emerg Surg, 15（1）: 61.

Raghavapuram S, Girotra M, Robertson J D, et al., 2016. Successful management of ischemic cholangiopathy after failed endoscopic/percutaneous interventions, facilitated by digital cholangioscopy. Gastrointest Endosc, 84（6）: 1053-1054.

Ramchandani M, Reddy D N, Gupta R, et al., 2011. Role of single-operator peroral cholangioscopy in the diagnosis of indeterminate biliary lesions: a single-center, prospective study. Gastrointest Endosc, 74（3）: 511-519.

Real-Noval H, Fernández-Fernández J, Soler-Dorda G, 2019. Predicting factors for the diagnosis of gangrene acute cholecystitis. Cir Cir, 87（4）: 443-449.

Robles-Medranda C, Valero M, Soria-Alcivar M, et al., 2018. Reliability and accuracy of a novel classification system using peroral cholangioscopy for the diagnosis of bile duct lesions. Endoscopy, 50（11）: 1059-1070.

Ruemmele P, Hofstaedter F, Gelbmann C M, 2009. Secondary sclerosing cholangitis. Nat Rev Gastroenterol Hepatol, 6: 287-295.

Sethi A, Tyberg A, Slivka A, et al., 2020. Digital single-operator cholangioscopy（DSOC）improves interobserver agreement（IOA）and accuracy for evaluation of indeterminate biliary strictures. J Clin Gastroenterol, 56（2）: e94-e97.

Shah R, Raijman I, Brauer B, et al., 2017. Performance of a fully disposable, digital, single-operator cholangiopancreatoscope. Endoscopy, 49（7）: 651-658.

Siiki A, Sand J, Laukkarinen J, 2018. A systematic review of biodegradable biliary stents: promising biocompatibility without stent removal. Eur J Gastroenterol Hepatol, 30（8）: 813-818.

Sobani Z A, Ling C, Rustagi T, 2021. Endoscopic ultrasound-guided gallbladder drainage. Dig Dis Sci, 66（7）: 2154-2161.

Song G, Zhao H Q, Liu Q, et al., 2022. A review on biodegradable biliary stents: materials and future trends. Bioact Mater, 17: 488-495.

Tieu A H, Kumbhari V, Jakhete N, et al., 2015. Diagnostic and therapeutic utility of SpyGlass® peroral cholangioscopy in intraductal biliary disease: single-center, retrospective, cohort study. Dig Endosc, 27（4）: 479-485.

Ulla-Rocha J L, Lopez-Piñeiro S, Dominguez-Comesaña E, 2016. EUS-guided transgastric drainage of perihepatic biloma after laparoscopic liver metastasectomy from colon cancer. J Gastrointest Cancer, 47(4): 468-469.

Wang Y C, Chang H, Zhang Y P, et al., 2021. Endoscopic endoclip papilloplasty preserves sphincter of oddi function. Eur J Clin Invest, 51(3): e13408.

Yan S, Tejaswi S, 2019. Clinical impact of digital cholangioscopy in management of indeterminate biliary strictures and complex biliary stones: a single-center study. Ther Adv Gastrointest Endosc, 12: 2631774519853160.

Yan X E, Zheng W, Zhang Y P, et al., 2020. Endoclip papillaplasty restores sphincter of oddi function: pilot study. Dig Endosc, 33(6): 962-969.

Yıldırım A E, Konduk B T, 2021. Multicenter randomized trial of endoscopic papillary large balloon dilation without sphincterotomy versus endoscopic sphincterotomy for removal of bile duct stones: marvelous trial. Endoscopy, 53(2): 212.

Yonamine K, Koshita S, Kanno Y, et al., 2022. EUS-guided transluminal drainage for a huge perihepatic biloma covering the right hepatic lobe (with video). Endoscopic Ultrasound, 12(2): 284-285.

Yu J F, Zhang D L, Wang Y B, et al., 2022. Digital single-operator cholangioscopy for biliary stricture after cadaveric liver transplantation. World J Gastrointest Oncol, 14(5): 1037-1049.

Zhang C C, Rupp C, Exarchos X, et al., 2023. Scheduled endoscopic treatment of biliary anastomotic and nonanastomotic strictures after orthotopic liver transplantation. Gastrointest Endosc, 97(1): 42-49.

Zhang H X, Gao J P, Sun Z, et al., 2023. Diagnostic accuracy of updated risk assessment criteria and development of novel computational prediction models for patients with suspected choledocholithiasis. Surg Endosc, 37(9): 7348-7357.

Zhang W G, Chai N L, Zhai Y Q, et al., 2023. Cholangioscopy-assisted extraction of choledocholithiasis and partial sediment-like gallstones through papillary support: a pilot exploration for super minimally invasive surgery. Endoscopy, 55(S 01): E274-E275.

Zhang W G, Ding H, Li Z J, et al., 2023. Laparoscopic common bile duct exploration through the cystic duct using flexible cholangioscopy combined with cholecystectomy for managing cholecysto-choledocholithiasis. Endoscopy, 55(S 01): E659-E661.

第十二章 胰腺疾病的超级微创治疗术

第一节 胰腺囊性肿瘤经穿刺通道超级微创聚桂醇消融术

胰腺囊性肿瘤（pancreatic cystic neoplasm，PCN）是指源于胰腺导管上皮和（或）间质组织的囊性肿瘤性病变，以腺管或腺泡上皮增生、分泌物潴留形成囊肿为主要特征。过去认为其是一种少见的胰腺肿瘤，然而随着医学影像学的不断发展和人们体检意识的提高，PCN 检出率不断增加，有研究显示 1995～2010 年每年检出率提高 8%。PCN 的检出率报道不一，其中 CT 和 MRI 检查的检出率分别为 0.7%～8.7% 和 2.4%～49.1%，尸检中发现的概率也高达 50%。然而，上述这些数据可能低估其发病率，因为有 3.6%～36.7% 的 PCN 患者无症状，且有高达 50% 的患者是在术后诊断为 PCN。随着 PCN 检出率提高，PCN 诊治引起越来越多的关注。PCN 主要包括黏液性囊性瘤（mucinous cystic neoplasm，MCN）、导管内乳头状黏液性肿瘤（intraductal papillary mucinous neoplasm，IPMN）、浆液性囊腺瘤（serous cystic neoplasm，SCN）、实性假乳头状肿瘤（solid pseudopapillary neoplasm，SPN）和囊性神经内分泌肿瘤（cystic neuroendocrine tumor，cNET）等。不同病变类型生物学行为差异大、表现多样且恶性变风险不一，后续处理方式也不尽相同。随着 PCN 检出率不断增加，其精确诊断引起越来越多的重视。传统影像学检查对于 PCN 的诊断准确性很局限，EUS 及其引导下系列诊断技术的出现提高了 PCN 的准确诊断率，诊断中多种技术可联合应用且优势互补。

对于 PCN 管理，传统管理方法主要包括外科手术治疗和定期监测。然而，外科手术治疗创伤大、并发症发生率高；定期监测会增加患者经济和心理负担，也可能导致疾病治疗延误。因而，探究 PCN 微创治疗方法成为主要研究热点。2005 年以来，国内外陆续报道超声内镜（EUS）引导下消融微创治疗技术，这一治疗技术改变了传统的 PCN 管理模式。EUS 引导消融术包括化学消融和物理消融。化学消融介质主要包括无水乙醇、聚桂醇、紫杉醇、吉西他滨等，物理消融主要是射频消融。综合目前已有的研究，初步显示 EUS 引导消融术治疗 PCN 可以使相当一部分患者避免外科手术，明显提高了术后的生活质量。消融术的治疗理念不同于传统外科手术。外科手术在切除囊性肿瘤的同时，以切除部分器官为代价，而器官的切除直接导致了诸多明显影响生活质量的并发症。EUS 引导消融术在消除囊性肿瘤的同时，并没有改变胰腺的解剖结构，即并没有切除任何的正常器官，从而保持了原有人体解剖结构的完整性。

（一）胰腺囊性肿瘤的诊断

1. 腹部超声　是初步筛查的首选，但常受腹部气体影响。

2. CT　使用薄层CT可以详细观察肿瘤的大小、位置、囊实性、有无分隔及钙化等特征。

3. MRI　是诊断PCN的首选方法。MRI提供高对比度和多序列的影像，特别适用于观察囊腔、囊内壁结节、内部分隔、周围胰腺实质和胰管系统等。磁共振胰胆管成像（magnetic resonance cholangiopancreatography，MRCP）主要显示胰管、胆管及其分支结构等，是判断PCN与胰管关系的最佳序列。

4. EUS及其引导下系列诊断技术　EUS可实时动态近距离对PCN进行精细扫查，能够较好地显示分隔、壁结节等囊腔内结构及血流情况，能够发现病变内部更微细结构以辅助诊断。随着内镜技术、设备和附件的不断发展，目前能够实现造影增强EUS（contrast-enhanced EUS，CE-EUS）和EUS引导细针穿刺活检（EUS-guided fine-needle aspiration，EUS-FNA）为基础的系列诊断技术，后者包括囊液分析、囊内镜检查、囊内共聚焦激光显微内镜（confocal laser endomicroscopy，CLE）、囊内穿刺活检（EUS-TTNB）等技术。相比其他影像学检查，EUS及其引导下相关诊断技术能够为PCN的诊断提供更多信息，有助于鉴别诊断，明显提高PCN的诊断准确率。国内外指南均推荐EUS是PCN的重要补充诊断方法。

5. 内镜逆行胰胆管造影（ERCP）　用于评估胰管形态，确定有无梗阻，并可收集样本进行细胞学分析。

6. 胰管镜　胰管镜的独特优势在于可直接观察主胰管，并可以进行组织学活检。现行胰管镜系统可通过十二指肠镜的工作通道，且胰管镜本身自带活检工作通道，可直视下通过活检钳进行组织病理学取材。

（二）适应证与禁忌证

1. 适应证　最佳适应证为尚未癌变的低风险黏液性PCN患者。

2. 禁忌证

（1）绝对禁忌证：内镜检查禁忌，预期寿命短，妊娠，凝血功能障碍，活动性胰腺炎，胰腺坏死或有恶性变征象。

（2）相对禁忌证：良性或低度恶性囊肿（如SCN）；主胰管扩张＞5mm，与主胰管明确相通；有强化的壁结节，分隔＞6个，囊壁增厚，分隔增厚，囊内有明显的实性成分；急性胰腺炎病史。

（三）术前准备

（1）向患者及其家属充分告知消融术的风险及获益，签署知情同意书。

（2）完善血常规、血生化、凝血功能、血清八项、血型、心电图、胸部X线片或CT、腹部MRI或CT、麻醉评估等内镜检查及治疗所需相关项目并核对结果。

（3）核实抗凝或抗血小板或活血药物应用情况，根据患者情况停用或过渡治疗。

（4）术前禁食6～8h，禁水4～6h。

（5）麻醉准备：左侧卧位、静脉麻醉。

（四）手术操作与技巧

手术操作与技巧如下（图12-1，视频12-1）。

（1）EUS评估病变的部位、数目、大小、形态及囊壁的厚度、囊内分隔的厚度、子囊的大小和数目、囊内实性成分的大小、壁结节的大小、有无钙化、与胰管关系，CDFI观察内部有无血流等。EUS检查发现囊性病变中有实性成分，但无法区分是壁结节、坏死组织还是沉积物时，超声造影可通过囊内实性成分是否强化辅助鉴别。

（2）EUS引导穿刺抽吸：EUS引导下用19G或22G穿刺针穿刺后抽吸囊液，记录抽吸液量，观察囊液性状、黏稠度，送生化、肿瘤标志物、细胞学或分子生物标志物检测等。

（3）如有条件，行EUS引导囊内镜或细针型共聚焦激光显微内镜检查协助评估病变。若囊液浑浊，可用生理盐水盥洗后观察。

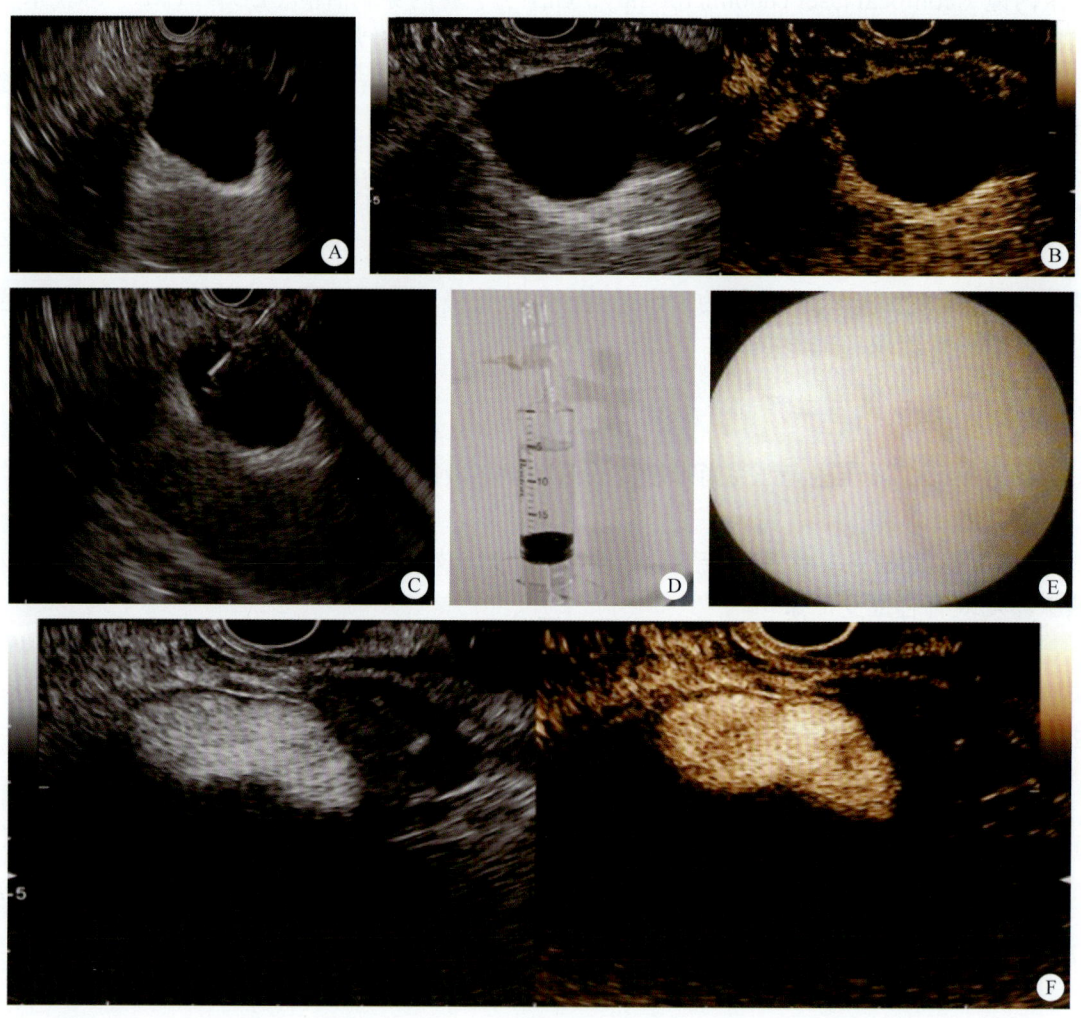

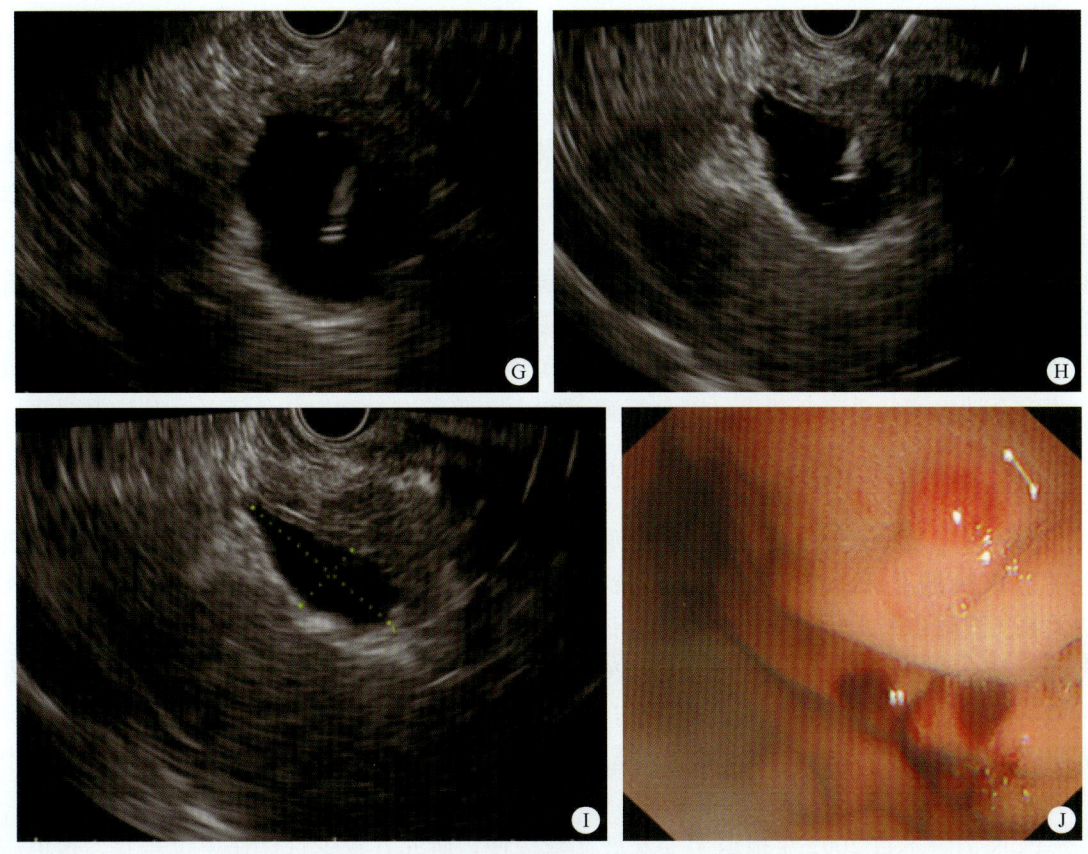

图 12-1 EUS 引导聚桂醇消融术操作步骤

A. EUS 评估显示胰尾部可见大小约 3.75cm×3.16cm 无回声结构，其内可见小分隔样结构，无乳头样结构；B. EUS 造影显示囊壁呈较高增强，分隔增强不明显；C. EUS 引导细针穿刺：可见穿刺针位于囊内；D. 抽吸出清亮无色透明囊液，未见絮状物；E. 通过 19G 穿刺针置入 Spyglass，可见树枝状血管网；F. 腔内造影：囊腔与胰管不相通；G. 抽吸囊腔，尽量吸尽囊腔气体及液体；H. 通过穿刺针注入消融剂聚桂醇进行消融，盥洗 3 次；I. 保留约 2/3 聚桂醇于囊内；J. 拔除穿刺针，观察穿刺点无渗血

（4）如有条件，进行囊内穿刺活检。可用穿刺针穿刺囊内实性成分及囊壁，获取组织细胞进行诊断；也可用微小的活检钳通过穿刺针送入 PCN 的囊内，直接对囊壁或囊内的分隔、实性成分等进行活检，从而获取足够的标本进行组织学检查。

（5）评估提示可行聚桂醇消融术，而后可施行。消融前尽量吸净囊液，由抽出等量囊液量的聚桂醇进行消融，盥洗 3 次，时间约 3min，最后留置聚桂醇于囊内。

视频 12-1

（6）拔出穿刺针，观察穿刺点，无渗血后退镜。

（五）术后处理

术后禁食 3 天，禁水 1 天；次晨完善血常规及胰腺功能检查。术后常规静脉滴注质子泵抑制剂及抗生素 3 天。若有腹痛等不适，及时复查血淀粉酶、脂肪酶，必要时完善腹部影像学评估。如出现胰腺炎或高淀粉酶血症，给予胰酶抑制剂对症支持治疗。如存在感染，可延长抗生素应用时间或调整抗生素。3天后逐步过渡饮食。

（六）术后随访

（1）消融术后的患者应进行定期随访观察。随访观察一方面是观察消融的疗效和并发症，另一方面是观察患者是否并发了胰腺癌。术后3个月复查胰腺CT和（或）MRI。其后间隔6个月、1年复查。

（2）消融后疗效判断主要依据术后影像学显示肿瘤缩小的程度。肿瘤完全消失，影像学上看不到病变；几乎完全消失，体积减小≥95%；显著有效，体积减小75%～94%；有效，体积减小25%～74%；稳定，体积减小0～24%；进展，体积增大。完全缓解（CR），肿瘤完全消失或几乎完全消失；部分缓解（PR），显著有效和有效；无效，稳定和进展。

（七）共识中的热点问题与研究进展

传统影像学检查对PCN的诊断准确率很局限，EUS及其引导下系列诊断技术的出现提高了PCN的准确诊断率，且诊断中多种技术可联合应用。EUS诊断与操作者经验有密切关系，国内诊断水平差异大，后续应该着重进行规范化培训，整体提高EUS诊断水平。在选择EUS相关诊断技术时，应结合PCN患者临床特征、患者意愿、硬件设施、操作者习惯等进行个体化选择，每种诊断方法的规范与标准尚需要进一步研究，后续结合卫生经济学综合制订EUS诊断的标准规范。随着内镜设备和附件的发展，EUS将在PCN诊治中的价值不断扩展。

PCN消融术自2005年报道至今发展比较缓慢，研究者较少且存在单位差异，报道病例数相对少，消融效果评价方式不统一，相关结论信服度不够，需要前瞻性、多中心、大样本、长期随访研究进一步验证。目前关于病变消融的长期随访研究仍是空白，消融的长期有效性及安全性仍不明确。大部分研究均未设立对照，不同消融剂对比效果研究需要进一步完善，EUS引导消融术的操作规范也需要进一步研究论证。

第二节　胰管结石超级微创取出术

一、概　述

胰管结石是由各种原因引起胰液中钙离子或蛋白质等沉淀于胰管内形成的混合晶体或蛋白栓，可发生于主要导管或侧支，常继发于慢性胰腺炎，引起胰管上游梗阻，导致胰腺炎和腹痛反复发作。慢性胰腺炎患者在起病后5～14年，胰腺结石的发病率会从50%逐渐增加到100%。胰管结石的治疗原则是解除梗阻，取净结石，通畅引流，缓解梗阻引起的疼痛。

胰管结石患者多有一些非特异性症状如顽固性上腹痛反复发作、腹泻、消化不良及体重减轻等。B超检查可以对绝大多数患者做出正确诊断，表现为胰管扩张及胰管内强回声光团。MRCP作为一种无创性检查方法现已取代B超成为胰管结石新的诊断方法，可充分显示胰管的状态，确定结石的位置及数量，多发的小结石可见"串珠状"改变。CT 也可以对本病做出诊断，主要表现为胰腺不均匀增大、胰管结石及胰管扩张。

二、胰管结石经十二指肠乳头超级微创取出术 + 体外冲击波碎石术

2020 年慢性胰腺炎国际共识指南确定将体外冲击波碎石术（extracorporeal shock wave lithotripsy，ESWL）作为胰管结石的首选治疗方法，而内镜治疗被推荐用于处理 ESWL 后残留的细小或碎裂的结石。ESWL 后的胰管结石，可联合经十二指肠乳头超级微创取出术治疗。多项研究表明，胰管结石采用 ESWL 治疗，碎石清除率高，术后疼痛显著改善，患者的预后生活质量明显提高。

ESWL 是以电磁脉冲发生器的物理学原理为基础，通过 X 线或超声对胰管结石进行精确定位，能够在无创的情况下穿过机体组织，将高压力和较高能量的冲击波直接作用于体内结石，使结石在数小时内受到数千次的冲击波作用而被击碎，并且便于结石被击碎排出体外。早期的 ESWL 设备采用水槽式结构，缺点是体积大、定位不精准、操作复杂且患者痛苦较大。随着技术革新，水囊式结构的碎石机问世，显著减轻了患者治疗时的痛苦，并减少了相关并发症的发生，逐渐得到广泛应用。目前，ESWL 技术已趋于成熟，对组织损伤较小，治疗范围较大，对于较深部位的结石也有良好的治疗效果。

起初 ESWL 主要用于肾结石的碎石治疗。1987 年，ESWL 首次由 Sauerbruch 等应用于胰管结石治疗，标志着 ESWL 在胰管结石治疗中应用的开始。其后经过 30 余年的发展，ESWL 被认为是一种安全、有效和非侵入性的治疗方法，近年来，ESWL 在胰管结石治疗中的应用逐渐增多，并取得了显著进展，目前已成为胰管结石的一线治疗方法。欧洲消化内镜协会于 2018 年建议胰管结石 ESWL 的适应证为胰腺头部/体部 > 5mm 的不透 X 线的梗阻性主胰管结石或内镜取出胰管结石失败的患者。随着技术的优化和适应证的扩大，ESWL 还可应用于一些特殊类型的胰管结石。国内上海长海医院消化内科率先开展 ESWL 治疗胰管结石，ESWL 联合 ERCP 的主胰管结石完全清除率达 72%，主胰管成功引流达到 90%，而且，对于胰腺术后胰管结石，ESWL 也取得良好的效果。

（一）适应证与禁忌证

1. 适应证

（1）结石大小：ESWL 主要适用于直径超过 5mm 的胰管结石。对于这类较大结石，传统的内镜取石方法通常难以直接取出，而 ESWL 则能够有效将其粉碎至易于排出的细小颗粒。

（2）结石位置：ESWL 适用于位于胰头或胰体部的胰管结石。这些部位的结石由于位置较深，传统的内镜取石方法操作难度较大，而 ESWL 则能够利用冲击波的能量穿透组织，直达结石部位进行碎石处理。

（3）合并胰管狭窄：对于伴有胰管狭窄的胰管结石患者，ESWL 联合内镜治疗能够取得更佳的治疗效果。ESWL 充分碎石后，联合 ERCP 和内镜下治疗，行胰管扩张和支架置入等操作，以解除胰管狭窄并促进结石碎片排出。

（4）ERCP取石失败的患者：ESWL可作为经ERCP取石失败的患者的补充治疗方法。ERCP虽然具有创伤小、恢复快等优点，但对于部分复杂结石，仍难以直接取出。此时，采用ESWL进行碎石处理后再行ERCP取石，可提高结石清除率并改善患者预后。

2. 禁忌证 主要包括胰腺恶性病变、冲击波传导通路上存在其他钙化、心肺功能严重不全及妊娠等。

（二）手术操作与技巧

1. 术前准备 为了提高ESWL的疗效和安全性，《2020年国际共识指南：慢性胰腺炎内镜介入治疗》提出了以下建议：术前准备，明确结石负荷、位置及性质，对于射线可透过的结石，可留置鼻-胰管辅助定位。

2. 手术过程（图12-2，图12-3）

（1）能量设置：起始采用较低的能量，逐步增加功率，以减少肾损伤。

（2）对于碎石后未自发排出或可排出的结石，可行ERCP进一步取石。

（3）治疗时多采用从胰头到胰尾的顺序，每个冲击波治疗点位不超过5000次冲击，频率一般为90~120次/分，每次治疗时间为60~90min。

（三）共识中的热点问题与研究进展

随着医疗技术的不断进步，ESWL设备将进一步得到优化和改进。新型碎石机将具有更高的精准度、更低的组织损伤率和更广泛的应用范围。此外，数字化胰管镜辅助碎石术等新兴技术也将为胰管结石的治疗提供更多选择。每位胰管结石患者的病情和结石情况不尽相同，因此个体化治疗将成为未来的发展趋势。医生将根据患者的具体情况制订个性化的治疗方案，包括选择合适的治疗手段、设置合理的碎石参数等，以提高治疗效果和患者生活质量。胰管结石的治疗涉及多个学科领域，包括消化内科、肝胆外科、放射科等。

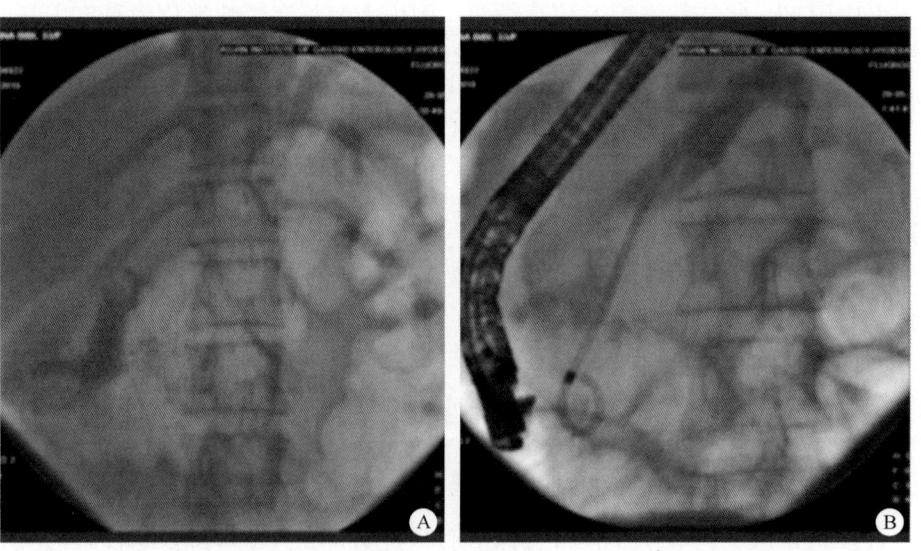

图12-2 胰管结石经十二指肠乳头超级微创取出术+体外冲击波碎石术
A. ESWL前胰管结石X线定位；B. ESWL后于ERCP置入胰管支架

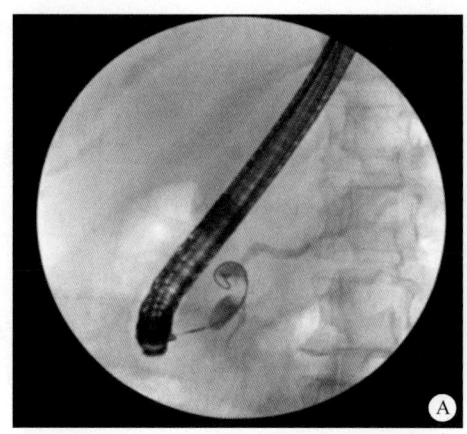
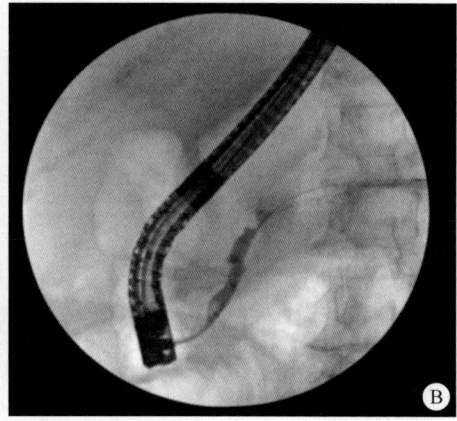

图 12-3　胰管结石经十二指肠乳头超级微创取出术
A. 慢性胰腺炎患者并发胰头小结石；B. 球囊清扫胰管结石

未来，多学科协作将成为胰管结石治疗的重要模式。通过多学科团队的共同努力，可以为患者提供更加全面、精准的治疗方案，提高治疗效果和患者满意度。

多项研究已证实 ESWL 在治疗胰管大结石中的有效性。一项荟萃分析显示，ESWL 的完全碎石率为 86.3%，完全胰管清除率为 69.8%，随访期间完全疼痛缓解率为 64.2%。尽管 ESWL 在大多数患者中是成功的，但仍有约 25% 的患者在长期随访期间会出现结石复发。胰头孤立性结石、结石密度低、ESWL 前留置胰管支架、使用胰泌素等因素是 ESWL 后胰管清理成功的预测因素。ESWL 的严重并发症不常见，最常见的不良事件是术后胰腺炎，发生率约为 4%。此外，ESWL 还可能引起血尿、皮肤瘀斑等轻微并发症，但一般可自行缓解。对于存在禁忌证的患者，应严格避免应用 ESWL，以免造成不必要的损伤。

1. ESWL 联合 ERCP 治疗胰管结石　尽管 ESWL 在治疗胰管结石方面取得了显著疗效，但单独采用 ESWL 通常难以达到完全清除结石的目的。特别是直径较大、硬度较高的结石，ESWL 后仍需要通过 ERCP 进一步取石。ERCP 通过逆行插管并注入造影剂，可以直观地显示胰胆管情况，便于精准取石。因此，ESWL 联合 ERCP 已成为治疗胰管结石的标准方案之一。ESWL 联合 ERCP 治疗胰管结石具有创伤小、操作简单、并发症少等优点。ESWL 能够将大结石碎裂成小块，便于 ERCP 取石；而 ERCP 则能够直接清除碎石后的残余结石，提高结石清除率。此外，联合治疗还能有效缓解胰管高压、改善胰腺微循环，有利于减缓胰腺组织损伤。

2. ESWL 在胰管狭窄治疗中的应用　胰管狭窄是胰管结石的常见并发症之一，多由慢性炎症、结石压迫等因素引起。胰管狭窄可导致胰液引流不畅、胰管内压力升高，进而加重胰腺损伤。因此，在治疗胰管结石的同时，还需要关注胰管狭窄的治疗。对于伴有胰管狭窄的患者，ESWL 可以通过碎裂结石、减轻胰管压迫的方式间接改善胰管狭窄。此外，结合 ERCP 技术，还可以进行胰管括约肌切开术、探条或气囊扩张及胰管支架置入术等治疗，进一步改善胰管狭窄状况。胰管支架置入术是治疗胰管狭窄的重要手段之一。塑料材质的胰管支架应用最为广泛，其直径和长度可根据患者具体情况进行选择。

支架置入后可有效解除胰管狭窄、梗阻，改善胰液引流状况。对于 ESWL 后残余结石的引流也具有重要意义。特别是对于胰头部胰管狭窄伴下游结石梗阻的患者，胰管支架置入术的疗效更佳。

三、胰管结石经口胰管镜下超级微创取石术

胰管结石常继发于慢性胰腺炎，而在酒精性慢性胰腺炎患者中，其发生率高达90%。常规 ERCP 应用括约肌切开、球囊/网篮取石、机械碎石等方法可有效治疗较小的（≤5mm）胰管结石，而对于较大的（>5mm）或者多发胰管结石，实现完全结石清除存在技术挑战。

经口胰管镜直视下碎石术（LL/EHL）为困难胰管结石提供了新的治疗选择。一项针对主胰管结石的研究对比了 ERCP 伴或不伴经口胰管镜直视下碎石术的治疗效果，结果显示 ERCP 联合经口胰管镜直视下碎石术可较常规 ERCP 取石显著提高技术成功率（98.8% vs 87.6%，$P<0.001$），且前者治疗组中结石更大、数量更多、嵌顿结石比例更高。

（一）适应证与禁忌证

1. 适应证 ①偏大且致密的胰管结石；②合并胰管狭窄的胰管结石；③胰腺尾部的胰管结石；④阻塞性胰管结石且无并发症。

2. 禁忌证 ①可疑的胰头肿块；②具有原生乳头和胰管中有非常远端结石；③健康状况较差，存在中或重度腹水；④急性胆管炎期。

（二）术前准备

1. 胃肠道准备 术前 1～2 天开始进流食，麻醉前禁食 6h、禁水 2h，结直肠手术可通过服用导泻剂或灌肠等清洁肠道。

2. 术前检查 术前腹部 CT 检查明确结石位置及结石性质。完善血常规、血生化、凝血功能及心电图、超声心动图等相关检查。

3. 停用药物 停用影响凝血的药物（阿司匹林停药 7 天、低分子肝素停药 3 天、肝素停药 6～12h、华法林停药 3 天）。

（三）手术操作与技巧

患者于全身麻醉下取左侧卧位检查：胰管镜通过十二指肠镜插入胰管。液电碎石（EHL）和激光碎石（LL）电脉冲通过含水介质传递，探针尖端与结石接触或距离结石 1～2mm。EHL 设置（1.9F 光纤）为 10～20 脉冲/秒，功率为 50～100W；对于 LL（200μm、272μm 或 365μm 光纤，Versa Pulse Power Suite 20W 钬激光器），能量为 0.8～2.5J，频率为 8～15Hz，功率为 9～30W。两种形式的导管内碎石可在同一治疗期间进行。碎石后，用回收球囊、篮筐或两种方法联合取出 <5mm 的残余结石碎片。

（四）术后处理

术后密切关注患者生命体征与腹部体征变化，以及是否存在呕血或黑便的情况。术后24h及72h分别检测患者血常规及静脉血淀粉酶、脂肪酶。当临床综合判断考虑存在消化道出血/穿孔及PEP等相关不良事件时，及时进行腹部CT和（或）内镜检查以明确病情。

患者术后禁食水6天，如果没有异常的腹部体征并且术后化验指标未见明显异常，可以经流食及半流食逐步过渡饮食。术后6天，给予PPI、抗生素治疗，如果术后出现胰腺炎及消化道出血，则使用时间相应延长。此外，如果PEP，需要及时给予生长抑素治疗。需要说明的是，对于消化道出血，如果保守治疗无效，需要及时尝试内镜、外科或介入等手段进行止血治疗。

（五）术后随访

术后建议采用密切的电话及门诊随访记录不良事件的发生。同时，告知并敦促患者在术后3个月、6个月、1年、2年、3年、4年、5年分别返院进行内镜复查。

（六）共识中的热点问题与研究进展

50%～90%的慢性胰腺炎患者会出现胰管结石，可能出现胰管内高压并导致剧烈疼痛。这种疼痛通常用阿片类药物治疗，这不仅会造成依赖风险，而且还会增加住院率。切除胰管结石的标准方法包括ERCP联合括约肌切开术、下游狭窄扩张、球囊和（或）网篮取石术及采用ESWL对较大结石进行碎石。

虽然ERCP技术已经发展和完善，但它仍然受内镜专家只能通过透视间接观察结构的限制。这种间接显像在较大的胰管结石和不确定的胰管狭窄患者中尤其有限。此外，胰管直径较小，ERCP难以完全取出和清除部分结石碎片，包括分布在胰管尾部的结石、胰管狭窄和嵌埋在胰管内的大结石。ERCP的缺点包括：①胆管和胰管探查存在盲点，只能通过间接血管造影对胆管和胰管进行成像，而不能直接判断病变；②结石取出率低，对复杂结石的治疗效率低，特别是对于分布在胰管尾部伴有狭窄胰管和较大直径的结石，以及嵌埋在胰管内的结石；③ERCP对病变部位的细胞刷刮阳性率低，难以满足临床诊断和治疗的需要。ESWL在欧洲和亚洲被广泛使用。然而，ESWL有一些局限性，包括对高密度或透光性结石的疗效有限，一次治疗多发性结石的能力有限，不能治疗下游胰管狭窄，而后者会增加瘀血风险，减少结石碎片清除，并可能与结石复发有关。因此，ERCP和ESWL都可能受不精确、选择可用性和去除较大的嵌塞结石效果降低的限制。

经口胰管镜检查的引入，使胰管结石的靶向治疗成为可能，包括EHL和LL。既往研究结果显示，经口胰管镜直视下碎石术治疗困难胰管结石的完全结石清除率为79%～100%。Brewer Gutierrez等进行了一项回顾性多中心研究，共纳入109例有症状胰管结石患者，其中大多数接受过常规ERCP取石或ESWL治疗，结果显示，结石完全清除率为89.9%，单次碎石成功率为73.5%，其中EHL和LL疗效相当（结石完全清除率：94.1% vs 100%，P=0.243；单次碎石成功率：77.1% vs 70%，P=0.5），而EHL的平均操作时间更长（74.4min vs 53.8min，$P<0.001$）。

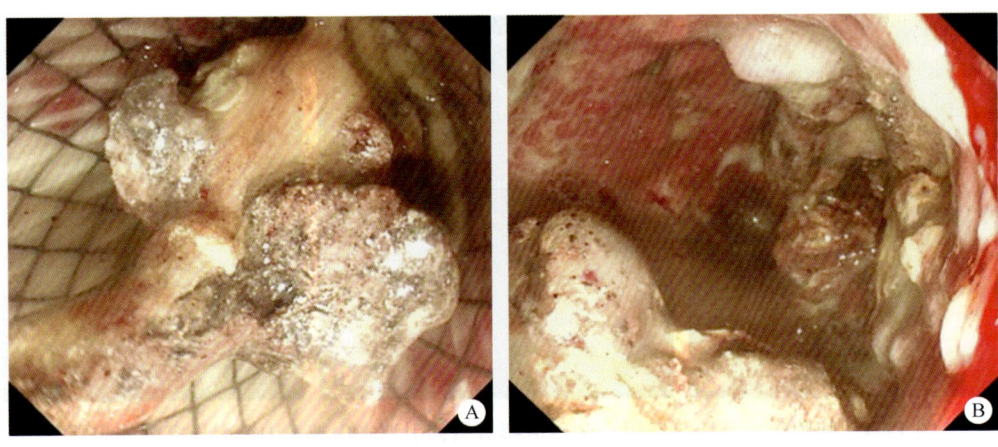

图 12-6 胰腺包裹性坏死经胃穿刺通道超级微创清创术的步骤
A. 冲洗、清除胃端法兰坏死物；B. 进入囊内清除坏死物

（五）经典案例

病史：患者，青年男性，主因"间断腹痛3年余"入院。既往胰腺炎病史4年余，CT提示胰腺头颈及体部多发囊性低密度影，胰腺体尾部体积缩小（图12-7）。

诊断：胰腺包裹性坏死。

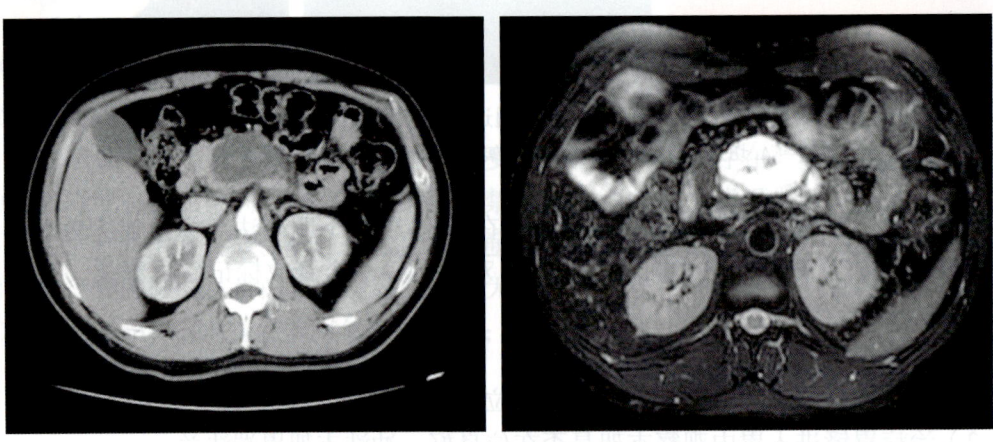

图 12-7 增强CT及MRI均可见囊内信号不均匀，病变大小约7.8cm×4.5cm

支架置入后给予了2次内镜直视下清创，内镜下可见大量坏死组织，并可见裸露血管（图12-8）。

第2次清创后囊内坏死组织基本被清除（图12-9，视频12-2）。术后1个月复查CT可见WON基本消失，遂行内镜下支架取出术。

（六）共识中的热点问题与研究进展

1. 在进行经胃壁穿刺超级微创引流术治疗时应用何种支架更安全有效 内镜下引流主要使用的支架有塑料支架和金属支架。在目前的研究中，有结果表明金属支架比塑料支架引流效果更好、并发症更少。而在金属支架的选择上，"一步法"热支架与自膨式金属支架相比，操作更简便，但其成本更高，目前仍需要更多研究比较证实两种支架的功效和安全性。

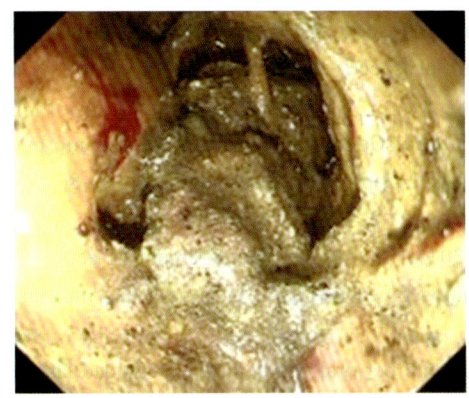 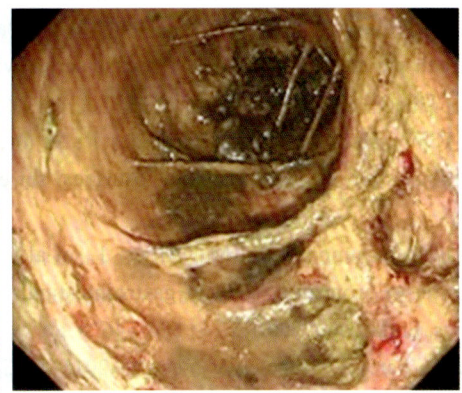

图 12-8　第 1 次内镜直视下清创

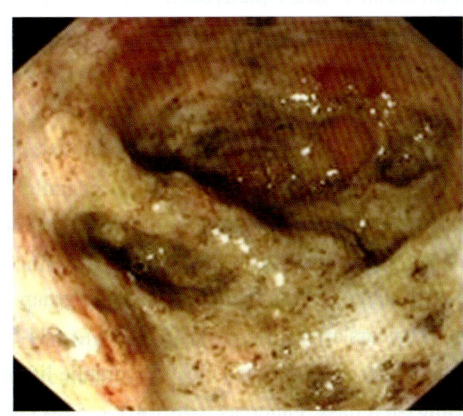 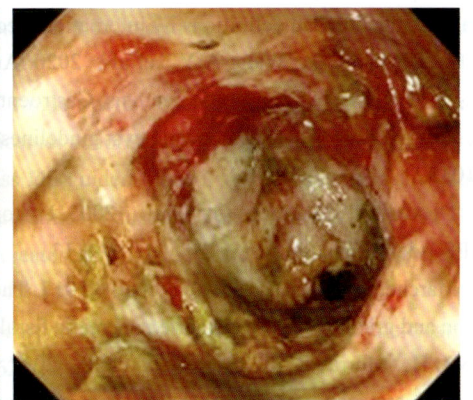

图 12-9　第 2 次内镜直视下清创

2. 支架置入后根据需要进行 DEN　有研究表明，大多数 WON 在金属支架置入后，不需要额外的内镜清创即可达到引流效果。在内镜下引流及支架置入后瘘管成熟、支架完全膨胀到允许内镜通过需要几天时间，若过早进行内镜下清创，需要额外扩张瘘管，增加成本，也可能增加支架移位、WON 及腹腔感染等风险。因此大多数内镜医生选择在支架置入后 2～3 天进行内镜下清创。而是否需要清创，则根据患者的临床状况和引流效果按需进行。

视频 12-2

参 考 文 献

翟亚奇，柴宁莉，令狐恩强，等，2019. 外科术后胰瘘：消化内镜介入治疗的"新战场". 中华胃肠内镜电子杂志，6（2）：77-81.

李兆申，金震东，李汛，2023. 中国胰腺囊性肿瘤诊断指南（2022 年）. 临床肝胆病杂志，39（2）：290-298.

for chronic pancreatitis in collaboration with the International Association of Pancreatology, the American Pancreatic Association, the Japan Pancreas Society, and European Pancreatic Club. Pancreatology, 20（6）: 1045-1055.

Le Moine O, Matos C, Closset J, et al., 2004. Endoscopic management of pancreatic fistula after pancreatic and other abdominal surgery. Best Practice & Research Clinical Gastroenterology, 18（5）: 957-975.

Milovic V, Wehrmann T, Dietrich C F, et al., 2011. Extracorporeal shock wave lithotripsy with a transportable mini-lithotripter and subsequent endoscopic treatment improves clinical outcome in obstructive calcific chronic pancreatitis. Gastrointest Endosc, 74（6）: 1294-1299.

Minami K, Iwasaki E, Itoi T, et al., 2017. Successful EUS-guided nondilated pancreatic duct stent placementin patient with refractory pancreatic fistula after pancreaticoduodenectomy. VideoGIE, 2（11）: 315-316.

Nahm C, Connor S, Samra J, et al., 2018. Postoperative pancreatic fistula: a review of traditional and emerging concepts. Clinical and Experimental Gastroenterology, 11: 105-118.

Ogura T, Okuda A, Imanishi M, et al., 2019. Electrohydraulic lithotripsy for pancreatic duct stones under digital single-operator pancreatoscopy（with video）. Dig Dis Sci, 64（5）: 1377-1382.

Onodera M, Kawakami H, Kuwatani M, et al., 2012. Endoscopic ultrasound-guided transmural drainage for pancreatic fistula or pancreatic duct dilation after pancreatic surgery. Surgical Endoscopy, 26（6）: 1710-1717.

Sauerbruch T, Holl J, Sackmann M, et al., 1987. Disintegration of a pancreatic duct stone with extracorporeal shock waves in a patient with chronic pancreatitis. Endoscopy, 19（5）: 207-208.

Sharaiha R Z, Tyberg A, Khashab M A, et al., 2016. Endoscopic therapy with lumen-apposing metal stents is safe and effective for patients with pancreatic walled-off necrosis. Clin Gastroenterol Hepatol, 14（12）: 1797-1803.

Sharzehi K, 2019. Management of pancreatic duct stones. Curr Gastroenterol Rep, 21（11）: 63.

Siddiqui A A, Kowalski T E, Loren D E, et al., 2017. Fully covered self-expanding metal stents versus lumen-apposing fully covered self-expanding metal stent versus plastic stents for endoscopic drainage of pancreatic walled-off necrosis: clinical outcomes and success. Gastrointest Endosc, 85（4）: 758-765.

Smith Z L, Satyavada S, Simons-Linares R, et al., 2021. Intracystic glucose and carcinoembryonic antigen in differentiating histologically-confirmed pancreatic mucinous neoplastic cysts. American Journal of Gastroenterology, 117（3）: 478-485.

Stark A, Donahue T R, Reber H A, et al., 2016. Pancreatic cyst disease. JAMA, 315（17）: 1882-1893.

Tandan M, Nageshwar Reddy D, Talukdar R, et al., 2019. ESWL for large pancreatic calculi: report of over 5000 patients. Pancreatology, 19（7）: 916-921.

Telford J J, Farrell J J, Saltzman J R, et al., 2002. Pancreatic stent placement for duct disruption. Gastrointestinal Endoscopy, 56（1）: 18-24.

van der Wiel S E, Stassen P M C, Poley J W, et al., 2022. Pancreatoscopy-guided electrohydraulic lithotripsy for the treatment of obstructive pancreatic duct stones: a prospective consecutive case series. Gastrointest Endosc, 95（5）: 905-914.e2.

van Huijgevoort N C M, Veld J V, Fockens P, et al., 2020. Success of extracorporeal shock wave lithotripsy and ERCP in symptomatic pancreatic duct stones: a systematic review and meta-analysis. Endosc Int Open, 8（8）: E1070-E1085.

Vege S S, Ziring B, Jain R, et al., 2015. American gastroenterological association institute guideline on the diagnosis and management of asymptomatic neoplastic pancreatic cysts. Gastroenterology, 148（4）:

e12-e13.

Wang D, Ji J T, Xin L, et al., 2018. Extracorporeal shock wave lithotripsy for chronic pancreatitis patients with stones after pancreatic surgery. Pancreas, 47（5）: 609-616.

Yamamoto S, Inui K, Katano Y, et al., 2022. Pancreatic stones: clinical outcomes with nonsurgical treatment in a Japanese single-center study. Pancreas, 51（2）: 205-211.

Yoon J G, Smith D, Ojili V, et al., 2021. Pancreatic cystic neoplasms: a review of current recommendations for surveillance and management. Abdominal Radiology, 46（8）: 3946-3962.

第十三章 肠道疾病的超级微创治疗术

第一节 早期结直肠癌超级微创切除术

一、概　述

结直肠癌（colorectal cancer，CRC）起源于结直肠黏膜上皮，是临床最常见的消化道恶性肿瘤之一。调查发现，结直肠癌占世界每年诊断出的癌症和癌症相关死亡人数的近十分之一，在女性常见癌症中排名第二，男性常见癌症中排名第三。随着我国居民生活方式的改变，结直肠癌已成为我国消化系统患病率最高的癌症。早期发现、及时诊断和积极治疗对降低结直肠癌的发病率和死亡率极为重要。早期结直肠癌（early colorectal cancer，ECC）定义为病变浸润深度局限于黏膜及黏膜下层的任意大小的结直肠上皮性肿瘤，无论有无淋巴结转移。肿瘤浸润局限于黏膜层称为黏膜内癌（M期癌），浸润至黏膜下层但未侵犯固有肌层称为黏膜下癌（SM期癌）。进一步细化，病变仅局限于黏膜上皮层者称为M1期癌，浸润基底膜侵入黏膜固有层者称为M2期癌，浸润至黏膜肌层者称为M3期癌，浸润至黏膜下层上1/3、中1/3、下1/3者分别称为SM1期癌、SM2期癌、SM3期癌。一般病变侵犯未超过黏膜下层上1/3（1000μm）的早期结直肠癌可通过内镜下治疗。

（一）适应证与禁忌证

1. 适应证 早期结直肠癌内镜下切除治疗主要用于淋巴结转移风险小，且经评估肿瘤的大小和部位后预计可实现内镜下整块切除的病变。目前国内指南中内镜治疗的适应证主要参考日本的指南。

日本结直肠癌学会指南（2022年版）早期结直肠癌内镜切除指征：①黏膜内癌或黏膜下层轻度浸润癌；②病变大小不受限制；③任何类型的大体形态。

国内最新共识推荐对于最大直径＞20mm的难以使用EMR行一次性完全切除的病变、抬举征阴性的病变及＞10mm的EMR残留或在治疗后复查再次行EMR治疗困难的病变，可采用内镜黏膜下层剥离术进行处理。

2. 禁忌证 ①术前评估发生黏膜下深浸润、固有肌层侵犯、淋巴结转移甚至远处转移；②患者不能配合；③严重心肺疾病不能耐受内镜治疗；④伴血液病、凝血功能障碍及服用抗凝药的患者，凝血功能尚未纠正；⑤生命体征不稳定；⑥肠腔环周病变、累及多个皱襞等评估技术难度大、穿孔风险高的病变；⑦伴其他器官恶性肿瘤，预期寿命短；⑧肠道急性炎症活动期，如活动性溃疡性结肠炎等。

（二）术前准备

（1）评估患者全身状况，再次排除麻醉及内镜治疗禁忌证。向患者及其家属详细讲述内镜切除治疗的操作过程、预期结果、并发症等，签署知情同意书。

（2）所有患者行心电监护，根据患者情况，可应用丙泊酚静脉麻醉。

（3）术前应充分进行肠道准备，对于肠道准备不佳的患者，操作开始前反复冲洗肠道，清除残余粪便和液体。

（三）术后处理

（1）术后标本处理：在组织离体后，内镜医师需要将整块黏膜标本展平，黏膜面朝上用不锈钢细针固定于平板上，区分口侧断端和肛侧断端等，具体流程及细节参照最新版《内镜黏膜下剥离术/内镜黏膜切除术标本常规制片专家共识》。

（2）术后第1天禁食；密切监测血压、脉搏、呼吸、体温等生命体征，密切观察有无腹痛、腹胀，检查肝浊音界，并进行必要的实验室检查，包括血常规、C反应蛋白等，如临床表现及相关检查无异常，术后第2天开始给予流食2～3天，而后改少渣半流食，一般术后住院5～7天即可出院。

（3）术后不提倡常规使用抗生素。对于切除范围大、操作时间长、肠道准备差、穿孔风险高者，可考虑应用第二代或第三代头孢菌素+硝基咪唑类药物预防性抗感染，用药一般不超过72h。对于出血风险较大者，可酌情使用止血药物。

（4）并发症的处理：术中穿孔应先尝试早期内镜下夹闭；术后迟发性出血首选内镜下止血；结直肠ESD术后黏膜缺损大于周径90%是术后狭窄的独立危险因素，内镜球囊扩张术可有效治疗大部分狭窄。

（四）早期结直肠癌超级微创切除术实施中的技术方法

早期结直肠癌可通过SMIS实现治愈，多通过经肛自然腔道通道和经隧道通道开展内镜治疗，可以开展超级微创非全层切除术与全层切除术。技术方法包括早期结直肠癌经肛超级微创切除术（per-oral super minimally invasive resection for early colorectal cancer），是指经肛内镜下将早期结直肠癌局部完整切除的技术；早期结直肠癌经隧道超级微创切除术（per-tunnel super minimally invasive resection for early colorectal cancer），是指经隧道内镜下将早期结直肠癌局部完整切除的技术。

早期结直肠癌超级微创手术现阶段应用的技术方法与既往名称列举如表13-1。

表13-1 早期结直肠癌超级微创手术技术方法与既往名称列举

序号	超级微创手术（SMIS）	技术方法	既往名称
1	早期结直肠癌经肛超级微创切除术	超级微创非全层切除术	内镜黏膜下剥离术
			牵引辅助内镜黏膜下剥离术
			透明帽辅助内镜黏膜切除术
			内镜黏膜切除术

续表

序号	超级微创手术（SMIS）	技术方法	既往名称
2	早期结直肠癌经肛超级微创切除术	超级微创全层切除术	内镜黏膜下全层切除术
			牵引辅助内镜全层切除术
3	早期结直肠癌经隧道超级微创切除术	超级微创非全层切除术	隧道法内镜黏膜下剥离术
			牵引辅助内镜黏膜下剥离术

二、早期结直肠癌经肛超级微创非全层切除术

Ⅰ.内镜黏膜下剥离术

早期结直肠癌经肛超级微创非全层切除术可以通过内镜黏膜下剥离术（ESD）实现。ESD 是在内镜黏膜切除术（EMR）的基础上发展起来的新技术。该方法适用于不同部位、大小、浸润深度的病变。具体操作步骤包括在进行黏膜下注射后，使用特殊电刀，如 IT 刀、Dual 刀、Hook 刀等，逐渐分离黏膜层与固有肌层之间的组织，从而实现对病变黏膜及黏膜下层的完整剥离。

（一）手术操作与技巧（图 13-1）

1. 标记 使用氩气刀或电刀于病变 5～10mm 处进行电凝标记（注：黏膜下注射前后大多数结直肠肿瘤边缘均清晰可见，因此标记步骤也可省略）。

2. 黏膜下注射 在病变边缘标记的外侧进行多点黏膜下注射。注射液为生理盐水加肾上腺素、靛胭脂或亚甲蓝等混合液。注射可重复进行，直至病灶抬起。

3. 切开病变周围黏膜 使用一次性黏膜切开刀（Dual 刀）沿病灶标记外缘切开黏膜，切开一般从病灶肛侧端开始。

4. 黏膜下剥离 用 IT 刀或 Dual 刀或联合使用，于病灶下方黏膜下层进行剥离。

5. 创面处理 完全切除病灶后，应用高频治疗钳、氩气刀或金属钛夹等处理创面出血点。

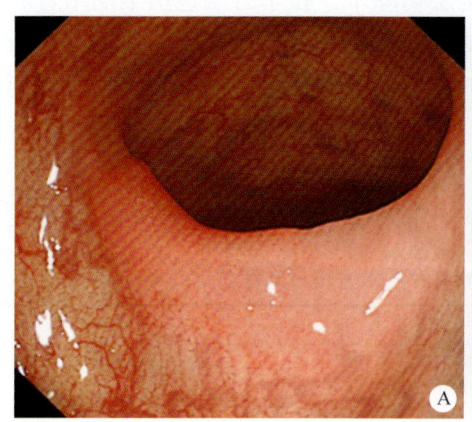
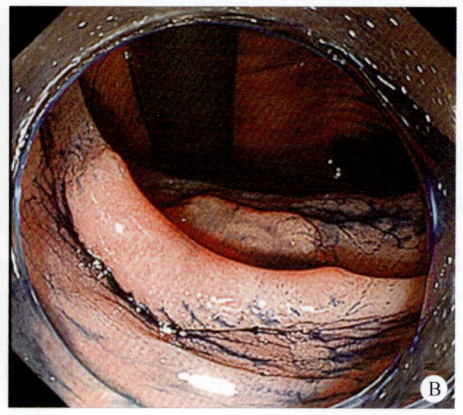

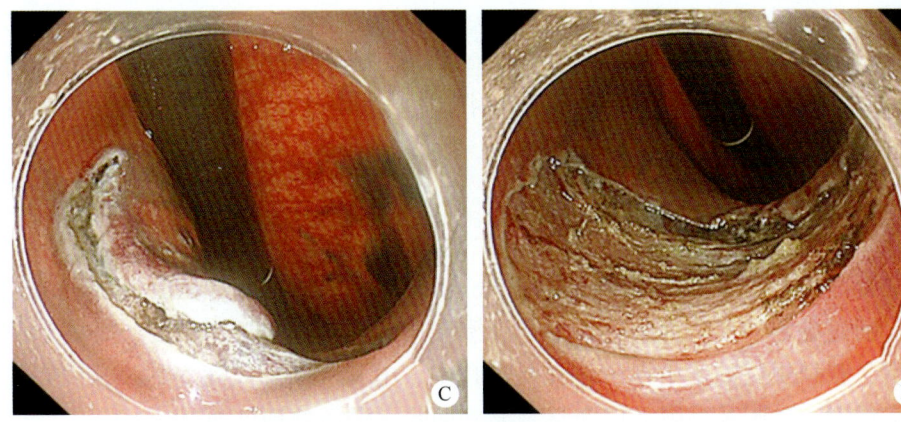

图 13-1 早期结肠癌经肛超级微创非全层切除术的操作步骤
A.于横结肠观察到一处侧向发育型肿瘤病变；B.染色后确定病变范围；C.在黏膜下注射后进行病变剥离；D.病变完全剥离并切除后，检查创面

（二）共识中的热点问题与研究进展

1. ESD 和 EMR 治疗效果的比较 ESD 和 EMR 作为结直肠早期癌症的内镜下常用治疗方式，关于两者的治疗效果的比较研究较多。《中国结直肠癌癌前病变和癌前状态处理策略专家共识》推荐，内镜下切除早期结直肠癌和（或）高级别上皮内瘤变时，ESD 的治疗效果总体上优于 EMR。此外，《中国结直肠癌及癌前病变内镜诊治共识（2023，广州）》推荐，对可一次性完全切除的平坦型（Ⅱa 型、Ⅱb 型、Ⅱc 型）及部分Ⅰs 型病变，建议采用 EMR 治疗。EMR 具有较高的安全性和有效性，尤其适用于无法直接使用套圈器切除的平坦型病变或无蒂病变。为了降低分块切除术的不完整切除率和术后复发风险，建议采用整块切除的 EMR 技术处理病变。依据既往国内指南的推荐，推荐采用 EMR 可进行整块切除的最大病变直径为 20mm。对于长径＞20mm、难以采用 EMR 行一次性完全切除、抬举征阴性的病变，以及＞10mm 的 EMR 残留或治疗后复发再次行 EMR 治疗困难的病变，推荐采用 ESD 进行处理。2019 年日本消化内镜学会结直肠 EMR/ESD 指南则推荐对于早期结直肠癌的内镜治疗，整体切除是最理想的。然而，对于某些腺瘤和"腺瘤伴局灶癌变"，在适当的情况下，分片 EMR 是允许的，但治疗前应谨慎进行放大内镜观察，癌区域不能被分片切除。在进行分片 EMR 时，利用放大内镜观察病灶边缘及溃疡基底切除后的情况，有助于降低局部残留/复发率。治疗后约 6 个月应进行结肠镜检查。T1（SM）癌的发生频率随肿瘤大小增加而增加。多片切除使肿瘤的病理重建具有挑战性，组织学评价也较困难，局部残留/复发率较高。对于超过结肠肠腔半周的大病变，应避免分片 EMR，且 ESD 应由熟练的内镜医师进行。只有在无法进行 ESD 时，才考虑外科手术作为替代治疗。

2. ESD 对较大的结直肠病变的治疗 《中国结直肠癌及癌前病变内镜诊治共识（2023，广州）》推荐，对于长径＞20mm、难以采用 EMR 行一次性完全切除、抬举征阴性的病变，以及＞10mm 的 EMR 残留或治疗后复发再次行 EMR 治疗困难的病变，推荐采用 ESD 进行处理。然而，对于较大的结直肠病变 ESD 的安全性和有效性还有待进一步验证。日本一研究团队入组了 1740 例结直肠上皮肿瘤＞20mm 且接受了 ESD 治疗的患者，通过分析 5 年总生存率、疾病特异性生存率和肠道保存率等指标，得出了良好的长期预后，表明

ESD 可作为大肠癌上皮肿瘤的标准治疗方法。对于长径 > 50mm 的结直肠肿瘤，有研究共分析了 177 例经 ESD 治疗的大结直肠肿瘤（中位肿瘤大小为 61mm），包膜切除率为 96.2%，治愈率为 80.5%，使用 IT-nano 刀进行 ESD 的切除速度明显快于仅使用 Dual 刀。有关结果需要更多的临床研究进一步验证。

Ⅱ. 牵引辅助内镜黏膜下剥离术

牵引辅助内镜黏膜下剥离术（endoscopic submucosal dissection with traction）是一种内镜下技术，通过确定病变边界、进行标记、黏膜下注射、充分抬举病变，并借助外力对病变进行牵引，获得更好的术中视野。在此过程中，电刀逐渐分离病变黏膜与固有肌层之间的组织，实现病变黏膜及黏膜下层完整剥离并回收，最后处理创面。

良好的手术视野是确保内镜手术安全的前提。采用 ESD 治疗结直肠病变时，操作者需要对黏膜下层进行仔细判断，盲目操作会增加穿孔及出血的风险。传统的 ESD 方法通常采用透明帽抵住黏膜下层进行剥离，为了更充分显露手术视野，常利用重力使已分离的组织向剥离方向脱垂。然而，在一些困难部位、病变面积较大或存在瘢痕粘连的情况下，上述方法通常效果不佳。为此，各种基于重力、磁力、机械牵拉力及弹力等不同力的内镜下牵引方法不断被开发，包括双内镜牵引法、经皮牵引法、重物辅助牵引法、外部钳拉法、牙线牵引法、磁力牵引法和机器人辅助法等。下文将对结直肠 ESD 常用的有效牵引辅助技巧进行介绍。

（一）手术操作与技巧

1. 体外牙线牵引 牙线牵引技术在缩短 ESD 操作时间、减少出血和穿孔等并发症，以及提高一次性整块切除率和完整切除率方面均有明显优势。有研究表明，体外牙线牵引辅助技术通过与手术方向相反的侧向或同向拉力，能够充分显露黏膜下层，为剥离病变提供基础条件，并且能够对病变部位进行多个方向牵拉，从而为手术提供合适的方向和足够的牵拉力量，使手术视野更加清晰。此外，研究中所使用的牙线可以通过活检通道置入，操作简便，并且牙线价格低，不会增加患者的经济负担。然而，目前常用的体外牙线牵引辅助 ESD，在操作过程中需要反复退镜与进镜，对于左半结肠的病变应用此技术较为方便；但对于右半结肠的病变，反复进镜与退镜，会出现肠道痉挛，增加再进镜难度，延长手术时间，增加手术并发症的发生风险。

具体操作方法（图 13-2）如下。

（1）使用氩气刀在隆起病灶肛侧缘行电凝标记，于标记点外侧黏膜下多点注射生理盐水（含靛胭脂+肾上腺素），而后应用电刀进行切割，直至分离部分病灶黏膜下层组织。然后倒转镜头，清晰显示出病灶的口侧缘。

（2）同前步骤于隆起边缘进行标记注射，电刀分离黏膜下层至 1/4 左右，退镜准备安装牙线。首先在镜身中插入组织夹，观察组织夹张开夹闭功能是否完好。打开组织夹后在组织夹的一侧臂上固定牙线，剪去牙线较短的一侧，防止阻挡视野，保留牙线较长的一侧，附在镜身外侧，由操作者或助手牵引。

（3）进镜后如前操作，倒镜观察隆起的口侧缘，在病灶的切缘处夹闭组织夹，固定牙线于病灶上,此时牵引牙线,可见病灶口侧缘被向上翻起,黏膜下层得到充分显露,然后继续进行黏膜下切除直至病灶完全剥离。

(4)病灶完全剥离后创面完整,确认无出血后,将标本用牙线拖至体外。

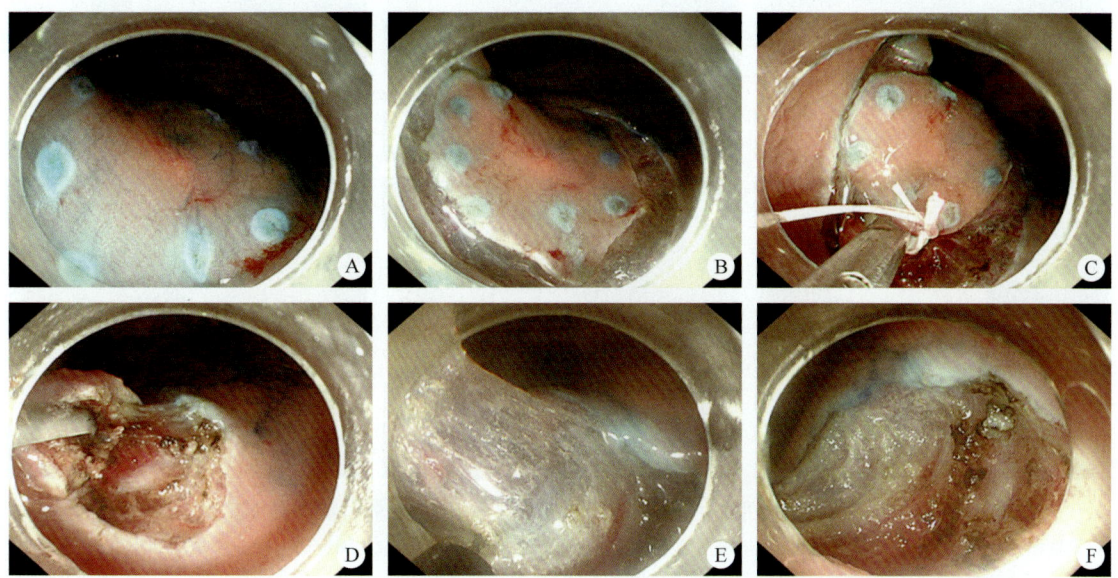

图13-2 早期直肠癌经肛超级微创切除术中组织夹-牙线牵引辅助剥离术的操作步骤
A. 标记后的早期直肠癌；B. 环周切开病变；C. 组织夹-牙线固定于已剥离黏膜侧；D. 组织夹-牙线将病变吊起；E. 牵引后将黏膜层与肌层清晰分开,继续黏膜下剥离；F. 术后创面

2. 橡皮圈组织夹牵引 橡皮圈组织夹牵引辅助ESD（rubber band and clip facilitated endoscopic submucosal dissection，RAC-ESD）即在手术过程中掀起黏膜层,充分显露黏膜下层,无须内镜持续顶在剥离面,避免因视野显露不允分而造成切除范围、深度出现偏差,确保病变的水平切缘、垂直切缘均距肿瘤组织有一定距离,以免干扰术后病理评估。同时全程直视下操作可减少因手术视野欠佳而盲切导致的术中出血、穿孔等并发症,增加手术安全性。此外,RAC-ESD操作过程中持续保持病变组织张力,降低操作难度,缩短手术时间。有研究表明,RAC-ESD组单位时间内剥离病变的面积明显大于常规ESD组。对于较大的病变,若一次牵引无法持续保证黏膜下层视野至病变完整剥离,还可以再应用另一枚组织夹夹持橡皮圈向剩余病变的对侧再进行牵引,直至手术完成。

具体操作方法（图13-3）如下。

(1)标记、黏膜下注射与环周切除同前。

(2)设置橡皮圈组织夹牵引装置,将橡皮圈的一端固定于已部分剥离的黏膜层一端,另一端应用组织夹将橡皮圈固定于对侧远端黏膜上,将黏膜下层与固有肌层分离。可根据病变的大小设置一组或多组此牵引装置。

(3)牵引后,继续给予黏膜下注射,获得清晰的黏膜下层视野后,继续剥离病变至病变脱离创面。

(4)创面应用止血钳仔细止血后,封闭创面。

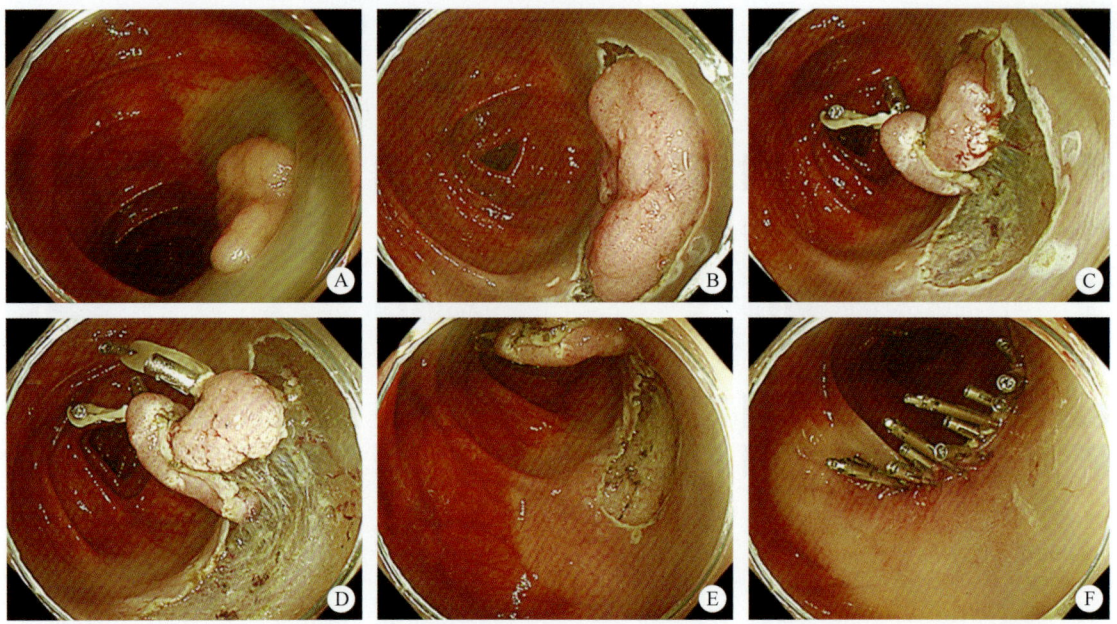

图 13-3　早期横结肠癌经肛超级微创切除术中橡皮圈组织夹牵引辅助剥离术的操作步骤
A. 早期横结肠癌；B. 环周切开病变；C. 一组橡皮圈组织夹进行单方向牵引；D. 两组橡皮圈组织夹进行多方向牵引；E. 术后创面；
F. 组织夹封闭创面

3. 磁锚定牵引　磁锚定技术（magnetic anchor technique，MAT）既往多应用于外科手术中，通过操作体外的锚定磁体，将体内靶磁体及其携带的器械牵拉至目标位置，以提高手术的微创化和精准化。自 2004 年开始，有研究利用 MAT 辅助进行 ESD，取得了一定的效果，但是由于体外装置体积较大，限制了 MAT 设备在临床的进一步应用。2018 年改良 MAT 设备用于胃 ESD，研究报道的 50 例患者均实现了病变的一次性整块切除。在肠道 ESD 中，尤其是右半结肠病变，使用常规牵引方法，需要反复进镜和退镜，增加了肠道刺激引起的反复蠕动，给黏膜下注射和剥离增加了难度，且反复牵拉容易对病变处黏膜造成损伤。采用 MAT 后，可使操作更为简单，不仅能够避免反复进镜和退镜，而且能够充分显露病变的黏膜下层，提供多角度牵拉，缩短手术时间的同时，还能显著减少出血、穿孔等并发症。该技术不增加患者的经济负担，并且易在基层医院推广。

具体操作方法（图 13-4）如下。

（1）递送靶磁体至体内：将钛夹通过内镜活检孔道送入，前端夹住已经系上牙线的靶磁体的尾挂结构，释放至病变处，退出钛夹。

（2）病变标记：确定病变边界后进行黏膜下注射。

（3）使用 Dual 刀对病灶周围黏膜进行环形切开。

（4）固定锚定磁体：将钛夹固定在病变边缘的口侧端，调整体外锚定磁体以控制结肠内靶磁体的方向。

（5）剥离病变：在靶磁体提供多角度的牵引下，充分显露黏膜下层，边注射边剥离，直至病变完整剥离。

（6）创面充分止血后用钛夹封闭创面，将病变完整取出体外，标本送病理学检查。

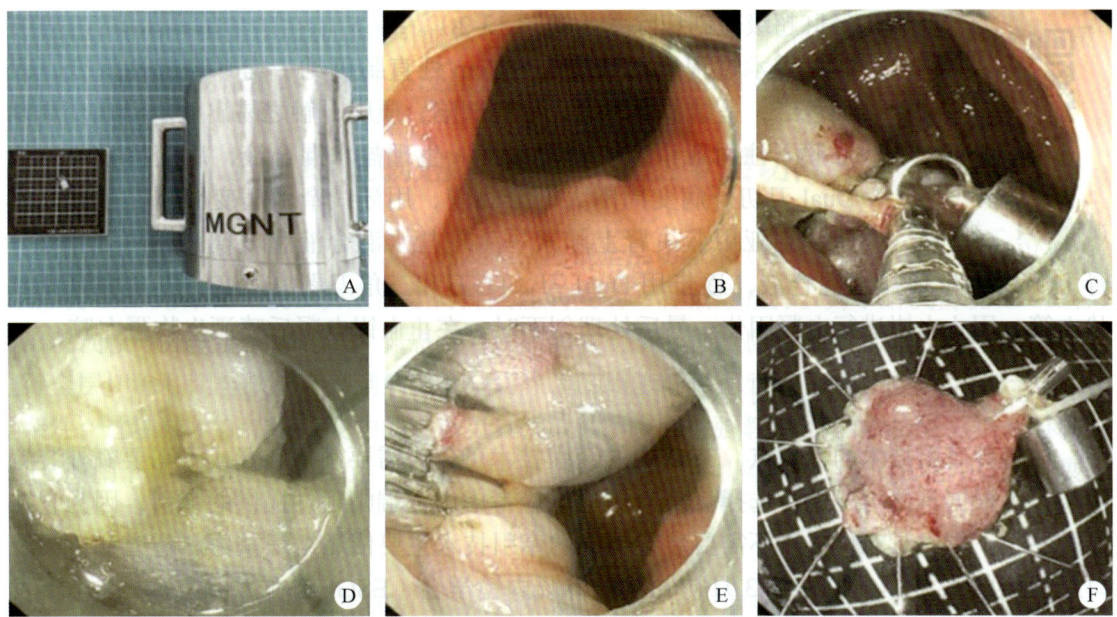

图13-4 早期结肠癌经肛超级微创切除术中磁锚定牵引的操作步骤

A. 体外锚定磁体和结肠内靶磁体实物图（左侧为靶磁体，右侧为锚定磁体）；B. 近回盲部结节混合型LST；C. 钛夹将结肠内靶磁体固定在病变黏膜上；D. 磁锚定牵引后黏膜下层充分显露；E. 钛夹封闭创面；F. 手术标本

（二）经典案例

病例一 结肠癌前病变经肛超级微创切除术

病史：患者，青年男性，主因"发现结肠息肉18天"入院。肠镜检查：乙状结肠（距肛门约30cm）见一处不规则隆起，占据约1/2肠腔，活检3块；病理诊断：（乙状）结肠黏膜管状腺瘤，部分腺体呈中度非典型增生。既往反流性食管炎病史。

诊断：结肠癌前病变。

经充分术前评估、改善营养状态及签署手术知情同意书后，对该患者开展乙状结肠侧向发育型肿瘤经肛超级微创切除术（视频13-1）。

手术过程：进镜至距肛缘20cm乙状结肠见一侧向发育型肿物，表面黏膜充血潮红，占据1/3管腔。于病变周围黏膜下注射亚甲蓝-肾上腺素-生理盐水混合液和玻璃酸钠生理盐水，黏膜抬举可，用Dual刀环周切开病变周围黏膜，然后一边向黏膜下注射液体，一边用电刀（Nano刀、三角刀）进行黏膜下剥离，在剥离过程中，用牙线辅助牵引病变，最终完整剥离病变，用热止血钳对创面进行充分止血，用数枚钛夹闭合创面，并于创面喷洒生物蛋白胶，回收标本送病理学检查，体外测量标本大小约3.5cm×3.0cm。

病例二 早期直肠癌经肛超级微创切除术

病史：患者，中年女性，主因"大便带血半年"入院。半年前患者无明显诱因出现大便末端带血，色红，量少，无腹痛腹胀，无发热，进食正常，症状间断出现，结肠镜检查提示直肠癌？病理结果为（直肠）腺上皮高级别上皮内瘤变。既往阑尾炎手术与痔疮病史。

诊断：直肠高级别上皮内瘤变。

经充分术前评估、改善营养状态及签署手术知情同意书后，对该患者开展早期直肠癌

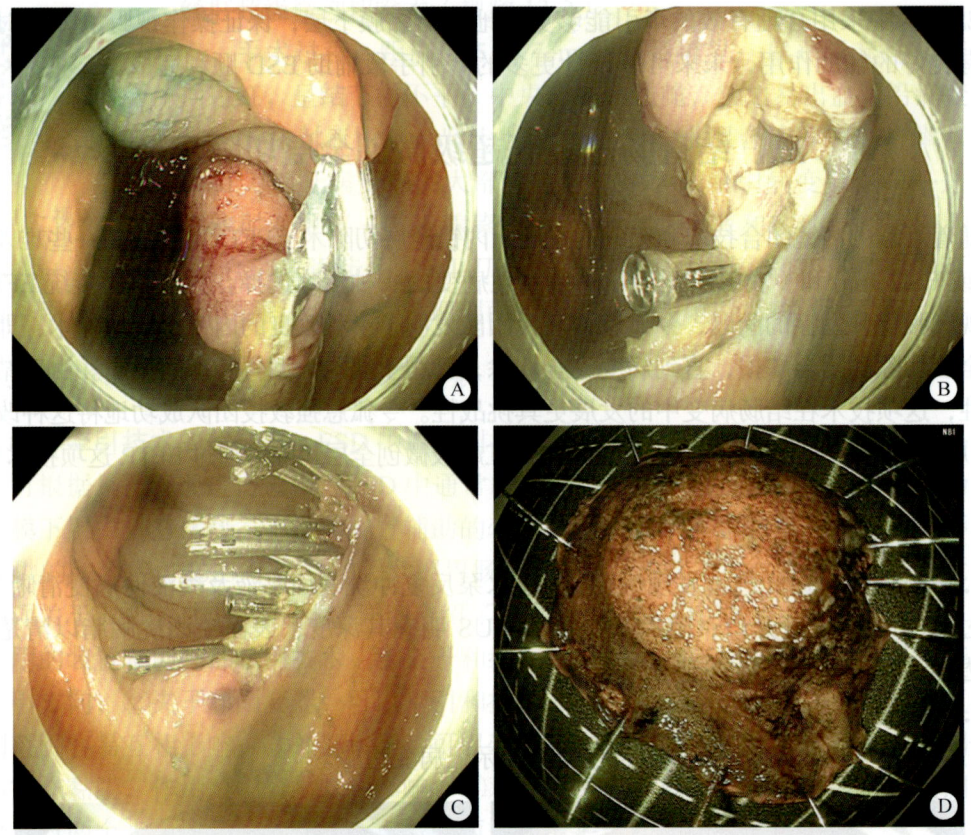

图 13-6 升结肠癌经肛超级微创全层切除术中全层切除的步骤

A. 用 8 字形环将病变拉向对侧；B. 对病变进行全层切除，并同时使用组织夹闭合肌层缺损；C. 将病变完全切除，并缝合缺损的黏膜下层；D. NBI 显示病变的形态

（2）在病变周围进行黏膜下注射，使病变周围的黏膜层与黏膜下层分离。

（3）用 Dual 刀环周切开病变边缘。

（4）用 8 字形环将病变拉向对侧，用 Dual 刀、IT 刀和三角刀逐渐切除病灶。

（5）进行全层切除以切除病变，并在切除过程中使用组织夹闭合切口，整个过程边全层切开，边封闭穿孔创面。

（6）完全切除后，再次使用组织夹封闭创面。

（二）经典案例

病例一 阑尾开口早期癌经肛超级微创全层切除术

病史：患者，老年女性，主因"间断腹痛 4 年，加重 1 年"入院。患者于 4 年前无明显诱因出现腹痛，呈阵发性隐痛，改变体位（右侧卧位），疼痛有所好转，无反酸、烧心，但近 1 年上述症状及其频率加重。2 个月前，肠镜检查提示阑尾开口被大小约 1cm×1cm 无蒂息肉样隆起遮挡。病理：（阑尾开口处）考虑绒毛状腺瘤，部分腺体出现中级别异型增生。患者既往有高血压、胆囊切除术、耳石症。入院查体无异常。

诊断：结肠腺瘤（癌变不除外）。

经充分术前评估、改善营养状态及签署手术知情同意书后，对该患者开展盲肠腺瘤经肛超级微创全层切除术（SMIS-EFTR）（视频 13-3）。

手术过程：阑尾开口处可见大小约 1cm×1cm 的无蒂息肉样隆起，用异物钳提取发现较柔软。进行黏膜下注射，病变周边黏膜抬举，用 Dual 刀划开边缘，用 8 字环牵引病变，用 Dual 刀、IT 刀、三角刀逐步剥离病变，局部病变范围予以全层切除，边封闭边切除病变，再次应用组织夹封闭黏膜层。

病例二　早期升结肠癌经肛超级微创全层切除术

病史：患者，青年女性，主因"反复大便不成形 4 个月余"入院。患者于 4 个月前无明显诱因出现大便不成形，呈黄色稀便样。肠镜检查：升结肠近回盲瓣见一肿物，大小约 2.0cm×1.5cm，表面粗糙、接触易出血，活检钳触之质硬。病理：（升结肠）腺癌（中分化）。既往咳嗽变异性哮喘、剖宫产史。

诊断：早期结肠癌。

在经过充分术前评估、改善营养状态及签署手术知情同意书后，对该患者开展经肛早期升结肠癌经肛超级微创切除术（视频 13-4）。

手术过程：回盲部对侧升结肠可见一盘状隆起，表面覆苔，黏膜粗糙，冲水后可见自发出血，触之韧，用氩气刀沿病变边缘标记后，喷洒靛胭脂进一步明确范围，黏膜下注射，病变周边黏膜抬举，用 Dual 刀划开边缘，并用 8 字环牵引病变，用 Dual 刀、IT 刀、三角刀逐步剥离病变，局部病变范围进行全层切除，喷洒 2 支生物蛋白胶。

病例三　直肠癌放化疗后残留肿物超级微创全层切除术

病史：患者，中年女性，主因"腹痛伴里急后重，大便带血 2 年余"入院。患者于 2 年前无明显诱因出现大便不成形，黑便，次数增多，约 4 次/天。2023 年 11 月胃肠镜检查：直肠癌，结肠息肉电凝电切术。后就诊于当地医院，诊断为直肠腺癌（T3N1M0），建议进行放化疗。2023 年 12 月 26 日至 2024 年 3 月，共接受 4 个周期化疗，采用 XELOX 方案化疗联合免疫治疗（奥沙利铂 175mg 静脉滴注第 1 天 + 卡培他滨早晨 1000mg、晚上 1500mg 口服第 1～14 天 + 替雷利珠单抗注射液 200mg 静脉滴注）每个放疗周期为 21 天。复查肠镜：距肛门 5cm 处直肠癌放化疗后有瘢痕形成，其上可见一黏膜隆起。放大内镜观察：未见异形肿瘤血管。病理：直肠慢性炎，固有层见泡沫样组织细胞聚集，局部可见粉染无结构物。PET/CT 和经直肠 MRI 检查：未见肿瘤征象。经肿瘤科、普通外科、消化科及影像科多学科联合会诊后，评定为肿瘤达到临床完全缓解（clinical complete remission，cCR）。既往曾接受外痔切除、剖宫产等手术。

诊断：直肠癌治疗后（cCR）。

经充分术前评估、改善营养状态及签署手术知情同意书后，对该患者开展直肠癌治疗后（cCR）经肛超级微创切除术（SMIS- 全层切除）（视频 13-5）。

手术过程：距肛门 5cm 处直肠可见放化疗后瘢痕，距离病变 1cm 处用氩气刀标记病变；黏膜下注射生理盐水 - 亚甲蓝 - 肾上腺素混合液后周边黏膜隆起；随后用 Dual 刀环周划开黏膜，边注射边剥离部分黏膜下层；瘢痕处注射病变无抬举，之后应用 8 字环 - 组织夹牵引已剥离黏膜，将直肠壁全层拉起后，应用三角刀进行全层病变切

视频 13-3～视频 13-5

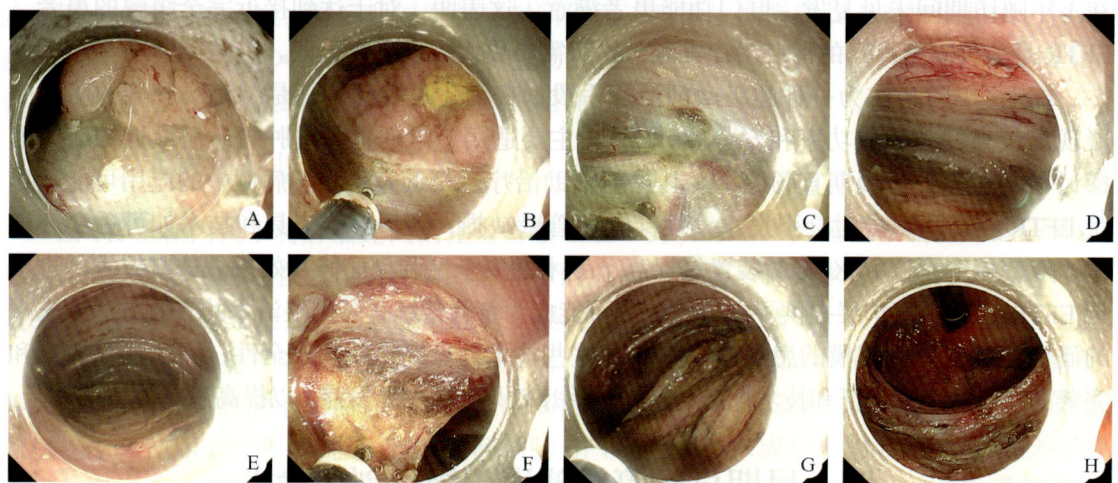

图 13-7　隧道法内镜黏膜下剥离术操作过程

A. 黏膜下注射后抬举良好；B. 侧切隧道开口；C. 建立隧道；D. 扩大分离隧道内部；E. 贯通隧道"穿孔"征；F. 利用重力作用，分离两侧缘黏膜；G. 剥离后病灶呈现"悬吊状"；H. 完整剥离的创面

6）分离两侧缘黏膜。

7）处理创面。

8）取出标本、拍照固定。

2. 推进式 ESTD　由于结肠管壁迂曲再加上结肠皱襞的影响，无法像食管一样构建出一条笔直的黏膜下隧道，因此，令狐恩强教授团队创立了一种以黏膜下隧道为基础的改良型 ESTD 技术，用于结肠巨大病变的内镜下治疗。该技术由结肠病变肛侧向口侧推进，按照建立隧道—切开隧道边缘—再建立隧道—再切开隧道边缘的顺序实施的结肠内镜手术方法，并命名为推进式隧道法内镜黏膜下剥离术（pushing endoscopic submucosal tunnel dissection，PESTD）。简言之，PESTD 是边建隧道边切开边缘，这样不仅解决了黏膜下层液体存留的问题，又解决了传统 ESTD 在黏膜下隧道内翻越皱襞困难的问题。

具体操作方法（图 13-8）如下。

（1）治疗首先从肛侧行黏膜下注射生理盐水，病变抬举良好，应用 Dual 刀沿病变边界弧形切开黏膜。

（2）然后于病变口侧反转内镜，并在病变口侧黏膜下注射液体后，弧形切开黏膜。

（3）内镜从肛侧行黏膜下层剥离，建立隧道，长 0.5～1cm，沿病变边界切开隧道两侧的黏膜，再行黏膜下层剥离，继续建立隧道，长 0.5～1cm，然后再切开隧道两侧的黏膜，由病变肛侧至口侧推进，按照建立隧道 - 切开隧道边缘 - 再建立隧道 - 再切开隧道边缘的顺序进行，最后完整剥离病变。

（4）病变切除后使用止血钳处理创面内暴露的出血点和小血管，仔细检查确保创面无穿孔，周边无病变残留。

（5）回收切除的病变标本，送病理学检查。

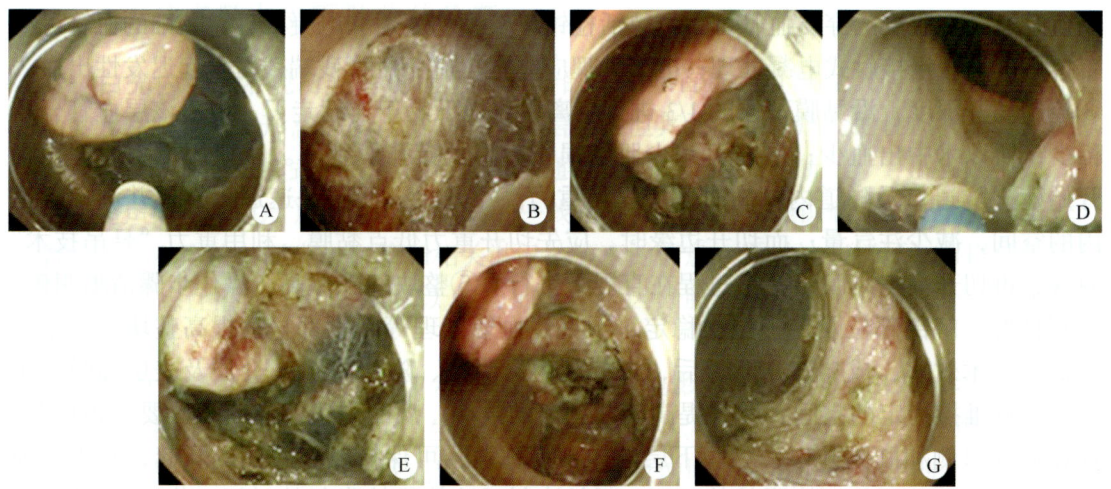

图 13-8　推进式隧道法内镜黏膜下剥离术操作过程

A. 在肛侧沿病变边界弧形切开黏膜；B. 剥离黏膜下层并建立隧道；C. 隧道长 0.5～1cm；D. 切开隧道周边的黏膜；E. 再建立隧道；F. 然后切开隧道周边黏膜，以上操作由病变肛侧向口侧推进；G. 最终完整切除病变

（二）经典案例

病史：患者，老年女性，主因"体检发现直肠肿物 2 周"入院。肠镜检查：直肠见一侧向发育型肿物，表面结节不平，肿物占据 1/2 肠腔。病理：直肠黏膜高级别异型增生、癌变（高 - 中分化腺癌）。既往有高血压、陈旧性脑梗死病史。

诊断：早期直肠癌。

经充分术前评估、改善营养状态及签署手术知情同意书后，对该患者开展直肠病变经肛超级微创切除术（SMIS-ESTD）（视频 13-6）。

手术过程：直肠内可见长径 8.0cm 的黏膜隆起，病变肛侧缘距齿状线 1cm，NBI-ME 显示小灶微血管稍增粗、扭曲，排列及极向尚好。在 Dual 刀标记后进行黏膜下注射，切开病变环周至黏膜下层，于肛侧建立"一"字形开口，通过开口逐步对黏膜下层剥离，建立黏膜下隧道，边注射边剥离病变，完整剥离病变，用止血钳细致止血，创面部分可见固有肌层薄弱，应用组织夹夹闭。取出病理组织，吸气退镜。病变回收大小为 8.0cm×4.5cm。

视频 13-6

（三）共识中的热点问题与讨论

1. ESTD 的优势　《消化内镜隧道技术专家共识（2017，北京）》指出，由于胃和结肠的管道不是直筒状，构建完整的黏膜下隧道存在一定难度，相关报道少见。直肠腔相对较直，目前有少量相关文献报道采用 ESTD 切除直肠环周或大面积黏膜病变，但由于病例数不足，相关研究较少，目前仅用于临床个案。然而，由于 ESTD 的固有优势，ESTD 在胃肠病变治疗中的作用不容忽视。一项内镜隧道技术在结直肠大面积侧向发育型肿瘤黏膜下剥离术中的临床应用研究指出，ESTD 具有以下优势。①视野良好，利用黏膜层、黏膜下层与固有肌层间的生理间隙，可提供清晰的视野空间，便于准确走刀和识别解剖层次。②预见性处理血管，充分且良好的空间可以保证黏膜下层血管及组织层次清晰显示，较粗

(3)有症状（如出血、梗阻）的 SEL。

(4)术前检查怀疑或病理证实良性，但患者不能规律随访或随访期内瘤体短时间内增大及内镜治疗意愿强烈的患者。

2. 禁忌证

(1)明确发生淋巴结或远处转移的病变。

(2)对于部分明确发生淋巴结或远处转移的 SEL，为获取病理需要大块活检，可视为相对禁忌证。

(3)经过详细的术前评估，确定为一般情况差、无法耐受内镜手术者。

（三）术后处理

禁食水、补液 2～3 天，术中全层切除，术后伴有全身感染、穿孔或免疫力低下者，可参考相关抗生素应用指南规范使用抗生素；然后逐渐过渡饮食，流食—半流食—普食；术后注意检测血常规、生化，及时纠正代谢紊乱。

（四）结直肠上皮下肿瘤超级微创切除术实施中的技术方法

结直肠上皮下肿瘤可通过 SMIS 实现治愈的目标，多通过经肛自然腔道通道、经隧道通道和经多腔隙通道开展内镜治疗。具体包括结直肠上皮下肿瘤经肛超级微创切除术（per-oral super minimally invasive resection for subepithelial lesion），是指经肛内镜下将结直肠上皮下肿瘤局部完整切除的技术；结直肠上皮下肿瘤经隧道超级微创切除术（per-tunnel super minimally invasive resection for subepithelial lesion），是指经隧道内镜下将结直肠上皮下肿瘤局部完整切除的技术；结直肠上皮下肿瘤经多腔隙通道超级微创切除术（per-multiple cavity super minimally invasive resection for subepithelial lesion），是指经腹部皮肤穿刺与经肛自然腔道联合开展的内镜治疗，应用消化内镜与腹腔镜同期或序贯开展结直肠上皮下肿瘤的局部完整切除技术。

结直肠上皮下肿瘤超级微创手术现阶段应用的技术方法与既往名称列举如表 13-2 所示。

表 13-2 结直肠上皮下肿瘤超级微创手术技术方法与既往名称列举

序号	超级微创手术（SMIS）	技术方法	既往名称
1	结直肠上皮下肿瘤经肛超级微创切除术	超级微创非全层切除术	内镜黏膜下剥离术
			牵引辅助内镜黏膜下剥离术
			透明帽辅助内镜黏膜切除术
			内镜黏膜切除术
			内镜黏膜下肿物挖除术
2	结直肠上皮下肿瘤经肛超级微创切除术	超级微创全层切除术	内镜全层切除术
			牵引辅助内镜全层切除术
3	结直肠上皮下肿瘤经隧道超级微创切除术	超级微创非全层切除术	隧道法内镜黏膜下剥离术
			牵引辅助内镜黏膜下剥离术
4	结直肠上皮下肿瘤经多腔隙通道超级微创切除术	经多腔隙通道超级微创切除术	多镜联合治疗术

二、结直肠上皮下肿瘤经肛超级微创切除术

Ⅰ.套扎辅助内镜黏膜切除术

结直肠上皮下肿瘤经肛超级微创切除术可通过套扎辅助内镜黏膜切除术（ligation-assisted endoscopic mucosal resection，LAEMR）实现。LAEMR 是指内镜下确定病变边界，进行标记，黏膜下注射，充分抬举病变，用含有套扎圈的套扎器直接吸引套扎病变，用圈套器在套扎圈底部切除并回收病变，最后处理创面的技术。对于内镜黏膜切除术切除 SEL，国内外研究已证实其在 < 2cm 的浅表 SEL 中是安全有效的，其出血风险为 4%～13%，穿孔风险为 2%～7%。

（一）手术操作与技巧（图 13-9、图 13-10，视频 13-7）

（1）充分显露病灶后，应用套扎器套扎至病变根部。

（2）应用圈套器直接圈套切除，对较大病变必要时采用分片切除。

（3）若创面少量渗血，给予去甲肾上腺素液冲洗、氩离子体凝固术（APC）烧灼止血；若有明显射血，应用热活检钳或金属钛夹止血。创面常规使用金属钛夹封闭。

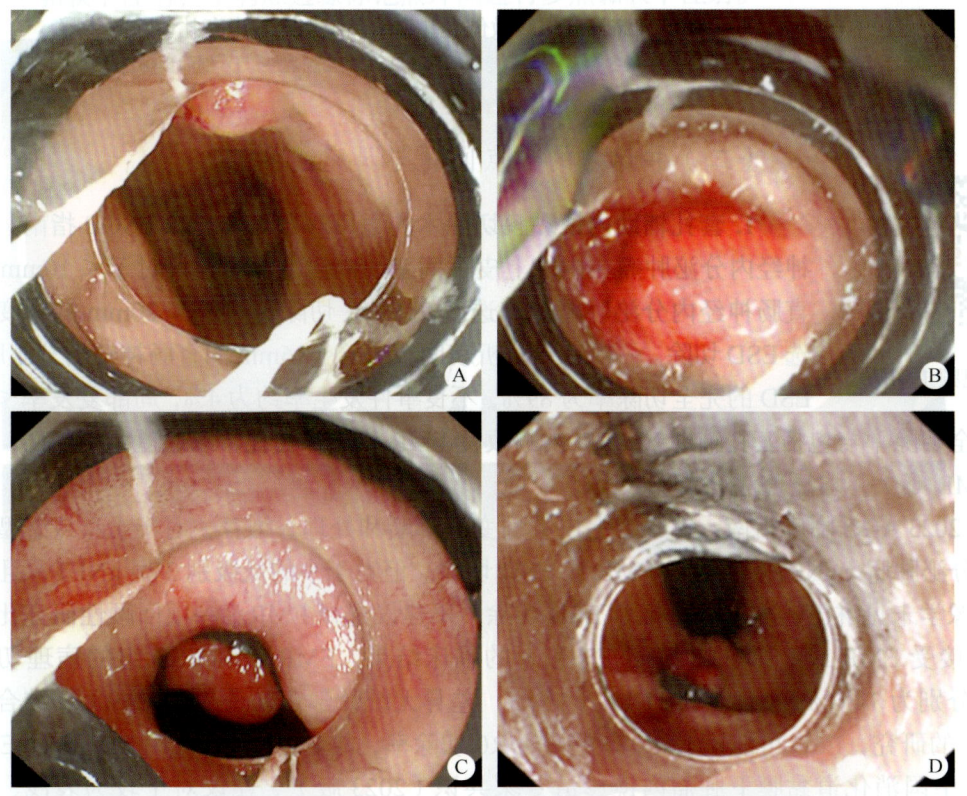

图 13-9　结直肠上皮下肿瘤经肛超级微创套扎辅助黏膜切除术中橡皮圈的设置步骤
A. 直肠黏膜病变（NET），拟行套扎器辅助切除；B. 套扎器抵近病变使病变位于视野中央进行吸引；C. 释放橡皮圈，病变被完整套扎；D. 倒镜观察套扎效果

2. 禁忌证 ①有远处转移的间质瘤；②有内镜治疗的禁忌证。

（三）手术操作与技巧

1. 麻醉方式与体位 全身静脉麻醉，患者取左侧卧位。

2. 手术过程（图 13-13）

（1）标记：应用针形切开刀于病灶边缘进行电凝标记。

（2）黏膜下注射：于病灶边缘标记点外侧进行多点黏膜下注射。

（3）环周切开黏膜层，修整黏膜下层，显露生长于固有肌层的肿瘤。

（4）剥离：沿肿瘤瘤体进行剥离，直至肿瘤脱离创面，根据肿瘤的深度选择全层切除还是非全层切除。

（5）创面处理：对于全层切除的创面，采用肌层对肌层的组织夹闭合术闭合；对于非全层切除的创面，予以电凝止血，无须封闭治疗。

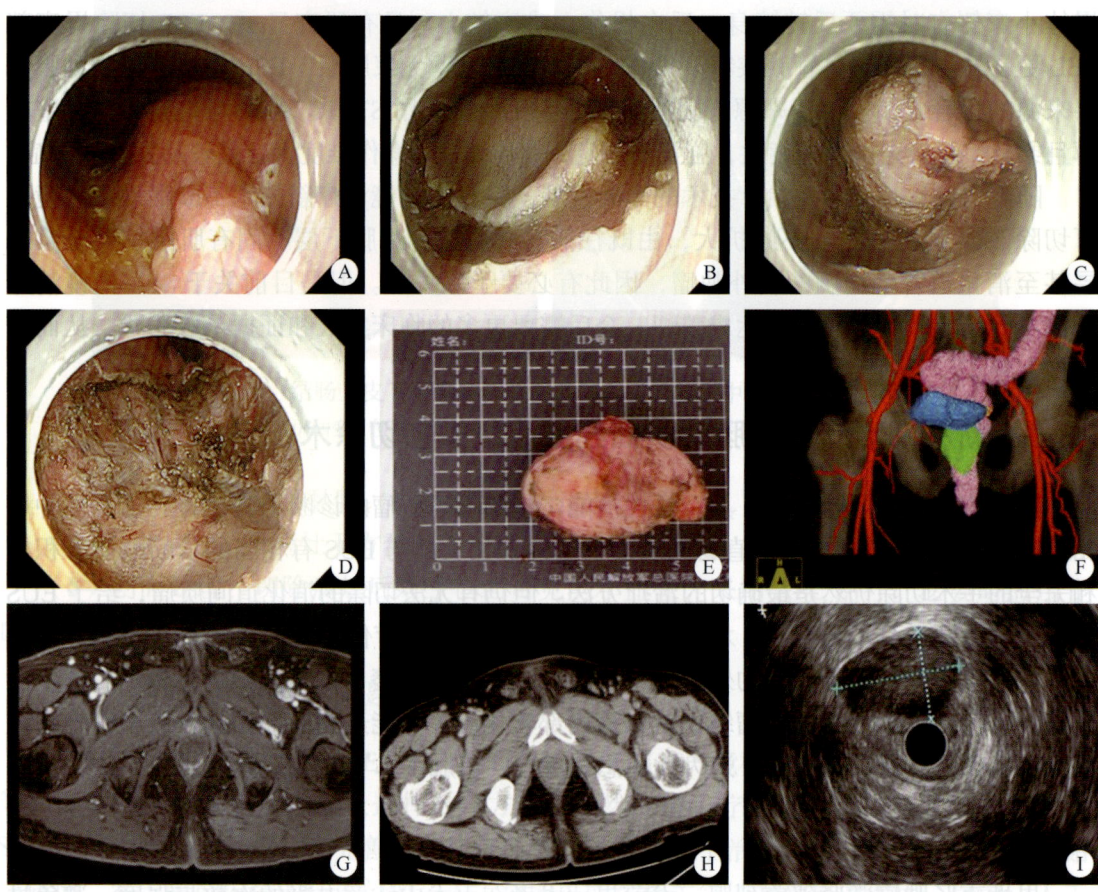

图 13-13 新辅助治疗后直肠间质瘤经肛超级微创切除术的操作步骤

A. 内镜下标记病变；B. 环周切开黏膜层；C. 显露瘤体后剥离；D. 肿瘤切除后创面；E. 直肠间质瘤大体标本；F. 三维重建影像；G. 经直肠 MRI 影像；H. 盆腔 CT 影像；I. 超声内镜影像，可见直肠固有肌层低回声肿瘤

（四）经典案例

病史：患者，中年男性，主因"体检发现直肠肿物 5 个月"入院。超声内镜：探

头置于直肠隆起处扫查，见肠壁超声第四层结构内一低回声肿块，超声切面大小约 42mm×34mm，内部回声不匀，边界尚清晰，大部分突向肠腔，予以直肠低回声团块超声内镜引导下细针穿刺。病理：梭形细胞肿瘤，结合免疫组化结果符合胃肠道间质瘤（GIST），免疫组化 CD117（+）、DOG1（+）、CD34（+）、S-100（-）、SMA（-）、Desmin（-）、Ki-67（10%-）、SDHB（+），危险度评价为低危，口服甲磺酸伊马替尼 0.5g，1 次 / 天，共 6 个月。既往高血压病史。

诊断：直肠间质瘤（免疫治疗后）。

经充分术前评估、改善营养状态及签署手术知情同意书后，对该患者开展直肠间质瘤经肛超级微创切除术（视频 13-8）。

手术过程：肛门口至距肛门 4cm 可见一黏膜下肿物，表面光滑，局部可见白色瘢痕，用电刀环周标记病变，黏膜下注射后，病变周边抬举，用电刀环周划开病变部位，逐层剥离至肿物显露，逐层剥离至病变脱离创面，局部固有肌层缺失，用止血钳仔细止血，喷洒生物蛋白胶 2 支，体外测量病变标本大小为 4.5cm×4.0cm。

视频 13-8

（五）共识中的热点问题与研究进展

间质瘤一般不侵犯邻近组织层，因此不需要大面积切除。由于淋巴结转移很少发生（约 10%），也不需要进行广泛的淋巴结切除术。如果累及邻近器官，应进行整体切除。切除过程中应避免肿瘤破裂，肿瘤破裂与肿瘤复发密切相关。消化内镜消化道间质瘤切除术在技术上是可行的，但目前切除手术中肿瘤的完整性仍有待进一步研究。

术前依靠影像多组学进行评估，有助于手术顺利实施及完整切除间质瘤。CT 或 MRI 三维重建技术能够清晰提供肠道肿瘤与其毗邻情况信息，包括是否存在肿瘤伴有血管穿行的立体解剖结构、男性患者的直肠病变与前列腺的关系，以及肿瘤与肠壁的相对位置等，这为手术提供了重要的参考信息。

由于间质瘤的低恶性潜能，且目前的辅助治疗不能提高局部和远处的复发率或生存率。消化道间质瘤在几十年后发生转移并不罕见，因此对所有此类患者进行长期随访是非常有必要的。

第三节　结直肠侧向发育型肿瘤超级微创切除术

一、概　　述

结直肠侧向发育型肿瘤（laterally spreading tumor，LST）是一种直径 ≥ 10mm 沿肠壁周围横向生长的扁平型肿瘤。按其形态特点，一般将 LST 分为颗粒型 LST（LST-G）及非颗粒型 LST（LST-NG）。LST-G 又分颗粒均一型（LST-G-H）和结节混合型（LST-G-M），LST-NG 又分为扁平隆起型（LST-NG-F）和假凹陷型（LST-NG-PD）。与结直肠其他隆起性腺瘤相比，LST 具有不同的形态学特征、特殊的生长方式及更高的恶性潜能。

有研究表明，LST 合并结直肠癌的概率为 8.4%～52.5%，即使是良性 LST，在 3 年内也有可能演变为进展期结直肠癌。因此，在 LST 进展为恶性病变之前，应对其进行早期诊断、早期治疗，以降低结直肠癌相关死亡率。内镜下治疗与外科手术相比具有创伤小、愈合快、住院时间短及术后生活质量高的优点，目前已成为结直肠 LST 的首选治疗方式，主要包括 EMR 及 ESD。

（一）内镜下诊断

电子结肠镜是诊断结直肠病变的金标准，镜下可以直接观察病变的部位、形态及大小。但由于 LST 生长方式的特殊性，在普通白光内镜下很难发现，尤其是 LST-NG 病变较为平坦时，发现更为困难，极易造成漏诊。因此，对于普通肠镜检查发现的黏膜平坦型病变，应结合其他内镜技术辅助诊断，以提高 LST 的检出率。临床实践中，对于 LST，通过染色放大内镜观察腺管开口的形态，根据工藤腺管开口分型标准，即 Pit Pattern 分型，初步判断病变的浸润深度，并观察病变边界。此外，色素内镜、超声内镜等技术对 LST 病变的诊断均具有一定的价值，可综合利用这些技术观察和评估病变。

（二）侧向发育型肿瘤超级微创切除术实施中的技术方法

1. 内镜黏膜切除术（EMR） 指内镜下将黏膜病灶整块或分块切除，是临床上常用的一种切除方法，优势是操作简单、手术时间短、并发症少。目前，国内外指南均推荐 EMR 可用于治疗 >10mm 的无蒂或扁平结直肠病变，但当病变大小 >20mm 时，EMR 的整块切除率明显降低。研究表明，与 LST 直径 ≤20mm 组相比，直径 >20mm 组的整块切除率、完全切除率降低，手术时间延长。因此，对于直径 <20mm 的 LST 病变，EMR 可作为首选的内镜下切除方式。而对于直径 ≥20mm 的巨大平坦 LST 病变，分片内镜黏膜切除术（endoscopic piecemeal mucosal resection，EPMR）是一种可以选择的治疗方式，该技术可将病灶分为几部分多次切除。

2. 内镜黏膜下剥离术（ESD） 相比于 EMR，ESD 切除结直肠病变的整块切除率及完全切除率更高，切除后复发率低，并能为病理诊断提供完整标本，有利于更精确地评估切缘有无癌细胞残留。但结直肠肠壁菲薄、部分肠段相对游离、肠腔操作空间小等因素决定了对结直肠 ESD 技术要求高。病变大小 ≥30mm，病灶 ≥2/3 周长，LST-NG 病变或抬举征阴性时，病变位于盲肠、屈曲部位（包括肝曲、脾曲、直肠乙状结肠交界处等）或齿状线等是增加结直肠 ESD 技术难度的因素，也会造成手术时间明显延长；而手术时间延长会造成 ESD 切除效率降低，发生并发症的风险增高。此外，LST-NG 不仅手术难度大，而且其中的假凹陷型病变还具有黏膜下浸润率高、多灶性浸润和深度浸润的倾向，黏膜下纤维化也更常见，在注意操作规范的同时，应尽可能对此类型的病变进行整块切除。

3. 预切开内镜黏膜切除术（precutting-EMR） 即预先环周切开病灶周边黏膜后再行 EMR，优势是可以整块切除病变，且不需要进行黏膜下剥离，技术难度和操作时间均低于 ESD。目前对于 20～30mm 的 LST，如果 ESD 切除较为困难，预切开 EMR 可以作为一种有效的替代治疗方案。

4. 隧道法内镜黏膜下剥离术（ESTD） 是对病变行黏膜下注射后，先用切开刀环周切开病变口侧和肛侧黏膜，再从病变肛侧开口进入黏膜下层，从病变肛侧向口侧行黏膜下剥离，而后建立一条黏膜下隧道，最后剥离病变两侧黏膜，直至完整剥离整个病变的技术。与常规 ESD 相比，ESTD 具有以下优势：一是在操作过程中通过建立隧道可有效获得良好的手术视野，有利于显示血管和肌层等结构，减少术中并发症发生；二是由于病变四周并未切开，病变本身张力存在，可防止病变回缩，为手术提供更清晰视野的同时扩大了剥离空间，从而降低手术难度，提升操作效率；三是黏膜下注射后液体垫维持时间长，减少反复黏膜下注射次数，缩短手术时间；四是前端透明帽在隧道中的推进作用可钝性分离黏膜下层，加快剥离速度。

LST 好发于直肠，由于直肠管腔走行直且无结肠瓣，理论上能够有效建立黏膜下隧道。在直肠 LST 的治疗中，研究发现与传统 ESD 相比，ESTD 剥离速度更快，手术时间明显缩短；在结直肠大面积（病灶最短径 > 4cm）LST 的治疗中，ESTD 同样具有较高的整块切除率、完整切除率、治愈性切除率。有学者指出，对于直径较大且位于直肠或靠近直肠的乙状结肠病变，可首选 ESTD 治疗，除上述部位外，其他部位引入隧道技术较为困难，不建议首选 ESTD 治疗。此外，ESTD 切除后创面通常较大甚至呈环形，术后狭窄是主要问题之一，既往研究表明，> 80% 的周围黏膜缺损是术后狭窄的危险因素。截至目前，ESTD 治疗结直肠 LST 的指征仍无明确标准，有待多中心大样本研究证实其有效性和安全性。

5. 内镜全层切除术（EFTR） 是以 ESD 为基础的针对消化道全层的内镜下切除技术，可以获得完整的肠壁标本，提供更精确的组织病理学评估，为常规内镜切除技术无法切除的复杂病变（如伴有严重黏膜下纤维化、涉及阑尾口或憩室等困难解剖部位、术后瘢痕或术后吻合口处复发及抬举征阴性等病变）提供了根治性外科手术的替代方案。新近的一项大样本前瞻性研究评估了 EFTR 治疗复杂性结直肠病变的有效性，结果表明 EFTR 手术成功率可达 83.9%，完全切除率为 82.4%，全层切除率为 83.2%，总并发症（包括出血、穿孔、阑尾炎等）发生率为 9.3%，紧急手术发生率为 2.7%。此外，对于阑尾周围 LST、ESD 术后复发的 LST 病变，应用 EFTR 均有成功切除的案例报道。

然而，在临床实践中 EFTR 技术尚在应用初期，并未完全成熟，有待更长时间和更多病例数的积累以明确其有效性和安全性。目前，EFTR 尚存在感染预防困难、手术视野差、专有手术平台缺乏、相关器械复杂及质控标准不统一等局限性。尤其是全层切除可能会导致结直肠壁缺损，在术中及时有效修补、缝合肠壁缺损是治疗成功的关键。虽然目前有许多国内外缝合器械和缝合方式，但大多数尚处于研发阶段，或者已投入临床应用中，但仍无法达到腹腔镜或开放性手术的精度。

二、结直肠侧向发育型肿瘤经肛超级微创切除术

Ⅰ.分片内镜黏膜切除术

结直肠侧向发育型肿瘤经肛超级微创切除术可通过分片内镜黏膜切除术（EPMR）实现。EPMR 是指内镜下将无法一次性完整切除的病变，确定病变边界，进行标记，黏膜下注射后，充分抬举病变，从其一侧开始，依次分片圈套切除并回收病变，最后处理创面的

技术。这种技术是在 EMR 的基础上发展而来的，由于 EMR 圈套器的限制，不能一次圈套切除，而分次将病灶圈套切除，即为 EPMR。

（一）适应证与禁忌证

1. 适应证　传统的 EMR 适用于切除直径＜2cm 的消化道黏膜层及部分来源于黏膜肌层和黏膜下层的病灶。EPMR 的适应证除病变范围较 EMR 广外，其余基本一致，包括病变局限于黏膜层的上皮层（M1）、黏膜固有层（M2）、黏膜肌层（M3）或黏膜下层的上 1/3 层（SM1）。

2. 禁忌证　伴有严重的心肺疾病、血液病、凝血功能障碍及服用抗凝药的患者。

（二）术前准备

1. 手术器械　胃肠镜、透明帽、圈套器、高频电发生器、氩气刀、注射针、止血夹等。

2. 患者准备　术前清洁肠道，手术当天禁食水 8h。

（三）手术操作与技巧

（1）确定病变范围，用鲁氏碘液或 0.4% 靛胭脂溶液染色，确定范围。

（2）标记，用氩气刀于病灶边缘 3～5mm 进行多点标记。

（3）黏膜下注射，在病灶外侧多点黏膜下注射亚甲蓝溶液，使病灶完全均匀抬起。

（4）分片切除，沿着病灶一侧多次切除，直至病灶完全切除。

（5）标本处理，将切除的标本全部取出回收，按顺序固定还原病灶全貌后送检标本。

（四）术后并发症及处理

（1）出血：是 EPMR 最常见的并发症，多发生于术中或术后 24h 内。术中出血可使用电凝刀、止血钳或金属夹进行止血，术后少量出血可严密观察，必要时行内镜下止血，少数发生大出血不能行内镜下止血者可介入止血或转外科治疗。

（2）穿孔：小的穿孔可使用钛夹夹闭，严格禁食后观察；或者采用钛夹和尼龙环联合内镜下穿孔封闭术；内镜治疗失败者必须转外科手术治疗。

（3）术后狭窄：常见于超过 2/3 周径食管病变 EPMR 后，可术中置入支架或进行术后球囊扩张预防狭窄。

（4）感染：对于术前评估病变范围较大、手术时间较长者，可适当使用抗生素预防感染。

（5）病灶残留及复发：患者术后 3 个月、6 个月、12 个月定期内镜随访，一旦发现病灶残留或复发，早期病变者可行 EMR、EPMR 或 ESD 治疗，较晚期病变者转外科手术或进行放疗、化疗等。

（五）共识中的热点问题与研究进展

1. LST 生长特点及发展为结直肠癌的具体机制尚不明确　目前，研究发现的 LST 发病机制，主要包括：① GSK-3β 作为 Wnt 信号通路中的重要负向调节因子，磷酸化的

GSK-3β 表达增加可能是 LST 癌变潜在因素之一；② Wnt 信号通路主要下游靶基因 *C-myc* 在 LST 内表达水平显著升高，C-myc 可以激活细胞的端粒酶以诱导其转录并使细胞"永生"，促进肿瘤内新生血管形成；③凋亡相关基因 *BCL2-L1* 是负责水平生长的基因之一，其高表达会导致 LST 侧向扩散；④ αPCKλ/ι 是细胞极性的关键调节剂，与肿瘤的发病机制和进展有关，LST 的侧向扩散可能与其高表达相关。

2. LST 的治疗方式选择及预后 内镜下切除是当前 LST 首选的治疗方式，绝大部分患者的预后情况较好，穿孔、出血及复发等发生率低。复发与淋巴结转移、黏膜下浸润深度、组织学分级、切除不完整、肿瘤长径≥ 40mm 等相关。LST-G-M 黏膜下浸润深度超过 1000μm 的概率明显高于 LST-NG-F 和 LST-NG-PD；相比于其他亚型，LST-NG-F 淋巴结转移率更高。研究表明，单用内镜切除治疗低危险病变（垂直边缘阴性、良性、中分化腺癌、无淋巴血管浸润、浸润深度＜ 1000μm）的患者复发率为 0.8%；高危险病变（无低危险病理特征）的复发率为 3.6%，因此，对于复发率较高的 LST 分型，尤其是 LST-NG-PD 与 LST-G-M，需要给予更加密切的随访监测。

LST 病变通常较大，结直肠 ESD 术后＞ 90% 环腔黏膜缺损需要警惕狭窄，但总体来说，其发生率和严重程度低于食管、贲门和幽门 ESD 术后，原因可能包括肠道管腔较大，以及固体粪便的"自我扩张"作用。结直肠 ESD 术后狭窄大部分无症状，操作过程中予以局部注射激素可有效预防，有症状的患者大部分可经内镜球囊扩张术成功治疗。

在某些特殊情况下，LST 进行内镜下治疗后还需要追加外科手术与淋巴结清扫，如在切除标本的组织学评估中观察到以下情况：黏膜下浸润深度≥ 1000μm；血管浸润阳性；低分化腺癌、印戒细胞癌或黏液癌。

3. EMPR 治疗 LST 临床上，如采用 EPMR 切除 LST-G-M，应先将主要病灶（如≥ 1cm 的结节）整块切除，然后再清除其余病灶，同时应控制分片数量。但 EPMR 存在整块切除率低，分片切除的组织标本体外拼接困难、不能为术后病理提供完整标本、无法评估病变浸润深度及切缘，局部残留/复发风险高等缺点，术后应密切随访；同时操作过程中还易造成血管损伤，导致术中出血或迟发性出血。LST 病变 EPMR 术后复发与切除的病灶片数、病变直径≥ 40mm、术中出血和高度不典型增生相关。

Ⅱ. 预切开内镜黏膜切除术

结直肠侧向发育型肿瘤经肛超级微创切除术可通过预切开内镜黏膜切除术实现。预切开内镜黏膜切除术是一种内镜下确定病变边界，进行标记，黏膜下注射后，充分抬举病变，再用电刀或圈套器尖端将病变周围黏膜层环周切开后，不分离黏膜下层，直接用圈套器套扎病变，完成切除并回收病变，最后处理创面的技术。预切开内镜黏膜切除术作为一种治疗消化道 LST 的内镜新技术，也是基于 EMR 衍生而来的内镜切除技术，最大优势在于降低了剥离病灶的难度，减少了穿孔及继发感染的发生风险。

（一）手术操作与技巧（视频 13-9）

（1）仔细观察病灶大小及范围，必要时应用靛胭脂染色。

视频 13-9

（三）共识中的热点问题与研究进展

目前阑尾插管困难仍是难题。子镜系统在 ERAT 中的应用可能是解决该难题的有效方法。经口胆道镜的使用已经在 ERCP 的应用中得到有效验证，也有部分研究在 ERAT 的治疗中使用胆道子镜，达到直视下、无放射冲洗引流阑尾腔、取石的效果，如同胆道子镜在 ERCP 中的应用，"阑尾子镜"系统也许能够在 ERAT 中得到进一步使用，并可能解决阑尾插管困难的难题。

三、阑尾周围脓肿经肛超级微创引流术

阑尾周围脓肿是 AA 常见的并发症之一，通常 AA 进展至化脓、坏疽或穿孔的病理生理过程中大网膜可移至右下腹，阑尾周围的网膜、小肠会趋向阑尾，将阑尾包裹并形成粘连，形成炎性肿块或阑尾周围脓肿。其常表现为右下腹发热、右下腹包块等症状。阑尾周围脓肿的治疗尚无统一意见，大多倾向保守治疗，也有学者建议一期手术治疗。保守治疗的周期长，存在易复发、脓肿破溃导致急性腹膜炎等危险；常由于病灶粘连、周围组织水肿，手术切除病灶困难，可能会引起感染扩散、肠瘘等并发症发生。随着内镜技术的普及，近年来诊断为阑尾周围脓肿的病例数逐渐增加。在肠镜检查中，阑尾炎表现为阑尾开口变形、隆起、不规则及周围黏膜充血、水肿、糜烂、脓性分泌物，并可见突向肠腔内外压性包块等。

阑尾周围脓肿经肛超级微创引流术也可通过内镜下引流的方法进行治疗，方法是在内镜直视下对肠腔内明显隆起并有波动或有脓性分泌物部位进行黏膜切开，使脓液自行排入肠腔来达到治疗的目的，属于阑尾超级微创引流术。

（一）阑尾周围脓肿的诊断

阑尾周围脓肿诊断首选超声检查，诊断率可达 97%，CT 与超声对阑尾周围脓肿的诊断率相当，但 CT 能清晰地辨认阑尾的形态和发现早期穿孔，且对诊断异位阑尾周围脓肿更有优势。对于右下腹的包块，需要警惕合并结肠肿瘤、肠套叠、克罗恩病的可能，进一步的肠镜检查则有辅助诊断及报警作用。结肠镜下表现为阑尾炎开口变形、隆起、不规则及周围黏膜充血、水肿、糜烂、脓性分泌物，并可见突向肠腔内外压性包块等。

（二）适应证与禁忌证

1. 适应证 ①患者经腹部超声或 CT 诊断为阑尾周围脓肿或右下腹包块（Alvarado 评分≥5 分）；②可合并 AA 或无法排除 AA 者。

2. 禁忌证 ①有内镜检查及治疗禁忌者；②不能接受内镜检查及治疗者；③各种原因不能进行肠道清洁准备者；④有弥漫性腹膜炎体征者；⑤临床检查及影像学检查高度怀疑消化道穿孔者；⑥考虑为回盲部肿瘤或阑尾肿瘤者。

（三）手术操作与技巧（图 13-15）

（1）经肛常规进镜至回盲部，寻找阑尾开口。

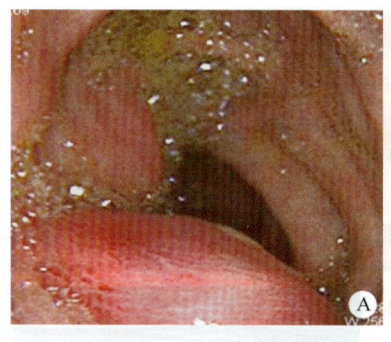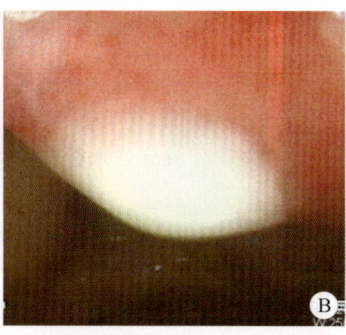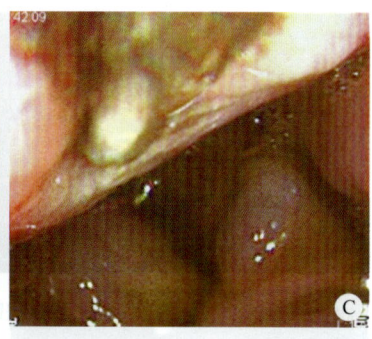

图 13-15 阑尾周围脓肿经肛超级微创引流术的操作步骤
A. 回盲部巨大隆起；B. 隆起顶部见脓性分泌物；C. 顶部切开后见黄白色脓液

（2）选择回盲部阑尾开口周围最隆起处或波动明显、有脓性分泌物处，用黏膜切开刀或其他器械行黏膜切开（开窗术），显露脓腔，使脓液流入肠腔，使用生理盐水对脓腔进行冲洗。

（3）观察切开创面无活动性出血后退镜。

（四）术后处理

（1）术后通常建议抗感染治疗，应用第三代头孢菌素联合硝基咪唑类药物，出现严重并发症时应选用青霉素类β内酰胺酶抑制剂，如对上述药物过敏，则可应用碳青霉烯类。抗生素的使用应遵循《抗菌药物临床应用指导原则》。

（2）术后禁食 3 天，并逐渐过渡饮食：流食—半流食—普食。

（3）术后注意监测患者临床症状、体温和血常规、C 反应蛋白等指标。

（五）经典案例

患者，女性，40 岁，因"间断腹痛、发热半个月，加重 1 天"入院。入院查体：中上腹及右下腹压痛，可触及大小约 10cm×5cm 包块，有压痛，可疑反跳痛。入院后化验血常规：白细胞 11.04g/L，中性粒细胞 83.6%，余无明显异常。肝肾功能、凝血功能未见明显异常。腹部超声：右侧腹部见大小约 130mm×83mm×51mm 不均质包块，边界欠清，内部回声不均。下方可探及部分阑尾样回声：直径约 22mm，壁厚 3mm，欠规则。腹腔内见游离无回声区，较深处约 42mm。印象：急性化脓性阑尾炎、右侧腹部包块，考虑来源于肠管，腹腔积液。初步诊断：急性化脓性阑尾合并阑尾周围脓肿形成。与患者及其家属充分沟通后，拟行结肠镜检查，术中视情况行急性阑尾炎及阑尾周围脓肿超级微创治疗。内镜所见：回盲部、回盲瓣、阑尾口黏膜肿胀，回肠末端可见一黏膜隆起，顶端溃烂，可见脓性物质。与患者沟通后行阑尾腔冲洗引流术、阑尾周围脓肿黏膜隆起切开引流术，术中见阑尾腔内大量白色脓液流出，冲洗至清亮，术中超声检查阑尾腔内无粪石残留；回肠末端隆起黏膜切开后大量脓性液体流出，随之隆起明显缩小，观察无出血后退镜。术后患者禁食水，给予抗感染、补液等处理后出院。术后 3 个月超声：阑尾样回声，直径约 11mm，壁厚 2.1mm。术后 6 个月复查肠镜：回盲部及回肠末段未见明显异常（图 13-16）。

2021. 外科常见腹腔感染多学科诊治专家共识. 中华外科杂志, 59（3）：161-178.

中华医学会消化内镜学分会结直肠学组, 2023. 中国结直肠癌及癌前病变内镜诊治共识（2023, 广州）. 中华消化内镜杂志, 40（7）：505-520.

中华医学会消化内镜学分会外科学组, 中华医学会消化内镜学分会经自然腔道内镜手术学组, 中国医师协会内镜医师分会消化内镜专业委员会, 等, 2023. 中国消化道黏膜下肿瘤内镜诊治专家共识（2023版）. 中华消化内镜杂志, 40（4）：253-263.

周巍, 于红刚, 2018. 内镜隧道剥离术在结直肠病变中的临床应用. 中国内镜杂志, 24（9）：28-33.

邹家乐, 柴宁莉, 翟亚奇, 等, 2020. 内镜下切除结直肠侧向发育型肿瘤的临床结果研究. 中华消化内镜杂志, 37（3）：169-173.

Aepli P, Criblez D, Baumeler S, et al., 2018. Endoscopic full thickness resection（EFTR）of colorectal neoplasms with the full thickness resection device（FTRD）：clinical experience from two tertiary referral centers in Switzerland. United European Gastroenterol J, 6（3）：463-470.

Aslanian H R, Sethi A, Bhutani M S, et al., 2019. ASGE guideline for endoscopic full-thickness resection and submucosal tunnel endoscopic resection. VideoGIE, 4（8）：343-350.

Dekker E, Tanis P J, Vleugels J L A, et al., 2019. Colorectal cancer. Lancet, 394（10207）：1467-1480.

Deprez P H, Moons L M G, O'Toole D, et al., 2022. Endoscopic management of subepithelial lesions including neuroendocrine neoplasms：European society of gastrointestinal endoscopy（ESGE）guideline. Endoscopy, 54（4）：412-429.

Dhindsa B, 2023. ACG clinical guideline：diagnosis and management of gastrointestinal subepithelial lesions. Am J Gastroenterol, 118（1）：22.

Hashiguchi Y, Muro K, Saito Y, et al., 2020. Japanese Society for Cancer of the Colon and Rectum（JSCCR）guidelines 2019 for the treatment of colorectal cancer. Int J Clin Oncol, 25（1）：1-42.

Hayashi T, Kudo S E, Miyachi H, et al., 2017. Management and risk factor of stenosis after endoscopic submucosal dissection for colorectal neoplasms. Gastrointest Endosc, 86（2）：358-369.

Hernandez A, Marya N B, Sawas T, et al., 2021. Gastrointestinal defect closure using a novel through-the-scope helix tack and suture device compared to endoscopic clips in a survival porcine model（with video）. Endosc Int Open, 9（4）：E572-E577.

Ichikawa Y, Nagashima Y, Morioka K, et al., 2014. Colorectal laterally spreading tumors show characteristic expression of cell polarity factors, including atypical protein kinase C λ/ι, E-cadherin, β-catenin and basement membrane component. Oncol Lett, 8（3）：977-984.

Imai K, Hotta K, Yamaguchi Y, et al., 2017. Endoscopic submucosal dissection for large colorectal neoplasms. Dig Endosc, 29（S2）：53-57.

Joensuu H, 2008. Risk stratification of patients diagnosed with gastrointestinal stromal tumor. Hum Pathol, 39（10）：1411-1419.

Kelly C M, Gutierrez Sainz L, Chi P, 2021. The management of metastatic GIST：current standard and investigational therapeutics. J Hematol Oncol, 14（1）：2.

Khan S, Ali F S, Ullah S, 2022. Endoscopic retrograde appendicitis therapy. Ann Surg, 277（1）：e1-e4.

Khashab M A, Sharaiha R Z, Saxena P, et al., 2013. Novel technique of auto-tunneling during peroral endoscopic myotomy（with video）. Gastrointest Endosc, 77（1）：119-122.

Kim G H, Park D Y, Kim S, et al., 2009. Is it possible to differentiate gastric GISTs from gastric leiomyomas by EUS. World J Gastroenterol, 15（27）：3376.

Kong L J, Liu D, Zhang J Y, et al., 2022. Digital single-operator cholangioscope for endoscopic retrograde appendicitis therapy. Endoscopy, 54（4）：396-400.

Li B, Shi Q, Xu E P, et al., 2021. Prediction of technically difficult endoscopic submucosal dissection for large superficial colorectal tumors: a novel clinical score model. Gastrointest Endosc, 94 (1): 133-144+e3.

Li X, Zhang W G, Gao F, et al., 2023. A modified endoscopic full-thickness resection for gastrointestinal stromal tumors: a new closure technique based on the instruction of super minimally invasive surgery. Endoscopy, 55 (S 01): E561-E562.

Libânio D, Pimentel-Nunes P, Bastiaansen B, et al., 2023. Endoscopic submucosal dissection techniques and technology: European society of gastrointestinal endoscopy (ESGE) technical review. Endoscopy, 55 (4): 361-389.

Liu B R, Song J T, Han F Y, et al., 2012. Endoscopic retrograde appendicitis therapy: a pilot minimally invasive technique (with videos). Gastrointest Endosc, 76 (4): 862-866.

Menahem B, Alves A, Morello R, et al., 2017. Should the rectal defect be closed following transanal local excision of rectal tumors? A systematic review and meta-analysis. Tech Coloproctol, 21 (12): 929-936.

Minemura S, Tanaka T, Arai M, et al., 2015. Gene expression profiling of laterally spreading tumors. BMC Gastroenterol, 15 (1): 64.

Mun E J, Wagh M S, 2023. Recent advances and current challenges in endoscopic resection with the full-thickness resection device. World J Gastroenterol, 29 (25): 4009-4020.

Nagata M, 2022. Advances in traction methods for endoscopic submucosal dissection: what is the best traction method and traction direction. World J Gastroenterol, 28 (1): 1-22.

Nannini M, Rizzo A, Indio V, et al., 2021. Targeted therapy in SDH-deficient GIST. Ther Adv Med Oncol, 13: 17588359211023278.

Nomura T, Sugimoto S, Oyamada J, et al., 2023. Application of a new loop cutter for nylon lines and the reopenable clip-over-line method for large defect closure after duodenal endoscopic submucosal dissection. Endoscopy, 55 (S 01): E503-E504.

Ohara Y, Toyonaga T, Tanaka S, et al., 2015. Risk of stricture after endoscopic submucosal dissection for large rectal neoplasms. Endoscopy, 48 (1): 62-70.

Ohata K, Kobayashi N, Sakai E, et al., 2022. Long-term outcomes after endoscopic submucosal dissection for large colorectal epithelial neoplasms: a prospective, multicenter, cohort trial from Japan. Gastroenterology, 163 (5): 1423-1434+e2.

Okamoto T, Tanaka S, Haruma K, et al., 1996. Clinicopathologic evaluation on colorectal laterally spreading tumor (LST). The Japanese Journal of Gastro-Enterology, 93 (2): 83-89.

Pidhorecky I, Cheney R T, Kraybill W G, et al., 2000. Gastrointestinal stromal tumors: current diagnosis, biologic behavior, and management. Ann Surg Oncol, 7 (9): 705-712.

Podda M, Di Saverio S, Agresta F, et al., 2020. Endoscopic retrograde appendicitis therapy: the true proof of the pudding is in the eating. Gastrointest Endosc, 92 (6): 1278-1279.

Schurr M O, Baur F E, Krautwald M, et al., 2015. Endoscopic full-thickness resection and clip defect closure in the colon with the new FTRD system: experimental study. Surg Endosc, 29 (8): 2434-2441.

Shen Z M, Sun P L, Jiang M, et al., 2022. Endoscopic retrograde appendicitis therapy versus laparoscopic appendectomy versus open appendectomy for acute appendicitis: a pilot study. BMC Gastroenterol, 22 (1): 63.

Shi L, Wu Y X, Yu J H, et al., 2017. Research of the relationship between β-catenin and c-myc-mediated Wnt pathway and laterally spreading tumors occurrence. Eur Rev Med Pharmacol Sci, 21 (2): 252-257.

Son D J, Kweon S S, et al., 2019. Risk factors associated with clinical outcomes of endoscopic mucosal resection for colorectal laterally spreading tumors: a honam association for the study of intestinal diseases

（一）肥胖的诊断

1. 一般指标　目前，国内外主要用于诊断肥胖的一般指标是体重指数（body mass index，BMI）。该指标可以间接评估人体的脂肪成分，简便易行，在临床上被广泛使用。但对于BMI诊断肥胖的标准目前还不统一，中国目前使用的标准：24.0kg/m^2 ≤ BMI < 28.0kg/m^2 为超重，BMI ≥ 28.0kg/m^2 为肥胖。腰围、臀围及腰臀比（waist hip ratio，WHR）在临床应用中常作为鉴别中心性肥胖和周围性肥胖的辅助手段。

2. 代谢指标　主要用来评估患者的代谢状态及有无肥胖并发症，进而评估肥胖程度，指导肥胖管理。一般包括各器官（如心、肺、肝等）功能测定、糖脂代谢指标、甲状腺功能、性腺功能等，应根据具体情况进行合理选择。

（二）肥胖超级微创减重术实施中的技术方法与既往名称

肥胖超级微创减重术指的是在未改变解剖结构的情况下实施减重手术，减重过程中若应用了器械，应为可拆除的器械，拆除后人体恢复原样。技术方法的既往名称包括胃内球囊置入减重术、内镜袖状胃成形术、腔内垂直胃成形术、内镜十二指肠空肠旁路袖管术、内镜胃十二指肠空肠旁路套管术等。

二、胃内球囊置入减重术

胃内球囊（intragastric balloon，IGB）置入减重术是目前肥胖患者应用最广泛的内镜减重术式。这种手术通过在胃内放置一种占位装置减少胃容量，延缓胃排空。最早的胃内球囊是在1985年研制出来的。目前在临床上有多种胃内球囊可供使用，它们在使用的材料、放置和移除的技术、球囊放置时间和数量上有所不同。研究结果显示，胃内球囊的总体减重率为18.4%±2.9%。

目前常用的球囊包括Orbera球囊、ReShape球囊、Heliosphere球囊、Spatz3球囊、Obalon球囊等，其中Orbera球囊、ReShape球囊、Spatz3球囊为注水球囊，Heliosphere球囊和Obalon球囊为注气球囊，应用最为广泛的是Orbera球囊。值得一提的是，Spatz3球囊为可调节球囊，能够根据患者的情况和术后反应，对球囊的容量进行调节，研究结果显示胃内球囊联合生活方式调节能够达到较好的减重效果。此外，Elipse球囊是一款特殊的球囊，无须内镜操作，而是通过患者吞服到达胃内，并且能够自行排出，但目前研究报道较少。

（一）适应证与禁忌证

1. 适应证　胃内球囊置入减重术的适应证是BMI为30～40kg/m^2、应用生活方式干预无法达到减重或控制体重的患者。

2. 禁忌证　消化性溃疡、食管胃底静脉曲张、食管及胃外科手术病史、食管裂孔疝、凝血障碍性疾病、精神障碍、妊娠、严重心肺疾病者。

（二）术前准备

在手术前，需要对患者的情况进行全面评估，包括一般情况、心理和行为模式等，并进行详细的术前检查。对于内镜下放置胃内球囊，建议在麻醉状态下进行，因此需要进行术前麻醉评估。可根据具体情况，选择是否进行气管插管。术前一天给予抑酸药治疗，改为流食，手术当天禁食。不建议预防性使用抗生素，建议采用止吐治疗，包括术中使用皮质类固醇。接受胃内球囊置入期间推荐使用质子泵抑制剂和避免应用非甾体抗炎药。

（三）手术操作与技巧

不同的球囊手术操作方法各异，但是在进行球囊放置前，均应对食管、胃、十二指肠进行详细的检查和评估，排除不适宜的患者。

以 Orbera 球囊为例，通过鞘管将球囊送入胃腔后，在内镜直视下注入 700ml 生理盐水及 10ml 亚甲蓝，观察球囊充盈良好无渗漏后，释放球囊。

在胃内球囊放置后，患者应摄入过渡性饮食，以防止脱水，术后进流食 3 天，之后逐渐转变为正常饮食。在胃内球囊放置后的第 1 周内，应积极处理适应性症状，如恶心、呕吐、腹部痉挛等，这对防止脱水或干呕引起的食管损伤至关重要。抑酸药的使用是必要的，可使用至术后 6 周。在置入后的前 3 天内，止吐药应定期使用，而不是出现症状后再使用。可根据患者情况，给予睡前服用抗焦虑药，有助于避免痉挛症状，痉挛症状在置入后的前几天一般较为明显。在适应期，积极使用抗痉挛药物也很重要。

患者应在胃内球囊放置后 1 周内随访，以监测并发症，并进行相应处理。放置胃内球囊后持续呕吐不常见，如出现这种情况，则需要对电解质失衡、脱水、胃出口梗阻、饮食不当或耐受性进行评估，考虑使用相关药物进行治疗或取出球囊。

（四）术后处理

1. 球囊取出　目前常用的球囊多在放置 6 个月后取出，也有一些在放置 12 个月后取出。球囊取出后，建议患者至少进流食 2 天。对于球囊取出，应在麻醉下进行，取出后一般不需要使用抗生素或促动力药物。

2. 并发症　胃内球囊置入后的并发症发生率约为 2.5%，最常见的并发症为腹痛和恶心，发生率分别约为 33.7% 和 29%，其他症状包括便秘、脱水等。严重的并发症包括球囊移位、穿孔、肠梗阻等，但均较少见。因患者无法耐受而早期取出球囊的发生率约为 2.2%。

（五）共识中的热点问题与讨论

关于超级微创胃内球囊置入减重术的指南和共识较少，目前只有美国胃肠病学会（AGA）制定的一部指南和巴西、西班牙制定的两部共识。各个国家的医疗政策不同，因此存在一定局限。

1. 针对胃内球囊的适应证及具体操作有待于规范　目前对于胃内球囊放置的最低年龄仍然没有统一，巴西的共识认为大于 12 岁，西班牙的共识认为最低年龄为 16 岁，而 AGA 指南并未对胃内球囊适应证进行详细描述，且美国 FDA 并未批准胃内球囊应用于青少年。对于肥胖程度的最低要求也存在不同,有共识认为 BMI ≥ 25kg/m² 就可以接受胃内球囊置入,这还需要更多的研究进行探讨。根据国家的具体情况,制定相应的行业规范。

对于球囊的取出,是否进行气管插管,存在一定的争议。不插管能够避免插管相关并发症,但可能会引起患者不适,而且若胃内存在食物潴留,增加了患者发生误吸风险。而插管能够减轻患者不适,但是增加了插管相关并发症的发生风险,因此要根据患者的情况、手术的复杂性做出决定。

2. 胃内球囊置入术中及术后多种药物的使用仍需要进一步研究　胃内球囊置入后需要解决的一大问题是提高患者耐受性,而解决置入后的主要不良反应(恶心、呕吐、腹痛)是提高耐受性的关键。因此,术中麻醉方案的制订和术后解痉止吐药的选择是胃内球囊治疗的关键环节。但目前对于胃内球囊置入术中的麻醉方案选择,尚无定论。目前的麻醉方案主要有清醒镇静、无须插管和麻醉医师的深度/一般镇静、气管插管但无麻醉医师的深度/一般镇静、气管插管全身麻醉。整体麻醉方案应选择恶心、呕吐等发生率最低的方案,但目前缺少相关的随机对照研究探索何种麻醉方案为最佳选择。目前常用的解痉止吐药有咪达唑仑、昂丹司琼、东莨菪碱等,但关于选择何种药物效果最佳,以及使用时间还未达成一致意见。一项随机对照研究对比了咪达唑仑、昂丹司琼两药联用和昂丹司琼单药使用对胃内球囊置入后止吐的疗效,发现两药联用效果优于单药使用,并且两药联用的球囊提前取出率更低。另有一项随机对照研究结果表明胃内球囊置入后托烷司琼的止吐效果优于阿立必利,并且氟哌利多与托烷司琼联合使用并不能提高疗效。此外有研究显示,术前 6h 单次给药 300mg 奈妥匹坦和 0.5mg 盐酸帕洛诺司琼可有效缓解术后呕吐、恶心、胃痛。但上述证据还不足,对于术后止吐药使用方案的制订,还需要结合临床实际情况和更多随机对照研究结果。

有报道称胃内球囊置入会使患者出现胃食管反流或使原有反流加重,进而增加食管炎的发生率。此外,为避免球囊长期压迫胃壁等因素引起胃溃疡、胃穿孔等并发症,胃内球囊置入后患者应长期使用 PPI。但目前胃内球囊置入后 PPI 的最佳给药剂量、频率和持续时间还不明确,需要进行相关研究探索。

三、内镜袖状胃成形术

超级微创内镜袖状胃成形术(endoscopic sleeve gastroplasty,ESG)是一项新兴的内镜下减重手术,通过模拟外科袖状胃切除术,在胃腔内以全层缝合的方式折叠重塑胃大弯,缩小胃的容积,并延缓胃排空,达到减重的效果。ESG 因类似于外科手术中的腹腔镜下袖状胃切除术(laparoscopic sleeve gastrectomy,LSG)而得名,ESG 与外科切除手术不同,它只是缩小胃的容积,并未破坏胃原有的解剖结构,因此很少出现类似于外科袖状胃切除术的严重并发症。目前 ESG 使用的全层缝合装置是 OverStitch 内镜缝合系统,是唯一经美国 FDA 批准的商用设备,能够对胃体大弯进行全层缝合。2013 年首次报道该手术,之后经过发展和改进,ESG 的有效性和安全性得到不断提高,目前已成为一种重要的减重方式。

研究结果显示,ESG 在术后 6 个月和 12 个月能够减轻患者 15% 和 20% 的体重。最新开展的一项多中心随机对照研究结果显示,相比于单独的生活方式改变在 52 周 0.8% 的总体重减轻率,ESG 结合生活方式改变能够更为有效减轻体重,其总体重减重率高达

13.6%。与 LSG 相比，ESG 在术后 6 个月的总体重减轻率为 4.7%～14.4%，而 LSG 为 18.8%～26.5%，在术后 12 个月 ESG 为 4.5%～18.6%，而 LSG 为 28.4%～29.3%。虽然 ESG 的减重效果略逊于 LSG，但 ESG 的创伤相对较小，更容易被患者接受，因此具有广阔的临床应用前景。

ESG 作为一项新兴的内镜下减重手术，仍然需要内镜治疗器械的进一步发展和更多的临床应用，不断提高其在肥胖治疗中的有效性和安全性。

（一）适应证与禁忌证

1. 适应证 BMI＞30kg/m^2，通过饮食及药物减重失败的患者。

2. 禁忌证 肿瘤、胃溃疡、食管胃底静脉曲张、胃癌家族史、胃手术史、凝血障碍性疾病、妊娠及其他严重心肺疾病患者。

（二）术前准备

术前对患者的一般情况进行详细评估，正在应用抗凝药物的患者，需要根据情况进行调整。术前应禁食 12h，应用抗生素预防感染。手术在麻醉下进行，因此需要进行术前麻醉评估。在手术缝合操作前需要对食管、胃、十二指肠进行详细检查，排除不符合的情况。手术过程中，胃内充气应使用 CO_2。

（三）手术操作与技巧

在缝合开始前，应对缝合的部分进行设定。缝合部分为胃大弯，而不应缝合胃窦。采用从远端至近端缝合的顺序，可采用"U"形或正方形/矩形等方式进行全层缝合（图 14-2）。"U"形缝合：缝合顺序为胃前壁-大弯-后壁，之后沿反方向进行缝合，缝合完成后释放缝线，完成一次缝合。正方形/矩形缝合方式则先在前壁由近端向远端进行一次缝合。一般重复 4～6 次缝合，达到将胃腔塑形为"袖状"的目的。在缝合胃底时，应只对胃底的远端进行缝合，尽量保留胃底的功能。

（四）术后处理

（1）术后应对患者的情况进行密切监测，应使用 PPI 治疗并持续至术后 1～3 个月。若患者出现恶心、腹痛等不适，应给予对症治疗，应用止吐、解痉等药物治疗。

（2）并发症：ESG 的并发症发生率约为 1%，包括出血、胃周炎性渗出、静脉血栓等，其中绝大多数的并发症能够对症处理，只有极少数的情况需要外科手术处理。目前，世界范围内进行了 12 000～15 000 例 ESG，只有 1 例患者因深静脉血栓合并肺炎死亡。

（五）共识中的热点问题与研究进展

目前 ESG 尚未获美国肥胖和减肥外科学会（American Society of Metabolic and Bariatric Surgery，ASMBS）认可，而不同国家和地区 ESG 的开展情况不同，因此手术的操作数量仍然较少。因此，目前仅有巴西的一篇共识论文发表，但其对不同国家和地区的指导作用较为有限。

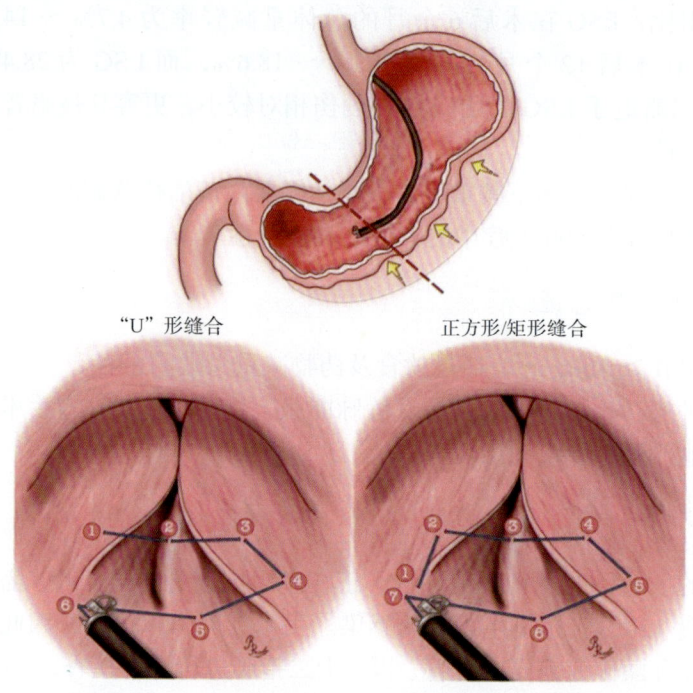

图 14-2 "U"形和正方形/矩形缝合方式的比较

1. ESG 的适应证至今尚未统一，需要进一步研究和探索　目前美国 FDA 批准的适应证是针对 BMI 在 30～50kg/m² 范围内的成年肥胖患者，且通过保守治疗体重无下降或减重效果无法维持。巴西共识中关于 ESG 适应证的描述：只要临床状态合适，无年龄上限；最理想的 BMI 为 30～35kg/m²，实施 ESG 的最低 BMI 为 27kg/m²，但无上限。我国的肥胖症消化内镜治疗专家共识提出了内镜下减重治疗总的适应证，未对 ESG 适应证进行单独描述。其中提到 BMI 为 25～27.5kg/m²，经改变生活方式和内科治疗难以控制体重，且腰围≥90cm（男性）或≥85cm（女性）或合并至少一项肥胖相关疾病并且预测减重后肥胖相关疾病可缓解，推荐进行内镜下减重治疗。此外，关于嗜酸细胞性食管炎、使用抗血小板药物、非出血性血管病变、包括胃窦在内的胃内其他部位的非出血性溃疡患者是否应该接受该类手术，尚未达成一致意见。内镜下减重治疗需要平衡风险和受益，其适应证和最大获益人群特点还需要进一步研究。

2. 对内镜下缝合的方式仍存在较大争议　ESG 的缝合方式主要有"U"形或正方形/矩形等，巴西共识中提到大多数缝合采用正方形/矩形缝合方式。但何种方式效果最佳、效果更持久、并发症更少，目前并无针对该方面的大规模研究结果，因此需要进一步的临床研究。

3. ESG 手术效果持久性还有待进一步研究　目前对 ESG 的长期疗效报道较少，其效果的持久性还未得到充分证明。并且由于胃的蠕动等因素，大多数内镜下缝合系统面临着许多吻合钉或固定器在手术不久后发生部分或全部脱落，缝线松解，进而影响效果及持久性。一项纳入 216 例患者的前瞻性队列研究中，有 149 例、68 例、56 例分别完成了 1 年、3 年和 5 年的随访。1 年的平均总体重减轻率（%TWL）为 15.6%，3 年 %TWL 为 14.9%，5 年 %TWL

为 15.9%。但该研究仅对患者的体重变化进行了随访，并未复查代谢指标和胃镜等，并且一些患者在术后进行了其他辅助治疗。ESG 的长期疗效还需要更可靠的数据来证实。

四、腔内垂直胃成形术

腔内垂直胃成形术（endoluminal vertical gastroplasty，EVG）属于内镜下限制胃容积手术中的一种。EVG 是利用 EndoCinch 缝合系统从近端胃底至远端胃体进行 7 次连续、交叉缝合，缝合完成后拉紧缝线达到胃腔容量减小目的的腔内胃成形术（图 14-3）。EndoCinch 缝合系统最初用于治疗胃食管反流病（GERD），但由于耐久性差、控制反流不完全等使其长期疗效不理想。Fogel 等首先报道了利用 EndoCinch 系统进行 EVG 治疗肥胖，发现 EVG 具有手术用时短、恢复快、效果好、并发症少等优点。

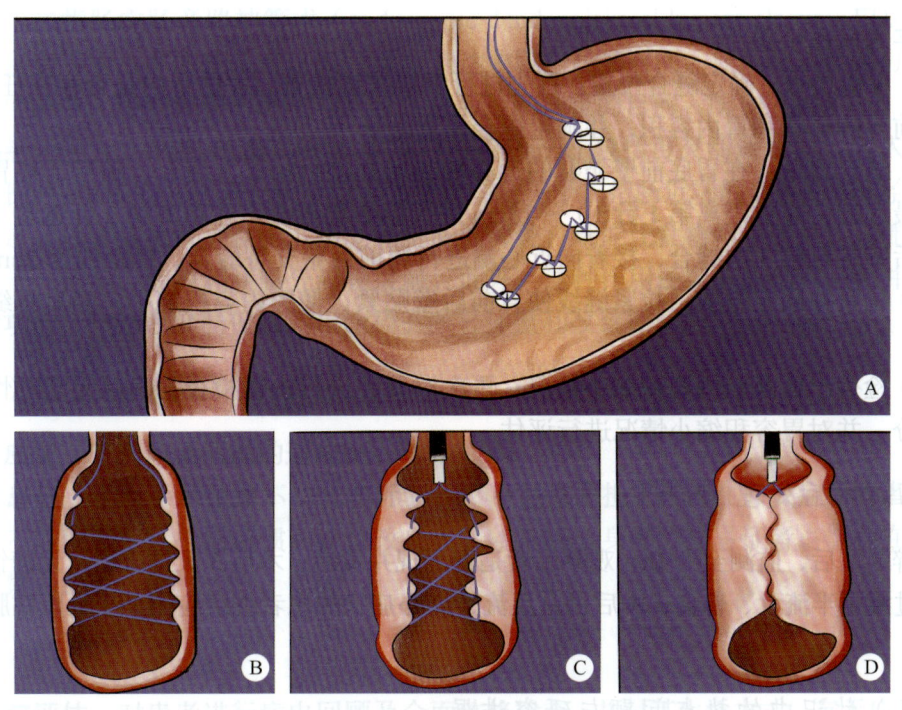

图 14-3　腔内垂直胃成形术示意图
A. 缝合后的胃横截面；B. 腔内缝合胃壁；C. 拉紧缝线；D. 拉紧后固定缝线，完成手术

（一）适应证与禁忌证

1. 适应证　① BMI ≥ 37.5kg/m² 的患者；② BMI ≥ 32.5kg/m²，存在 2 型糖尿病、心血管疾病、睡眠呼吸暂停综合征等合并症者；③ 27.5kg/m² ≤ BMI < 32.5kg/m²，经生活方式改变和内科治疗难以控制，且至少符合 2 项代谢综合征指标的患者；④年龄 ≥ 16 岁者。

2. 禁忌证　①卒中史；②心脏病发作史；③未控制的糖尿病；④既往胃部外科手术史；⑤对手术预期不符合实际者；⑥不愿意承担手术潜在并发症风险者；⑦依从性差，不能配合术后生活习惯和饮食改变者；⑧存在全身麻醉禁忌证者；⑨存在胃镜检查及治疗禁忌证者。

115：22-34.

Ienca R，Giardiello C，Scozzarro A，et al.，2019. Improving nausea and vomiting post-elipse balloon：a novel single-dose regimen of 300mg netupitant/0.5mg palonosetron hydrochloride. Obes Surg，29（9）：2952-2956.

Muniraj T，Day L W，Teigen L M，et al.，2021. AGA clinical practice guidelines on intragastric balloons in the management of obesity. Gastroenterology，160（5）：1799-1808.

Neto M G，Silva L B，Grecco E，et al.，2018. Brazilian intragastric balloon consensus statement（BIBC）：practical guidelines based on experience of over 40,000 cases. Surg Obes Relat Dis，14（2）：151-159.

Ribeiro I B，Kotinda A P S T，Sánchez-Luna S A，et al.，2021. Adverse events and complications with intragastric balloons：a narrative review（with video）. Obes Surg，31（6）：2743-2752.

Rossi A，Bersani G，Ricci G，et al.，2007. Intragastric balloon insertion increases the frequency of erosive esophagitis in obese patients. Obes Surg，17（10）：1346-1349.

Sharaiha R Z，Shikora S，White K P，et al.，2023. Summarizing consensus guidelines on obesity management. J Clin Gastroenterol，57（10）：967-976.

Van Hee R，Van Wiemeersch S，Lasters B，et al.，2003. Use of anti-emetics after intragastric balloon placement：experience with three different drug treatments. Obes Surg，13（6）：932-937.

Yoo I K，Chun H J，Jeen Y T，2017. Gastric perforation caused by an intragastric balloon：endoscopic findings. Clin Endosc，50（6）：602-604.

附录　超级微创手术视频清单

视频号	视频名称
视频 2-1	改良内镜下全层切除术治疗胃肠道间质瘤：一种基于超微创手术理念的新型缝合技术
视频 2-2	减少术后不良事件的新型内镜下乳头切除术
视频 2-3	内镜下经胃成功取出胰瘘引流期间移行至腹腔的塑料支架
视频 2-4	内镜下取出经腔道引流时移入腹腔的贴壁式金属支架
视频 2-5	经 T 管胆道镜检查意外发现胰腺导管腺癌
视频 2-6	胆道镜早期发现同一患者的三处胰管病变
视频 2-7	自体皮片移植预防内镜黏膜下隧道完全剥离术后食管狭窄
视频 2-8	挑战性应用消化内镜隧道技术治疗气管源性神经鞘瘤
视频 2-9	弹性牵拉装置辅助内镜黏膜下隧道剥离术治疗环周浅表性食管肿瘤
视频 2-10	磁力多向锚定引导内镜黏膜下隧道剥离术治疗大面积胃部病变
视频 2-11	同步施行经口单隧道内镜下肌切开术、黏膜下隧道内镜切除术和憩室切开术
视频 2-12	同步施行黏膜下层与肌层分离的经口内镜肌切开术治疗伴严重层间粘连的贲门失弛缓症
视频 2-13	刀头移动至胸主动脉附近：食管疑难黏膜下肿物的高风险黏膜下隧道内镜切除术
视频 2-14	幽门前黏膜下隧道内镜切除术治疗炎性肿物
视频 2-15	会师辅助内镜逆行胰管造影术治疗环状胰腺合并胰腺分裂症
视频 2-16	胰腺囊性肿瘤新疗法：超声内镜引导射频消融联合聚桂醇消融术
视频 2-17	超声内镜引导下经 19G 穿刺针向囊腔内引入光纤的 SpyGlass 胆道子镜诊断黏液性囊性肿瘤
视频 2-18	腹腔镜联合胆囊切除术中经胆囊管行胆总管探查术（柔性胆道镜辅助）治疗胆石症
视频 8-1	早期食管癌经口超级微创切除术
视频 8-2	早期食管癌经隧道超级微创切除术
视频 8-3	消化内镜超级微创食管体表皮肤移植术 -1
视频 8-4	消化内镜超级微创食管体表皮肤移植术 -2
视频 8-5	食管上皮下肿瘤经隧道超级微创切除术
视频 8-6	食管低级别上皮内瘤变经口超级微创消融术
视频 8-7	食管狭窄经口超级微创防治术
视频 8-8	胃食管反流病超级微创贲门缩窄术
视频 8-9	食管 Zenker 憩室经隧道超级微创肌切开术
视频 8-10	食管下段憩室经隧道超级微创肌切开术
视频 8-11	贲门失弛缓症经隧道超级微创肌切开术 -1
视频 8-12	贲门失弛缓症经隧道超级微创肌切开术 -2